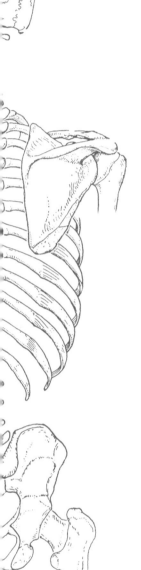

“十三五”国家重点图书出版规划项目

BEIJING JISHUITAN HOSPITAL ILLUSTRATED
TIPS AND TRICKS IN ORTHOPAEDIC TRAUMA
SURGERY:

积水潭医院创伤骨科治疗技术

OSTEOPOROSIS

骨质疏松

主　编　贺　良　龚晓峰

副主编　邓　微　李　宁

主　审　王满宜　吴新宝

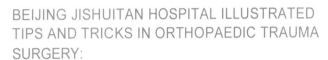

北京科学技术出版社

图书在版编目（CIP）数据

积水潭医院创伤骨科治疗技术. 骨质疏松 / 贺良，龚晓峰主编.
— 北京：北京科学技术出版社，2019.6

ISBN 978-7-5714-0292-1

Ⅰ.①积… Ⅱ.①贺…②龚… Ⅲ.①骨质疏松–诊疗 Ⅳ.①R681

中国版本图书馆CIP数据核字（2019）第091399号

积水潭医院创伤骨科治疗技术——骨质疏松

主　　编：贺　良　龚晓峰
责任编辑：杨　帆　宋　玥
责任校对：贾　荣
责任印制：吕　越
图文制作：北京永诚天地艺术设计有限公司
出 版 人：曾庆宇
出版发行：北京科学技术出版社
社　　址：北京西直门南大街16号
邮政编码：100035
电话传真：0086-10-66135495（总编室）
　　　　　0086-10-66113227（发行部）
　　　　　0086-10-66161952（发行部传真）
电子信箱：bjkj@bjkjpress.com
网　　址：www.bkydw.cn
经　　销：新华书店
印　　刷：北京捷迅佳彩印刷有限公司
开　　本：889mm×1194mm　1/16
字　　数：500千字
印　　张：23.75
版　　次：2019年6月第1版
印　　次：2019年6月第1次印刷
ISBN 978-7-5714-0292-1 / R·2633

定　价：268.00元

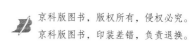

编者名单

（按姓氏笔画排序）

马玉棋	王　旭	王立芳	邓　微
卢　山	兰　玲	史　忱	吕艳伟
孙丽芳	李　宁	李新萍	杨明辉
吴　俊	吴成爱	吴新宝	何跃辉
宋　慧	张　萍	张会英	陈　狄
陈　佳	陈志刚	邵小珍	林　彤
周　新	赵　霞	赵丹慧	段芳芳
贺　良	高　谦	高叶梅	黄彦弘
龚晓峰	阎国强	梁小芹	梁志齐
彭贵凌	程克斌	程晓光	臧　强

序

　　早在 1995 年，在北京市创伤骨科研究所所长荣国威教授的领导下，北京积水潭医院就成立了我国第一个骨质疏松特色专病门诊。经过近 30 年的发展，在骨质疏松门诊工作的推动下，北京积水潭医院已经发展形成了一支由骨科、内科、普通外科、老年科、妇产科、中医正骨科、口腔科、物理康复科、社区保健科等不同专业背景医生出诊，具有影像学、药学、检验医学、营养学等多科室专家作为支撑的骨质疏松专病治疗团队。

　　经过多年的辛苦耕耘，北京积水潭医院的骨质疏松治疗团队通过进行一系列科研项目、举办理论知识培训班、召开国内外学术会议，逐渐积累了大量的临床经验和科研成果，也收获了众多的荣誉。2009 年，北京积水潭医院被卫生部授予"骨质疏松症专病门诊"标牌，成为全国第一家正式拥有骨质疏松症专病门诊资质的医院。2012 年，卫生部疾病预防控制局与北京积水潭医院联合成立骨质疏松性骨折二级预防协作单位。2015 年，中国老年保健医学研究会授予北京积水潭医院"骨质疏松规范化诊疗示范基地"的称号。2018 年，北京积水潭医院成为中国健康促进基金会骨质疏松症防治合作基地。

　　为了总结近年来北京积水潭医院在骨质疏松诊疗方面的工作，我们组织了多个相关科室的专家，对骨质疏松的相关内容，从生理学、遗传学、诊断、治疗，到跌倒防治、骨折联络服务、多学科协作模式治疗老年骨折等方面的内容进行了梳理，并总结成文，以飨读者。

　　囿于笔者能力所限，文中所述观点难免有所不足，恳请读者不吝指正，以便今后再版时加以完善。

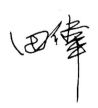

北京积水潭医院骨质疏松门诊于 1995 年 10 月 30 日成立，专家均为来自内科、外科、骨科、妇产科、中医科、物理康复科、放射科等职称为副主任医师及以上的专家。此书凝聚着骨质疏松门诊成立 20 余年的临床经验，涉及多个学科、多个层级，这种学术构架在全国骨科中少有。

我国开展的骨质疏松性骨折方面的临床研究主要集中在骨科。但由于其治疗涉及多学科内容，而且我国在骨质疏松性骨折方面的病例数量非常惊人，因此需要多个学科的医生在此领域共同开展积极、有益的研究工作。老年科医生用更加专业的知识处理这些内科合并症，更敏锐地识别、预防和处理不良事件，结合骨科医生对骨折的专科治疗，可有效改善治疗结局。此外，跨学科评估患者的预后可以帮助患者及家属制订符合治疗目标的方案，帮助老年人更好地回归生活，从而使患者最大限度地受益。

骨质疏松性骨折是基层医院的常见病，但在基层医院建立多学科研究的难度较大，所以三级医院需要将成熟、可靠的治疗经验进行传授。

北京积水潭医院骨质疏松门诊成立 20 余年，始终想把多年的研究和经验奉献给致力于骨科事业的同行，但是我们的压力是巨大的。因为在我们前辈的影响下，我们认为一定要把最好的经验和技术奉献给广大读者，我们的经验要经得住时间的考验，我们所说的一切都可以在他人的临床工作中得到重复。学术上来不得半点虚假与夸大，否则就会给患者带来无法弥补的终生痛苦。

这本书的出版是集体力量的结晶，是多个科室以及社区医生在繁忙的临床工作中抽出时间所做的学术奉献，希望我们的努力能够获得广大创伤骨科医生的认可。

在此书出版之际，衷心感谢我科其他专业组的医生平日来对骨质疏松门诊的支持。感谢我们组全体医生的家庭成员对我们工作的支持！感谢我们的前辈为培养我们所付出的辛勤努力！

希望广大读者给予关心与批评指正！

目录

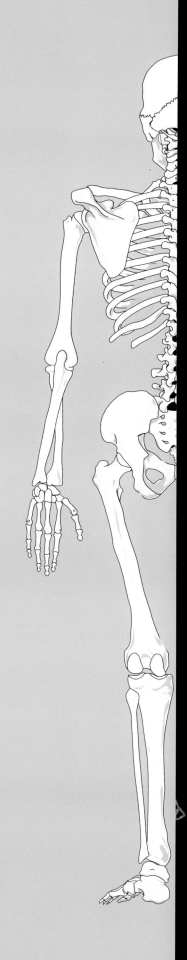

| 第 1 章 |

人体骨骼、骨细胞和骨转换

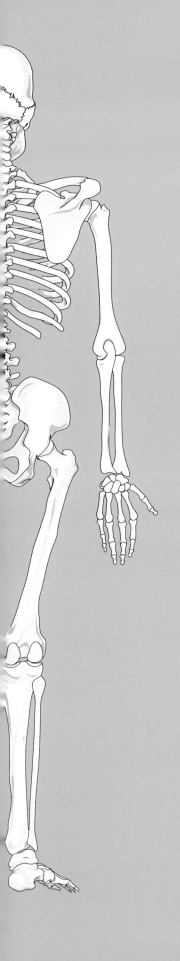

本章要点

- 描述骨组织内细胞的分化来源
- 讨论骨组织内细胞发生衰老所带来的影响

骨骼由骨、软骨、韧带和肌腱共同组成，包含人体全身的206块骨，无论是在幼年期还是在老年阶段，始终为体内的其他器官提供力学和结构支持。每块骨的独特结构和微环境还具有为机体提供补充干细胞及钙质的功能。在人的整个生命周期中，骨通过成骨细胞（骨形成细胞）和破骨细胞（骨吸收细胞）的活动不断地进行自我修饰和重塑。

第一节　骨组织内功能不同的细胞群体

骨是一种由功能不同的细胞群体组成的动态组织，这些细胞的作用是保持骨的结构、生物化学和力学的完整性，在离子稳态、钙质储存和干细胞储备等方面起着关键作用。具有活性的成骨细胞中的一小部分嵌入在新形成的骨基质中，并且在"骨陷窝"的特定空间中发育成特定的骨细胞。骨细胞在整个矿化骨基质中形成一个复杂的且有规划的相互连接的细胞网络，支持并维持骨结构。除此之外，还有一些静息的成骨细胞变得平坦，形成单层细胞，被称为"骨衬细胞"，用于保护骨表面。破骨细胞分解并吸收已经形成了的骨，破骨细胞与成骨细胞分别起源于不同的细胞系。骨内不但有成骨细胞、破骨细胞，还有造血细胞（单核细胞/巨噬细胞）等。

一、骨髓基质干细胞、成骨细胞和骨细胞

骨髓基质干细胞（marrow stromal stem cell，MSC）可以作为成骨细胞、成软骨细胞、成肌细胞、脂肪细胞及成纤维细胞的前体。在适当的刺激下，骨髓基质干细胞分化为成骨细胞（图1-1）。成骨细胞功能成熟时，在

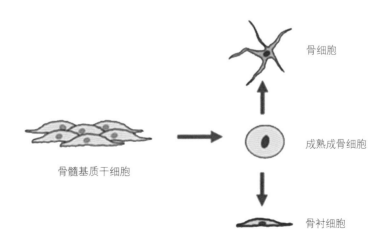

骨细胞

成熟成骨细胞

骨髓基质干细胞

骨衬细胞

图 1-1　成骨细胞的发育和分化途径

膜内成骨和软骨内成骨时负责骨基质沉积。成骨细胞分化受到诸多因素，如发育及衰老过程、信号蛋白、转录因子及其支持分化的调节蛋白等的调节。这种精细的分化程序体现在成骨细胞谱系中，细胞亚群可以对生理信号进行选择性的反应。实验证据表明，来自四肢骨和中轴骨的成骨细胞对激素、力学或发育衰老过程会做出明显的反应。

成骨细胞的主要功能是合成骨基质。功能成熟的成骨细胞的特征在于特定的形态学和超微结构，典型的细胞参与结缔组织产物的合成和分泌。这些细胞具有大的细胞核、增大的高尔基体和广泛的内质网。它们合成较多的碱性磷酸酶（alkaline phosphatase，ALP），并分泌主要由 I 型胶原和特定骨基质蛋白组成的未矿化的类骨质。

在静止骨表面上可以观察到单层、无活性、扁平的成骨细胞，即"骨衬细胞"。这些细胞直接位于骨的表面，同时形成将骨与骨髓腔分离开的内皮。

骨细胞是成骨细胞谱系细胞的终末分化阶段，据报道占骨骼中所有细胞的 90% 以上 [1]。骨细胞能够感知骨结构、生物力学性质和代谢功能的变化并做出反应。这些细胞的独特特征是它们在整个矿化骨基质中呈网络分布。最近的研究提出这样一个假说：成骨细胞从长树突开始以一种活跃的、特定的过程转化为骨细胞。在体内，每一个骨细胞均位于相应的骨陷窝内，通过小管状的细胞伪足 / 树突与其他骨细胞相联系（图 1-2）。这种广泛的细胞质互联网络有助于骨细胞活力和功能潜能的维持，包括参与骨的负调节蛋白质"硬化蛋白"的表达 [2]。这种细胞网络同时耦合分子和电子，主要是通过由间隙连接通道蛋白组成的间隙连接，介导细胞间的通讯。连接蛋白 -43 介导的间隙连接信号是成骨细胞和骨细胞表型成熟、维持活性和存活所必需的 [3-5]。

一般认为成骨细胞 / 骨衬细胞 / 骨细胞的主要功能是对力学刺激进行反应，比如感觉拉伸和弯曲应力，转导应激信号，

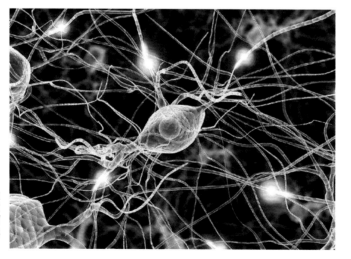

图 1-2　骨细胞均位于相应的骨陷窝内，通过小管状的细胞伪足 / 树突与其他骨细胞相联系

诱导生物活性物质产生。骨细胞可以长时间存活，在没有重塑的人骨中，骨细胞可以存活数十年。然而在衰老的骨中，我们观察到空的骨陷窝，表明骨细胞可能发生细胞凋亡，这将对骨的结构及完整性的维持造成不利影响[6]。

1. 成骨细胞分化和功能的调节因子

成骨细胞的分化过程需要许多的调节因子，如生长因子、激素和细胞因子等。和其他组织一样，由两个或更多因素同时启动的众多信号必须被整合，以用于统一的表型反应。

在膜内成骨和软骨内成骨的过程中，Osterix（Osx，SP7）和 Runx2（Cbfa1/AML3）这两种转录因子是必需的。成骨细胞在分化和生长过程中，Runx2 是介导表型基因短暂激活和（或）抑制的主要调节因子[7-9]。Runx2 是小型转录因子家族成员之一，与果蝇 Runt 共享与 DNA 结合的同源结构域。Runx2 不足将导致小鼠和人类的颅脑发育不良（CCD）。这种常染色体显性遗传疾病的特征是颅缝和囟门关闭延迟、发育不全或发育迟缓的锁骨、牙齿异常（包括乳牙和恒牙的延迟脱落及恒牙旁的多生牙）。Runx2 除了具有在成骨细胞分化中的作用，还帮助成骨细胞分泌骨基质。Runx2 能够靶向调控启动子并调节骨特异性蛋白质的几种基因的表达，包括骨钙素、骨涎蛋白、碱性磷酸酶和 I 型胶原。但是，Runx2 的过度表达和表达不足都会损害骨形成，这说明了调节成骨细胞分化不同阶段的复杂性。Runx2 的活性由磷酸化进行调节，并且 Runx2 与其他转录因子能够相互作用，包括信号转导和转录激活因子 -1（STAT-1）、Smads1、Smad3、Smad5、Hey1、Menin、p300、Grg5 和 Twist。研究显示，Runx2 除了诱导成骨细胞分化之外，还是限制软骨细胞肥大的必要因素。软骨内骨化过程可能需要血管内皮生长因子的表达和血管生成。此外，Runx2 可以控制肥大软骨细胞中胶原酶 13（MMP-13）的表达[10-11]。

成骨细胞特异性转录因子（Osx）位于 Runx2 基因的下游。目前人们对 Osx 如何调节成骨细胞分化和功能知之甚少。对缺失成骨细胞特异性转录因子（Osx）的小鼠进行分析显示，软骨细胞周围的细胞中不存在成熟成骨细胞特征的基因表达，相反，这些细胞表达具有软骨细胞特征的基因。因此，Osx 可能在引导前体细胞向成骨细胞谱系分化并远离软骨细胞谱系的过程中发挥作用。

2. 成骨细胞分化的 Wnt 信号通路

Wnt/β - 连环蛋白信号通路激活和启动[12-13]，使得骨髓基质干细胞向成骨细胞分化，进而参与骨形成。β - 连环蛋白是与 TCF/LEF 转录因子形成转录调节复合物的典型 Wnt 信号转导的下游介质。这一信号通路在胚胎骨骼形成、胎儿骨骼发育和成人骨骼重塑中发挥了关键作用。近期的研究显示，β - 连环蛋白在成骨细胞谱系的不同阶段被有条件地敲除，表明 β - 连环蛋白在成骨细胞分化中起着多重作用。同时相关研究也证明，经典的 Wnt 信号转导可以减少破骨细胞形成和骨吸收。

非经典 Wnt 信号转导（即通过 β - 连环蛋白以外的途径）似乎在骨骼发育中也起作用，包括那些涉及 GTP 酶途径和 G 蛋白偶联受体的途径。相关研究已经报道这些途径可以诱导小鼠 MSC 中的成骨细胞形成。

3. 间歇性甲状旁腺激素刺激成骨

在动物和人类中，间歇性甲状旁腺激素（parathyroid hormone，PTH）治疗可以在骨形成中诱导合成代谢。PTH 通过 PTH 相关肽（parathyroid hormone-related protein，PTHrP）激活的 1 型 PTH 受体（PTH1R）介导其在成骨细胞谱系细胞中的作用。根据不同的细胞环境，PTH 与 1 型 PTH 受体的结合将至少引起腺苷酸环化酶 / 蛋白激酶 A（AC/PKA）、丝裂原活化蛋白激酶（MAPK）和蛋白激酶 C（PKC）信号通路的激活[14]。另一方面，在甲状旁腺功能亢进时，可以发现 PTH 持续地发挥作用，引起破骨细胞活化而产生骨丢失。PTH 和 PTHrP 似乎也通过力学敏感通道调节细胞内的 rCa^{2+} 参与力学转导。此外，力学应激在成骨细胞样细胞中能够诱导 PTHrP 的表达，表明机械力对骨骼的合成代谢具有潜在的作用。

4. 维生素 D_3

活性维生素 $1\alpha,25\text{-}(OH)_2D_3$ 上调成骨标志物，如碱性磷酸酶和骨钙素，促进 MSC 的成骨分化。与维生素 D_3 相结合的维生素 D 受体（VDR）协同 Runx2 相互作用以上调骨钙素的表达。维生素 D_3 能够刺激骨细胞中许多基因的表达，如骨钙素、碱性磷酸酶、骨桥蛋白、CYR61 和硫氧还蛋白还原酶以促进其向成骨细胞分化。最近的研究表明，$24R,25\text{-}(OH)_2D_3$ 似乎对 MSC 的成骨细胞成熟和分化具有重要作用[15-16]。

5. 雌激素

雌激素对成人的生长发育和骨代谢过程中的骨形成具有重大影响。骨髓基质干细胞能够表达雌激素受体 β（ERβ）和雌激素受体 α（ERα）的两个剪接变体，表明它们是雌激素作用的靶向目标。此外，雌激素能够上调雌激素受体在骨髓基质干细胞中的表达，并且当雌激素受体在骨髓基质干细胞中过度表达时，雌激素受体能够诱导成骨分化以响应雌二醇的变化。

雌激素化合物三羟异黄酮通过激活一氧化氮 / 环磷酸鸟苷（NO/cGMP）途径来刺激骨髓基质干细胞的增殖和成骨细胞分化。MSC 的分化诱导作用可能通过骨形成蛋白 2（bone morphogenetic protrin 2，BMP-2）和骨形成蛋白 6（BMP-6）表达的下游诱导来介导。雌激素可以上调 MSC 中成骨标记基因 Runx2、碱性磷酸酶（ALP）、胶原蛋白 1（Col1）和转化生长因子 -β_1（TGF-β_1）的表达。

然而，雌激素对于骨的调节更重要的作用是，通过上调成骨细胞中骨保护素（OPG）的表达和抑制细胞因子的表达来抑制破骨细胞的发育和功能。雌激素的缺乏会引起骨质疏松。虽然雌激素对成骨细胞的功能有影响，但雌激素依然被认为抗骨吸收的作用更强。

6. 骨形成蛋白

骨形成蛋白（bone marrow protein，BMP）是转化生长因子 -β（transforming growth factor -β，TGF-β）超家族的成员，其介导从早期胚胎组织到出生后组织的许多不同的生物过程。BMP/TGF-β 受体的激活引发下游效应蛋白（被称为受体调节的 Smads）的磷酸化导致信号转导。虽然 BMP 在所有类型的细胞中使用相同的 Smads，但是与不同转录因子的关联部分涉及 BMP 不同功能的一部分。这些转录因子由 Smads 控制，并根据不同的细胞环境调节靶基因的特定亚群的表达。BMP/TGF-β 能够控制 Runx2 的表达，并通过形成 Runx2-Smad 复合物作为 BMP/TGF-β Smads 信号的集合通路。虽然 BMPs 和 TGF-β 都可以直接进行 Runx2-Smad 的相互作用，但是只有 BMP 反应性 Smads 能够与 Runx2 一起促进成骨细胞分化。BMPs 通过刺激成骨细胞的增殖和分化促进骨形成。相关研究显示，BMP 活性水平降低可能导致骨折不愈合或骨折延迟愈合。BMP 信号级联通过抑制 Smads 阻断细胞内信号级联进行严格的调节。主要的 BMP-2 和 BMP-7

已被证明对成骨细胞形成具有有效的刺激作用，并且已被证明对骨再生具有临床意义。

7. 生长激素 / 胰岛素样生长因子

生长激素（growth hormone，GH）是由下丘脑控制垂体分泌的肽类激素，大部分的作用是通过胰岛素样生长因子 -1（insulin-like growth factor 1，IGF-1）介导的。GH 和 IGF-1 在调节生长和骨代谢及控制骨量方面起重要作用。GH 直接及通过 IGF-1 刺激成骨细胞的增殖和活性，促进骨形成。GH 还刺激破骨细胞的分化和活性，促进骨吸收，尽管这种作用似乎不是通过 IGF-1 介导的。骨吸收的增加将导致骨重塑的总体速率增加，具有骨积累的净效应。GH 的缺乏将导致骨重塑速率降低、骨密度逐渐下降。骨生长主要发生在骨骺生长板上，是软骨细胞增殖和分化的结果。GH 对这些软骨细胞具有直接作用，但主要通过 IGF-1 来调节这一功能，IGF-1 刺激这些细胞的增殖和基质产生。GH 缺乏会严重限制骨骼的生长，从而限制骨量的积累。目前已知 GH 对靶组织的影响涉及 IGF 系统的多个成分，包括配体、受体、IGF 结合蛋白（IGF binding protein，IGFBP）、IGFBP 蛋白酶和激活因子及 IGFBP 蛋白酶抑制剂。基础和临床研究表明，IGF-1 在确定骨矿密度（bone mineral density，BMD）方面具有重要作用。IGF-1 缺乏的小鼠的基因组学研究和靶向过度表达 IGF-1 的小鼠证明了 IGF-1 在胚胎和生后阶段骨发育中的重要作用。随着年龄的增长，GH/IGF 系统的缺陷被认为在年龄相关性骨质疏松症中起主要作用。深入研究骨内胰岛素样生长因子调节系统及其信号通路，可以为骨质疏松症的治疗提供新的治疗靶点。

8. 瘦素 / β 肾上腺素能受体

瘦素最初被作为脂肪细胞分泌激素来控制体重。具有瘦素基因（ob/ob 小鼠）和瘦素受体（db/db 小鼠）的基因敲除（knock-off，KO）动物除了体重增加外，随着骨小梁体积的增加，其骨量也随之增加。这种结果是由于成骨细胞功能的增加，而不是因为数量的增加，表明瘦素在这种情况下对成骨细胞的增殖没有影响。已经有强有力的证据表明，瘦素是通过下丘脑受体的中枢作用来调节骨量。这种调节作用似乎是通过在成骨细胞上激活 β_2 肾上腺素能受体的神经内分泌轴和交感神经系统来实现的。

瘦素通过增强成骨分化和抑制脂肪形成途径直接作用于人类 MSC。然而，关于瘦素对骨生长和再生的局部作用的研究结果并不一致。一些研究者认为瘦素主要通过促进其增殖和分化而对 MSC 发挥直接的合成代谢作用。然而，另有一些学者则指出成骨细胞中瘦素受体被特异性敲除的小鼠缺乏相应的骨表型。

9. 糖皮质激素

糖皮质激素对骨代谢的影响是复杂的，并且随着暴露的持续时间、浓度和时间窗的变化而发生显著变化。在成骨细胞分化的早期阶段需要糖皮质激素受体（GR）进行信号转导，但在后期阶段则不是必需的。在生理条件下，体内的糖皮质激素是骨形成和刺激成骨分化所必需的。然而，大剂量长期治疗容易在体内诱发骨质疏松，并在体外损害成骨分化。这种损伤是通过增强 dickkopf-1（Dkk-1）和分泌型相关蛋白 1（SFRP-1，通常作为 Wnt 信号通路的抑制剂）的表达来调节的，并且可能导致另一种分化途径（如脂肪形成）。

10. 甲状腺激素

甲状腺激素（T_3）对于软骨内成骨和膜内成骨的正常发育至关重要，并且在骨量的线性生长和维持中起重要作用。甲状腺激素受体（thyroid hormone receptor，TR）在成骨细胞、生长板软骨细胞和 MSC 中表达。MSC 在功能上能够表达 3 种不同的亚型，即 $TR\alpha_1$、$TR\beta_1$ 和 $TR\beta_2$。T_3 在成骨细胞系和原代培养物中的作用取决于物种、细胞类型、解剖起源、分化状态、融合和治疗的持续时间，但是 T_3 与骨钙素、Ⅰ型胶原和 ALP 的合成增加，以及诱导 MMP-13、明胶酶 B（MMP-9）和 MMP 组织抑制剂等相关。表达非功能性 $TR\alpha_1$ 的小鼠在胚胎发育期间会延迟发生软骨内成骨和膜内成骨，并且减少出生后的线性生长。虽然总体上生长板和骨形态的变化非常复杂并且其机制尚未完全阐明，但是 KO 和转基因小鼠的结果与甲状腺功能低下和甲状腺功能亢进的动物相似。

我们越来越多地了解成骨发育信号通路的下游靶点、导向表型的分子切换和调节成骨细胞分化的转录因子网络，开始揭示骨形成控制机制的复杂性。许多成骨信号转导途径的整合主要通过 Runx2 转录因子进行融合，这似乎可以识别协调不同发育和生理信号活动所必需的具体分子机制。同时，所有这些信息为骨骼代谢和遗传疾病的潜在干预提供了新的治疗机会。

11. 小分子 RNA

小分子 RNA（miRNA）是小的非编码 RNA（平均大小约为 22 个核苷酸），相关研究称其在维持骨发育和代谢中起重要作用。有些研究已经明确，MSC 成熟和分化为成骨细胞的过程及成骨后的步骤都是通过各种 miRNAs 以某种方式调节的。目前已知特定的 miRNA 与 Runx2 相互作用。这被认为是与其基因的直接相互作用，或者通过影响改变 Runx2 表达水平的其他基因（如 BMP-2）以达到调节的目的。相关研究显示，与 Runx2 相互作用的 miRNA 将导致正调节，而另一些则作为成骨分化的负调节因子。

二、单核细胞 / 巨噬细胞和破骨细胞

破骨细胞的主要功能是吸收骨（和软骨），因此是骨骼建模和重建所必需的。破骨细胞是来自单核细胞–巨噬细胞谱系的特定的多核细胞。最早可识别的前体是粒细胞–巨噬细胞集落形成单位（CFU-GM），其可以产生粒细胞、单核细胞和破骨细胞。粒细胞–巨噬细胞集落形成单位（CFU-GM）衍生的细胞能够分化为破骨细胞前体，进而形成功能性多核破骨细胞。破骨细胞是主要的骨吸收细胞，并且其活动可以对骨的健康产生深远的影响。因此，骨骼功能不全的疾病（如骨质疏松症）通常骨吸收程度明显大于骨形成。因此，预防病理性骨丢失的关键在于对破骨细胞与其前体分化及其降解骨骼的机制的理解。

1. 破骨细胞的发育

破骨细胞的发育需要在胚胎发育过程中血管长入软骨，并且需要血管内皮生长因子。随后，破骨细胞形成和骨吸收贯穿于人的一生。人类的破骨细胞前体的特征是其表面能够表达 CD14 和 CD11b。除了 B 细胞谱系发育所需的几种转录因子之外，另外两个转录因子在破骨细胞发育的调节中是极其重要的：PU.1 和 MITF。髓样细胞和 B 细胞转录因子 PU.1 是巨噬细胞 / 破骨细胞谱系的早期特征性决定因素。在没有 PU.1 的小鼠中除了没有 B 细胞，同时也缺乏破骨细胞和巨噬细胞。高水平的 PU.1 是巨噬细胞和破骨细胞分化所必需的。在 PU.1 的下游，与破骨细胞分化相互作用的是小眼畸形相关转录因子（MITF）。

破骨细胞的发育需要几种细胞因子、类固醇和脂质的共同作用，这些细胞因子、类固醇和脂质直接作用于前体本身，以及间接地通过靶向间充质支持细胞和淋巴系谱系的组合作用于前体（图 1-3）。成熟破骨细胞吸收骨的能力是通过细胞因子驱动的，这取决于它们识别基质、极化及分泌酸和胶原酶的能力。到目前为止，大多数调节骨量的基因突变，无论是自然的还是通过靶向缺失产生的，都与破骨细胞有关。突变可以是破骨细胞和前体所固有的，或在淋巴或间充质组织产生的蛋白质中被发现，其可以调节成熟骨吸收细胞的存活、分化和（或）功能。

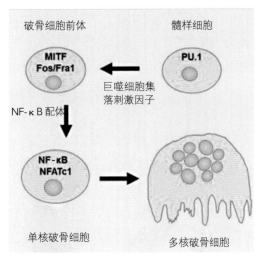

图 1-3　破骨细胞分化途径

2. 破骨细胞分化和功能的调节因子

破骨细胞生成主要由 2 种细胞因子调节：NF-κB 配体（RANKL）的受体激活剂和巨噬细胞集落刺激因子（macrophage colony-stimulating factor，M-CSF）。RANKL 是属于肿瘤坏死因子（tumor necrosis factor，TNF）配体超家族的基质细胞产生的糖蛋白。RANKL 信号通过其受体 RANK 介导，并且 RANK 是 I 型跨膜蛋白 TNFR 超家族的成员。通过激活的 T 细胞分泌 RANK，并通过 RANKL 的受体作用，能够激活单核细胞以分化成破骨细胞。RANK 配体可被骨保护素（OPG）抑制，也是属于 TNFR 超家族的可溶性受体。阻断 RANKL 能够抑制破骨细胞分化。

M-CSF 是一种分泌的细胞因子，能够促进单核细胞前体的增殖和分化。M-CSF 仅能识别一种受体，即酪氨酸激酶 c-Fms。缺乏 c-Fms 的转基因小鼠不能产生破骨细胞。

诱导破骨细胞分化的大多数因子，如 PTHrP、前列腺素和白细胞介素 -11（interleukin-11，IL-11），通过在未成熟破骨细胞表面诱导 RANKL 的表达来诱导破骨细胞分化。此外，破骨细胞能够产生调节破骨细胞形成的自分泌和旁分泌因子，如 IL-6。调节破骨细胞活性的几种自分泌和旁分泌因子包括膜联蛋白 Ⅱ、巨噬细胞炎症蛋白 -1α（MIP-1α）、嗜酸性粒细胞趋化因子和破骨细胞抑制因子 1 和 2。最近，有研究显示 ADAM8 和 α9β1 整联蛋白的受体参与维持正常的破骨细胞活性。破骨细胞分化由外源性激素和细胞因子，以及正向或负向调节破骨细胞增殖和分化的自分泌和旁分泌因子所控制。

有研究显示 Wnt 信号转导途径也能够影响破骨细胞的发生。具体来说，破骨细胞前体中的 β - 连环蛋白信号转导似乎是其增殖所必需的，而相关研究显示这些相同信号通路的连续激活可能会抑制破骨细胞发生。此外，Wnt 信号似乎也通过非典型 Wnt 信号通路对破骨细胞产生影响。另外有一些证据表明，由成骨细胞产生的 Wnt 配体可能参与破骨细胞发生的调节。这些因素的具体参与和直接调节机制尚未确定。

总而言之，来自不同来源、处于分化不同阶段及具有不同甚或相反功能的骨细胞整合成一个细胞网络，这些细胞共同作用，从而在早期开始协调建模、重塑和骨修复。可溶性信号转导细胞因子、激素、生长因子及细胞间通信途径（如连接蛋白 -43 间隙连接通路）在协调、维持组织完整性和适当的骨骼力学支撑方面发挥重要作用。

三、骨和骨细胞与造血干细胞

骨骼为人体提供结构支持，骨细胞参与维持骨骼和骨骼内稳态。然而，在干细胞生物学领域发现，骨基质和成骨细胞谱系的细胞对造血干细胞（hemopoietic stem cell，HSC）发挥着关键的调节作用。它们能够引导造血干细胞进行自我更新和增殖，通过 Notch 激活和 BMP 信号引起造血系统的后续分化和再灌注。甲状旁腺激素的刺激激活特定的基质或成骨细胞 1 型甲状旁腺激素受体（PTH1R），导致 Jagged 1 蛋白产物的激活，并且以细胞表面作为靶点，与相邻 HSC 表面上的 Notch 相互作用，触发导致 HSC 增殖的生物反应。

所有这些细胞的相互作用发生在骨髓的特殊微环境中。有研究发现，有一些相互作用的位点就在骨内膜表面的骨小梁中。骨髓内环境中的氧含量对它们的相互作用具有较大的影响，其中低氧保留更多的发育原始的造血干细胞，而较高的氧含量有利于造血干细胞分化。

第二节　骨转换

　　骨的完整性是骨形成和骨吸收之间最终平衡的结果，骨形成与骨吸收之间相互作用，既相互制约，也相互配合，形成千丝万缕的耦联关系。但是事实上，大多数老化骨骼的骨形成与骨吸收是不平衡的，或者说是非耦联的骨转换的结果。在正常情况下，成年人中骨吸收和骨形成不仅反映了骨骼对损伤的生理反应（如骨折），而且提供了老化骨组织的更新机制，实现骨骼骨架结构的重建以最大限度地发挥其刚性和韧性。

　　老化骨骼及骨质疏松的特点是骨转换发生较大的变化，要么是提高骨重塑率，或者降低骨重塑率。尽管骨重塑的状态不是特定疾病的诊疗指标，但是，对骨吸收和骨形成过程的估计能够影响临床决策的过程，能够改进对疾病预后的判断，以及选择最合适的治疗方法。一般来说，较高的骨重塑率伴随着较高的骨丢失率，并且在这种条件下，抗骨吸收治疗通常比以低重塑率为特征的疾病具有更好的治疗效果。

一、骨转换的测量

　　通过使用双能 X 线吸收测定法（dual-energy X-ray absorptiometry，DXA），可以测量个体的骨矿密度（BMD）和骨矿物质含量（bone mineral content，BMC），从而提供特定部位和特定时间点的骨骼的信息。虽然 BMD 的评估是临床评估骨质疏松症风险（可能用于其他代谢性骨骼疾病）的重要组成部分，但是 BMD 仅仅代表了一个静态参数，并不能提供骨转换率随着时间变化的情况。只有通过评估骨转换的动态变化过程，才能弥补 BMD 静态测量的不足，增强 BMD 预测骨折风险的能力。过去，评估骨转换只能通过钙平衡和同位素动力学的组合方法，或通过四环素基组织形态计量学方法。最近，骨代谢生化标志物的应用可以在短时间间隔内反复测量，以观察骨转换的变化。与任何新技术一样，这些适用于已知或怀疑骨质疏松症患者的临床评估方法是一个不断发展的领域。

1. 骨形成标志物

　　成骨细胞的主要合成产物是 I 型胶原蛋白。成骨细胞还合成和分泌许多非胶原蛋白，有 2 种是反映成骨细胞活性的临床有用的标志物，一种是碱性磷酸酶的骨特异性同工酶，另一种是骨钙素，可以作为推断骨形成的参考指标。

碱性磷酸酶的骨特异性同工酶在矿化过程中是必需的，ALP 缺乏（如低磷血症）将导致骨和牙齿矿化不良。骨特异性 ALP 作为骨转换的临床指标已经应用多年，其水平增高提示骨形成增加。但是，这种酶在矿化过程中发挥的精确作用尚不清楚。循环系统中的碱性磷酸酶来自几种组织，包括肠、脾、肾、胎盘（妊娠期）、肝、骨或各种肿瘤。因此，测量总 ALP 并不能提供骨形成的具体信息。然而，由于 ALP 水平升高时其最常见的 2 个来源是肝和骨，许多技术，例如热变性、选择性活性的化学抑制、凝胶电泳和小麦胚芽凝集素沉淀等，已被用于区分肝与骨骼来源的同工酶。最近已经开始使用组织特异性单克隆抗体来测定骨特异性同工酶，其与肝特异性同工酶仅具有 10%~20% 的交叉。

骨钙素（osteocalcin，OC）是成骨细胞分泌的另一种非胶原蛋白，被广泛认为是成骨细胞活性的标志物，因此可以用来预测骨形成。然而，值得注意的是，OC 被结合到基质中，然后在骨吸收过程中从基质中释放到血液循环中，因此在任何时间的血清水平中都具有骨形成和骨吸收的成分。因此，OC 更适合作为骨转换的标志物，而不是骨形成本身的具体标志物。更复杂的是，尽管在骨骼生长过程中 OC 随着羟基磷灰石沉积而在骨基质中沉积，但其功能尚未确定。骨钙素可以通过放射免疫法在血清或血浆中测定，此法是基于针对牛蛋白产生的抗体，并且该抗体与人体分子可产生交叉反应。像骨特异性碱性磷酸酶一样，骨钙素水平随着年龄而变化。因此，循环系统中的 OC 水平在骨骼生长活跃期的儿童高于成年人，并且无论男女均在青春期达到峰值。此后，血清骨钙素基本维持稳定，在女性 50 岁以后又有显著升高。这种现象与更年期卵巢功能衰竭有关，并且可以通过卵巢切除术对此进行复制，一般这种升高仅是暂时的变化。事实上，骨钙素在绝经后 15~20 年后将降至绝经前水平。目前对这种绝经前后的巨大波动（最终恢复到"正常"）的原因尚未完全了解。

成骨细胞的主要合成产物是 I 型胶原。原则上 I 型胶原合成物应该是理想的骨形成标志物。近年来已经开发了几种这样的测定方法，其主要针对前胶原分子的羧基或氨基延伸肽。这些延伸肽（I 型胶原的羧基末端肽和 I 型原胶原的氨基末端前肽）能够指导胶原三重螺旋的组装，并且按照胶原生物合成的化学计量关系从新形成的分子中进行切割。但是，I 型胶原蛋白不是骨特有的，这些肽也可由合成 I 型胶原的其他组织（包括皮肤）产生。因此，很难从其他组织中将骨标志物分离出来。

2. 骨吸收标志物

骨吸收标志物最有用的是胶原降解产物，而不是特异性破骨细胞蛋白质。当骨骼被吸收时，胶原蛋白降解产物释放到血中并最终被肾清除。I 型胶原蛋白的主要氨基酸是羟脯氨酸，尿液测定羟脯氨酸已应用多年，用于评估骨吸收。这是一种相对较好的标志物，但是，膳食蛋白质来源的脯氨酸也可能在尿中排泄。因此，为了能够正确评估羟脯氨酸，患者在进行羟脯氨酸测定的 24 小时前必须进行无胶原蛋白饮食 1~3 天。此外，尿羟脯氨酸测定的主要缺点是它们需要高压液相色谱（HPLC）方法进行测量，其相对耗时且价格昂贵。

如今，各种胶原蛋白分解产物的免疫测定方法快速且相对便宜，这增加了骨吸收标志物的临床应用。这些产物是来自骨 I 型胶原交联的 N- 端肽和 C- 端肽。胶原蛋白是三重螺旋，胶原链的氨基和羧基末端通过交联连接到相邻的胶原链上。在胶原蛋白分解过程中，这些端肽被释放到血中并被肾清除。当破骨细胞进行骨吸收时，它们将各种胶原蛋白降解产物释放到循环系统中并在肝和肾进一步代谢。因此，尿中含有各种特定形式的端肽，并且可以测定其游离部分和蛋白结合部分。

二、骨转换标志物与年龄的相关性

在成人中，大多数标志物水平与年龄成正相关，但随着骨矿化的完成，到 25 岁左右，骨转换标志物水平开始显著下降。因此当建立每种标志物的参考数据时，必须牢记这个问题。另外，在不同疾病状态下或应用不同治疗方法时，各种骨形成或骨吸收标志物有可能发生变化。例如，在骨佩吉特病（Paget 病）中，骨特异性 ALP 比 OC 上升得更多，而在糖皮质激素治疗过程中 OC 比骨特异性 ALP 下降得更多[17]。

各种骨转换标志物具有潜在变异的可能。骨密度可以通过 DXA 进行测量，其精度大于 95%，重复测量可使精度误差在 0.5%~2.5%。相比之下，骨重塑的生物化学标志物受到组内和组间差异性（技术变异性）及个体患者生物变异性的影响。因此，骨生化标志物可以评估吸收和形成之间的平衡。

尽管骨转换标志物通常与骨密度成反比，但是这些相关性不足以提供预测个体骨量方面的任何价值。这些标志物不能也不应该用于诊断骨质疏松症或预测骨量。

年龄相关性骨折是骨质疏松症最常见的表现，并且是造成该疾病具有较高发病率和死亡率的主要因素。生物化学、生物力学和非骨骼因素等都有可能造成老年人的骨质疏松性骨折。在一生中，女性会失去约 42% 的脊柱骨量和 58% 的股骨骨量[18]。令人惊讶的是，80~90 岁老年人的骨丢失率可以接近甚至超过一些女性的绝经后骨丢失率。这是因为老年人骨重塑循环中的解偶联导致骨吸收显著增加，但骨形成没有变化甚至更为减少。这种解偶联有助于制药行业寻找有效的治疗方法以治疗骨丢失。本质上，减少骨吸收的药物由于骨吸收与骨形成之间的耦合也会导致骨形成减少。然而，增加骨形成的药物则恰恰相反——它们会最终增加骨吸收。由于在老年人中发生解偶联作用，研究出既能够减少骨吸收、又增加骨形成的治疗方法令人期待。

三、骨转换过程中骨皮质和骨小梁的改变

骨是由复合生物材料组成的，其中有机质为 I 型胶原蛋白（40% 体积），其内散布由羟磷灰石钙构成的无机晶体（45% 体积），剩下 15% 的体积由结合于胶原或存在于骨陷窝–小管系统里的水所占据。这样的构成赋予骨独特的力学特性和黏弹性。

在结构上，骨可分为皮质骨和松质骨两类。皮质骨主要位于长骨的骨干和扁平骨的表面，由 Harversian 系统（骨单位）组成，每一个骨单位由 10~20 层同心圆排列的环状骨板围绕形成，中央有 Harversian 管，环状骨板内的骨陷窝含有骨细胞，各个骨单位之间有间质骨板，并以 Volkmann 管互相连通。皮质骨的厚度为 1~5mm。松质骨，又称网状骨或骨小梁，位于长骨的骨端和扁平骨的内部，由不规则的棒状或片状骨小梁相互连接构成网状框架结构。骨小梁的厚度通常为 100~150mm，其内充满骨髓、血管等组织，松质骨外有一层薄的皮质骨包裹。

成人骨骼通过骨形成及骨吸收之间复杂的相互作用持续进行重塑。在骨停止生长后，为维持其结构和功能的完整性，每 10 年就会通过骨重塑完全更新一次。根据沃尔夫定律，重塑过程与施加在骨骼上的机械负荷相适应。同时，激素亦影响着重塑过程。重塑过程部分由施加在骨骼上的机械负荷

驱动，部分由激素调节。在青年骨组织中，骨形成率大于骨吸收率，直到30~35岁时达到骨峰值（peak bone mass，PBM）。中年时，骨形成和骨再吸收达到平衡，骨量无增加或减少。在老年人中，随着雌激素和睾酮水平的下降，骨吸收超过骨形成。成人个体的骨量由骨峰值、骨丢失的速率及数量决定。上述调控机制的变化，如长期暴露在微重力环境、性腺类固醇分泌不足或缺失可导致骨丢失。

当骨骼老化时，皮质骨的结构改变表现在皮质骨的内外表面、Harversian 管和 Volkmann 管。不同代谢物导致骨内膜、皮质内侧面及骨外膜产生不同的反应，骨内膜及骨外膜附近所发生的骨形成和骨吸收失衡。皮质骨的重建最常发生在骨内膜，变化细微，在高转换状态下，如绝经后女性、骨软化、甲状旁腺功能亢进症、肾性营养不良、失用性或反射性交感神经营养不良所引起的急性骨质疏松症，骨皮质内侧面骨吸收增加，导致骨内膜呈齿状，出现纵向条纹，高分辨成像技术可帮助诊断皮质内纵向条纹及皮质内表面模糊。骨外膜下骨吸收表现为骨外表面的模糊不清，常见于原发性或继发性甲状旁腺功能亢进症等骨高转换状态，而少见于其他疾病。随着年龄的增长，骨皮质变薄，骨髓腔增宽，皮质骨可薄如纸样。

由于松质骨的表面积更大，因此对机体代谢改变更敏感，其改变在松质骨含量较多的中轴骨、四肢骨长骨和管状骨骨端更明显，如股骨近端、桡骨远端等部位。老化骨骼的骨小梁数目下降，同时骨小梁间隙、表面积体积比增大，骨体积分数降低。根据 Hildebrand 的理论，老化的骨小梁结构接近杆状结构外观。

（贺　良）

参考文献

[1] Dallas SL, Bonewald LF. Dynamics of the transition from osteoblasts to osteocyte. Ann N Y Acad Sci, 2010, 1192(1): 437-443.

[2] Compton JT, Lee FY. A review of osteocyte function and the emerging importance of sclerostin. J Bone Joint Surg, 2014, 96(19): 1659-1668.

[3] Schiller PC, D'Ippolito G, Balkan W, et al. Gap-junctional communication is required for the maturation process of osteoblastic cells in culture. Bone, 2001, 28(4): 362-369.

[4] Lecanda F, Warlow PM, Sheikh S, et al. Connexin43 deficiency causes delayed ossification, craniofacial abnormalities, and osteoblast dysfunction. J Cell Biol, 2000, 151(4): 931-944.

[5] Plotkin LI, Manolagas SC, Bellido T. Transduction of cell survival signals by connexin-43 hemichannels.

J Biol Chem, 2002, 277(10): 8648-8657.

[6] Noble BS, Stevens H, Loveridge N, et al. Identification of apoptotic changes in osteocytes in normal and pathological human bone. Bone, 1997, 20(3): 273-282.

[7] Ducy P, Zhang R, Geoffroy V, et al. Osf2/Cbfa1: a transcriptional activator of osteoblast differentiation. Cell, 1997, 89(5): 747-754.

[8] Otto F, Thornell AP, Crompton T, et al. Cbfa1, a candidate gene for cleidocranial dysplasia syndrome, is essential for osteoblast differentiation and bone development. Cell, 1997, 89(5): 765-771.

[9] Komori T, Yagi H, Nomura S, et al. Targeted disruption of Cbfa1 results in a complete lack of bone formation owing to maturational arrest of osteoblasts. Cell, 1997, 89(5): 755-764.

[10] Jimenez MJ, Balbin M, Lopez JM, et al. Collagenase 3 is a target of Cbfa1, a transcription factor of the runt gene family involved in bone formation. Mol Cell Biol, 1999, 19(6): 4431-4442.

[11] Porte D, Tuckermann J, Becker M, et al. Both AP-1 and Cbfa1-like factors are required for the induction of interstitial collagenase by parathyroid hormone. Oncogene, 1999, 18(3): 667-678.

[12] Logan CY, Nusse R. The Wnt signaling pathway in development and disease. Annu Rev Cell Dev Biol, 2004, 20: 781-810.

[13] Church VL, Francis-West P. Wnt signalling during limb development. Int J Dev Biol, 2002, 46(7): 927-936.

[14] Mannstadt M, Juppner H, Gardella TJ. Receptors for PTH and PTHrP: their biological importance and functional properties. Am J Physiol, 1999, 277(5): F665-675.

[15] Jones G. Vitamin D, analogs. Endocrinol Metab Clin North Am, 2010, 39(2): 447-472.

[16] Curtis KM, Aenlle KK, Roos BA, et al. 24R,25-dihydroxyvitamin D3 promotes the osteoblastic differentiation of human mesenchymal stem cells. Mol Endocrinol, 2014, 28(5): 644-658.

[17] Duda Jr RJ, O'Brien JF, Katzmann JA, et al. Concurrent assays of circulating bone Gla-protein and bone alkaline phosphatase: effects of sex, age, and metabolic bone disease. J Clin Endocrinol Metab, 1988, 66(5): 951-957.

[18] Riggs BL, Wahner HW, Seeman E, et al. Changes in bone mineral density of the proximal femur and spine with aging. Differences between the postmenopausal and senile osteoporosis syndromes. J Clin Invest, 1982, 70(4): 716-723.

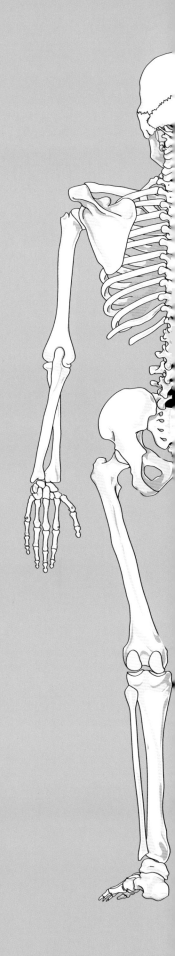

| 第 2 章 |

骨骼随年龄发生
的老化

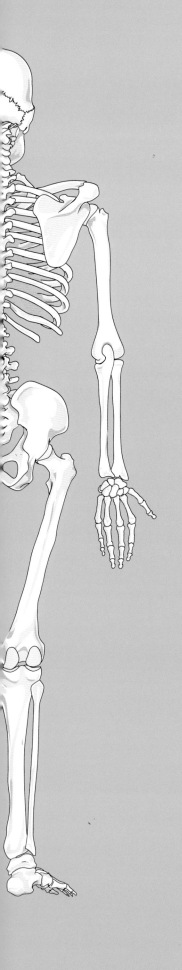

本章要点

- 骨骼老化过程中成骨细胞数量减少
- 骨骼老化过程中脂肪形成增加
- 骨骼老化过程中成骨细胞／骨细胞凋亡显著

第一节　概述

一、老化的含义

"老化"通常是一种系统性生理变化过程，累及机体的所有组织和器官。Carrington 所做的综述对老化的定义进行了很好的总结[1]。临床上，老化通常伴随着多种生理平衡过程逐渐丧失[1]（表 2-1），包括生育能力降低[2]，应激代偿能力如抵抗感染、手术或物理打击的能力降低[3]，体力下降及死亡风险增加。老化也不可避免地与生命的终结及死亡联系在一起[2,4]。

在细胞水平上，一些基本且相互联系的活动在体外和体内环境下均伴随着老化的进程（表 2-1）[1]。Hayflick 首先发现在体外培养的哺乳动物二倍体细胞不是永生的，而是具有有限的寿命，被称为"Hayflick 极限"，可通过细胞在体外进行的倍增数量估计。在有限的寿命中，体外培养细胞的基因组和蛋白质组学表现呈进展性变化，最终达到生长停滞，此过程被称为"复制衰老表型"或"Hayflick 现象"[5]。这些开创性的观察结果为我们理解基于复制衰老的 Hayflick 模型的细胞衰老与体内生理性老化过程提供了框架。此外，Hayflick 模型已被广泛应用于生物老年学研究，以揭示年龄相关的细胞缺陷机制[6]。基于该模型，一些研究者报道了供体年龄和体外细胞最大增殖潜力之间的反比关系[7]。在体外连续培养过程中，人类成骨细胞呈现出典型的衰老相关表型，包括成骨细胞标志物（碱性磷酸酶、骨钙素、Ⅰ型胶原）生成减少，平均端粒片段长度缩短，衰老相关 β - 半乳糖苷酶（senescence-associated β-galactosidase，SAβ-gal）表达水平降低[8-9]。

表 2-1　老化的宏观与微观表现[1]

宏观表现	微观表现
生育能力降低	端粒缩短
体力和（或）精神敏锐度下降	氧化损伤增加
代偿能力及压力反应能力降低	凋亡或程序性细胞死亡改变
死亡风险增加	晚期糖基化终产物（AGEs）增加

二、端粒缩短对年龄相关成骨细胞功能障碍的作用

随着每个有丝分裂循环的进程，位于染色体末端的端粒长度逐渐减小，这是细胞衰老的分子机制之一[10]。端粒长度作为"有丝分裂时钟"，一旦端粒达到临界大小，细胞衰老表型开始表现。另一方面，负责保持端粒长度的逆转录酶——端粒酶的过度表达可导致细胞永生化[11]，并能够消除体外培养细胞的复制衰老表型[12]。与这一假设一致，最近的临床前研究发现，端粒相关酶［Werner 解旋酶和（或）端粒酶］缺陷的鼠类表现出人类骨质疏松症的骨骼变化[13]。此外，端粒酶缺陷的鼠模型（TERC 缺陷小鼠）表现出加速老化表型，骨量减少，骨骼干细胞在体外和体内均存在功能障碍[14]。

三、细胞衰老的其他方面

在检测供体年龄与人类骨髓基质干细胞（bone marrow stromal stem cells，BMSC）最大增殖潜力相关性的研究中，观察到从年轻供体的（41±10）次倍增到老年供体的（24±11）次倍增，细胞最大寿命呈年龄相关性下降[15]。该结果表明人类老化与人类 BMSC 的增殖缺陷有关[15]。细胞衰老的其他方面，包括体细胞 DNA 突变率的增加[1,4]及 DNA 甲基化与组蛋白乙酰化模式的改变[8,16]，导致基因表达谱和分化功能的变化。在衰老细胞的线粒体中，氧化磷酸化的减少导致能量可利用率和代谢功能的降低[17]。同时，线粒体功能障碍造成活性氧（reactive oxygen species，ROS）形式的自由基水平升高，长期以来被认为是细胞衰老和老化的致病因素[18-19]。活性氧自由基的产生与生长因子所致的信号转导变化有关[20]。此外，活性氧自由基的水平升高导致已分化细胞中促细胞凋亡或程序性细胞死亡调节因子的表达增加[21]。这些变化导致细胞对外源性应激更敏感，引起随后的细胞凋亡[22]。与老化相关的生化反应还包括通过葡萄糖与氨基的非酶相互作用而形成晚期糖基化终产物（advanced glycation endproducts，AGEs），被称为"Maillard 反应"[23]。胶原及其他蛋白质的糖基化产物积聚在细胞转换率较低的组织中，如骨骼[23]。虽然晚期糖基化终产物已成为辅助糖尿病诊断和评估预后的临床检测项目，但它或许还可作为老化的生化标志物。同样，晚期糖基化终产物受体（receptors for advanced glycation endproducts，RAGEs）可能引起与老化及慢性疾病相关的变化[24-25]。这些受体其中之一的基因位于主要组织相容性位点内，并与炎症反应有关[24]，其活化可诱导负责调节促炎症细胞因子如 IL-6 和 TNF-α 表达的 NF-κB 转录因子[26]。这些生化事件的累积效应造成了以"老化"为特征的细胞变化。

第二节　老化与骨骼生理学

骨发育是一个动态过程，从胚胎开始并延伸到个体的整个生命周期。胚胎中的成骨过程为我们对成人骨骼生理学和老化后果的理解提供了一个范例。间质的缩合引起胚胎中的膜内成骨和软骨内成骨[27]。在前一种情况中，祖细胞/干细胞直接分化为成骨细胞；而在后者中，细胞首先形成软骨细胞，随后使细胞外基质矿化成为成骨细胞。这些过程与血管形成及血管生成因子如血管内皮生长因子（VEGF）的分泌成时间依赖性正相关[27]。骨组织的累积反映了体内成骨细胞骨形成和破骨细胞骨吸收之间的平衡。多种激素、细胞因子、生物力学、营养和环境因素可影响此过程。出生后不久，脂肪细胞的形成即发生在远节趾骨和跗骨的髓腔内，并在整个生命过程中朝着中轴骨骼向近端推移。此过程在一定程度上受到身体造血需求的限制。人类骨骼在20~30岁达到峰值骨量，之后骨量开始下降。女性在绝经早期的骨丢失率可高达每年5%~10%，造成女性罹患骨质疏松的年龄较男性要小。老化本身伴随着进行性骨丢失，男性和女性的骨丢失率相似，约每年1%~2%。这一生理过程是由成骨细胞功能障碍所致骨形成受损及内分泌系统老化所引起的[28-29]。由此可见，衰老的微环境对成骨细胞起着抑制作用[30]。

一、骨骼干细胞（也称为骨髓间质干细胞或间充质干细胞，BMSC）

发育胚胎的中胚层细胞产生最终形成骨的"原基"。Friedenstein和他的同事在20世纪60年代和70年代进行了开创性研究，确定了骨髓间质细胞群具有沿着多种谱系途径（包括脂肪细胞、软骨细胞和成骨细胞）分化的能力[31]。多年来，这类细胞被赋予过众多名称，包括成纤维干细胞[32]、机制细胞[31]、护士细胞[33]、网状内皮细胞[33-34]、间质细胞[35-36]、间质干细胞[37-38]和Westin-Bainton细胞[34]，现在被认为是骨骼干细胞[39]。

目前已知BMSC在人的一生中始终存在于骨髓微环境内。研究证明克隆的BMSC保留其多能分化特性，与真正的"干细胞"定义一致[40-42]。用于测定BMSC数量的方法是基于它们在体外培养时形成集落的能力，用成纤维细胞集落形成单位（colony forming unit-fibroblast，CFU-F）来表示。将经过限制性稀释的成熟骨髓细胞铺在塑料表面，在1~3周的扩增期后测定具有成纤维细胞形态的"集落"（定义为多于50个细胞的细胞群）数量。基于这种测定方法的研究发现，小鼠骨髓BMSC数量随着年龄增长而减少[43]。同样,人类 CFU-F 的数量在 10 岁前逐渐减少[44],但在 20~70 岁 CFU-F 的数量保持相对恒定[45-46]。因此,人类成年期之前 CFU-F 数量下降及老化过程中骨髓内 CFU-F 数量恒定,可能反映的是骨骼从生长发育期的塑形转变为成人期的动态重建这一变化过程。依此推断,小鼠 CFU-F 数量与年龄相关的减少就得以解释,因为小鼠几乎一生都处于生长发育期内。

二、脂肪细胞与成骨细胞之间的负相关性

临床流行病学研究发现,脂肪细胞与骨髓微环境中成骨细胞的分化和功能之间存在联系。大量不同年龄段尸体标本的解剖学研究表明,随着年龄增长骨髓腔内脂肪百分比增加[47-49]。在股骨、髂嵴和椎体内均可观察到脂肪蓄积。Meunier 等在 20 世纪 70 年代初对 84 名受试者进行骨髓活检,发现骨质疏松和髂嵴骨髓腔中脂肪化程度之间具有相关性[50]。最近,使用定量磁共振成像(magnetic resonance imaging,MRI)的研究进一步证明了骨髓脂肪的增加呈年龄依赖性[51-53]。定量 MRI 证实,骨髓脂肪增加与皮质骨量降低直接相关[54-55]。另有研究发现,20~60 岁的男性与同龄女性相比骨髓脂肪含量更高,但 60 岁以上女性的骨髓脂肪含量比同龄男性高 10%[56]。

Beresford 等在 20 世纪 90 年代早期对 BMSC 的分化进行了开创性的研究,为解释这些临床观察结果提供了理论基础[57]。实验观察到,BMSC 在特定培养条件下向脂肪细胞或成骨细胞谱系分化的机会均等。延迟添加糖皮质激素可促进成骨细胞分化,而延迟添加维生素 D_3 可促进脂肪细胞分化。由此可知,BMSC 对核激素受体配体的响应可以调节骨髓中脂肪细胞和成骨细胞的数量比例。这一重要发现后续也被其他实验室所证实[58]。目前已知广泛的外源性和内源性因素可调节 BMSC 成脂分化和成骨分化的负相关性(表 2-2)。这些因素的作用可能随老化而改变。最近有研究发现,与年轻女性相比,老年女性的血清在人类 BMSC 中支持成骨细胞分化的作用较小,但两种血清在支持脂肪细胞分化方面的作用相近[30]。

表 2-2　BMSC 成脂分化和(或)成骨分化的调节途径[59]

核激素受体	跨膜信号转导途径	脂肪细胞来源的因子
维生素 D_3	骨形成蛋白(BMP)	脂联素,dlk1(pref-1)
雌激素 / 雄激素	胰岛素	血管紧张素
糖皮质激素	甲状旁腺激素	游离脂肪酸
肝 X 受体(LXR)	转化生长因子 β	瘦素
过氧化物酶体增殖物激活受体(PPAR)	Wnt 信号途径	氧化型低密度脂蛋白

三、骨形成 / 脂肪形成的影响因素

1. 遗传因素

遗传因素对 BMSC 分化和骨形成 / 骨丢失的病理生理学过程影响显著。研究已发现部分与骨骼强度相关的具体基因。例如，低密度脂蛋白受体相关蛋白 5（low-density lipoprotein receptor-related protein 5，LRP5）是 Wnt 信号途径的受体之一。在 LRP5 缺失性突变的家族中，该变异基因的遗传可导致伴有成骨不良的骨质疏松状态[57]。而在 LRP5 激活性突变的家族中，该变异基因的遗传则表现为骨骼不易出现骨折[60-61]。这些临床发现与体外和体内的实验室研究结果一致。Wnt 信号途径的激活可抑制细胞模型中的脂肪形成途径[62-63]。当转基因小鼠在脂肪细胞特异性启动子的控制下过度表达 Wnt10b 时，可发现其骨髓内缺乏脂肪细胞，而成骨细胞活性增强[64]。在更广泛的层面上观察，与种族有关的遗传因素也可影响骨骼生理学特性。例如，与黑种人相比，白种人和黄种人罹患骨质疏松的风险更高。然而，遗传因素仍存在巨大的未知领域。

2. 日常活动与运动

躯体活动与骨量和骨骼健康有直接关系。在工业化社会，即使是"健康"的人在工作后，运动的时间都会明显减少。高强度运动可增加骨形成和骨强度。承重运动如体操和对抗性运动，可增强骨代谢和重建。而卧床休息会降低骨量和骨强度。因慢性疾病而长期卧床的情况在老年人群中更常见，因此老年人罹患骨质疏松的风险更大。随着对太空飞行的长期探索，医生和研究人员发现失重对骨形成有不良影响。这种骨丢失反映的可能是成骨细胞骨形成的减少和（或）破骨细胞骨吸收的增加。最近一项针对小鼠的研究表明，运动可以逆转高脂饮食对骨髓内脂肪蓄积的影响。高脂饮食的小鼠进入跑步轮进行运动，其骨髓内无明显脂肪蓄积且骨形成增加[65]。此结果进一步证明，运动可保持骨量并抑制老化所致的骨髓内脂肪增加。

3. 物理环境

物理环境决定了人体所接受的日光照射，也决定了维生素 D 及其活性代谢产物的生物合成。这些核激素受体配体在调节骨、肠道及肾的钙代谢中发挥着关键作用，并与甲状旁腺激素相互影响。人们从事的工作无论在室内

还是室外都可直接影响维生素 D 的代谢途径。老年人群户外活动时间随着健康状况下降而减少，导致维生素 D 受体配体水平降低。

4. 营养状况

充足的营养可有效降低维生素 D 缺乏的风险。我们现在强调食用富含维生素 D 的食物，以确保人体可摄入最低日常所需水平。但大多数老年人因各种原因导致饮食摄入量减少，所以这种预防策略效果有限。营养对骨代谢和脂肪代谢还可产生其他影响。饮食中的黄酮类物质和抗氧化剂与成骨细胞的分化和寿命有关。动物脂肪中的共轭亚油酸（conjugated linoleic acid，CLA）可在动物模型中减少脂肪组织蓄积[66]。另有研究表明 CLA 可增加骨量[67]，这似乎是通过作用于 RANKL 信号途径以抑制破骨细胞的形成和活化来实现的[68]。在动物实验中还发现，含有鱼油（富含 ω-3 脂肪酸）的饮食相较于含有红花油（富含 ω-6 脂肪酸）的饮食，可更好地维持椎体骨量。此外，由于过氧化物酶增殖物活化受体 γ（peroxisome proliferator activated receptor γ，PPAR γ）介导 ω-3 脂肪酸的作用，具有持续激活型 PPAR γ 基因的小鼠对鱼油和红花油饮食的反应无差异。这些结果表明，核激素或其他受体的基因多态性导致对不同患者进行膳食干预可能引起不同的骨代谢反应[69]。

5. 肥胖

当饮食中能量摄入超过机体需求时，会导致肥胖。虽然肥胖表现为髓外白色脂肪组织大量蓄积，但骨量也会同时增加[70]。原因可能与以下因素有关。①随着体重增加，骨骼承受的负荷更大。生物力学刺激可增加骨形成。②肥胖可直接或间接地改变循环激素水平。脂肪细胞表达芳香化酶，可生成雌激素样物质。脂肪细胞还分泌胰岛素样生长因子，且肥胖与继发于胰岛素抵抗的高胰岛素血症有关，这些都可保护骨量[70]。肥胖也与甲状旁腺激素水平升高有关[71]。③脂肪因子（如瘦素）可促进成骨细胞分化及矿化，同时可抑制脂肪形成[72-73]。瘦素的这些作用可能是通过在骨髓微环境内的局部作用介导的。另一种脂肪因子——脂联素，与 BMSC 的分化及骨矿密度的变化相关。与其他脂肪因子不同，脂联素随肥胖而减少[74]。在人类 BMSC 中已发现脂联素及其受体[75]。临床研究结果显示，脂联素水平与骨矿密度成负相关[74,76]。瘦素与脂联素这些脂肪因子的作用机制仍需进一步研究。

虽然肥胖与骨量增加有关，但肥胖相关的骨量增加对老年人骨折的保护作用仍然存疑。流行病学研究发现，肥胖男性和女性的骨折风险增加[77]。但肥胖对骨折风险的影响取决于若干因素，包括上下肢骨折部位、性别、年龄和种族[78]。在肥胖的动物模型中还发现了新证据，即高骨量并不能提高骨的质量[79]。另有研究表明，脂肪组织中生成的促炎性细胞因子可能导致肥胖对骨骼健康的负面影响[80]。

动物实验还发现，骨重建与胰岛素介导的成骨细胞反应相关，且骨吸收可影响全身胰岛素的敏感性[81-82]。胰岛素通过一系列复杂步骤刺激骨重建，它可激活成骨细胞，并促进破骨细胞分化。骨骼中也可发生与高脂饮食所致肥胖相关的胰岛素抵抗，导致破骨细胞数量减少，骨量增加[83]。有证据表明，常用的骨质疏松症治疗方式可能会使空腹血糖水平升高[84]。这些发现提出了一个重要问题，即老年肥胖人群中骨骼健康与胰岛素敏感性之间的关系。

6. 更年期

更年期伴随而来的是循环雌激素水平的迅速下降，结果是小梁骨丢失，导致骨强度下降。但是绝经后骨骼尺寸（骨膜和髓腔直径）增加，从而保持了部分骨强度[85]。随着卵巢功能丧失，骨吸收多于骨形成，骨小梁中破骨细胞数量增加，导致骨量下降。绝经后骨丢失与破骨细胞的过度活动有关。除了这些骨内变化，更年期还可导致脂肪增加及肌肉减少，但这些体内成分的变化不能通过激素替代治疗来预防[86]。卵巢功能的丧失会引起髓内和髓外细胞活性的明显变化。此外，更年期导致某些疾病（如心血管疾病）的易感性显著增加。由于所涉及细胞体系的复杂性及不同细胞类型之间的相互作用，很难明确引起这些变化的具体因素。在骨转换方面，更年期对成骨细胞和破骨细胞的生成和活性均有影响。

有研究发现体内雌激素水平的变化与体外单核细胞免疫因子的分泌有关，说明骨代谢细胞因子局部生成水平的变化本质上可能是医源性绝经和雌激素替代治疗所引起的骨转换变化[87]。现在有大量证据表明，绝经期卵巢功能的衰退引起促炎性细胞因子的自发性增加。目前关注较多的细胞因子包括 IL-1、IL-6、粒细胞-巨噬细胞集落刺激因子（GM-CSF）及 TNF。雌激素影响细胞因子活性的确切机制尚不清楚，但可能包括雌激素受体与其他转录因子的相互作用、一氧化氮活性的调节、抗氧化作用、质膜作用及免疫细胞功能的变化。实验室和临床研究的结果均明确支持促炎性细胞因子活性增加与绝经后骨丢失之间的相关性[88]。

关于卵巢切除术影响骨髓中成骨细胞形成的研究发现，卵巢功能的丧失增强了成骨细胞的活性。卵巢切除小鼠中 CFU-F 数量增加了数倍。现阶段仍无法解释为何卵巢功能丧失后骨髓中破骨细胞与成骨细胞的形成同时增加。已有的假设是，全身激素水平的变化通过调节糖蛋白 130 改变了成骨细胞 / 破骨前体细胞对某些细胞因子信号的敏感性[89]。显然，在这方面仍有较大的未知领域。

四、成骨细胞 / 骨细胞的凋亡

细胞凋亡，又称程序性细胞死亡，是骨骼老化的潜在细胞机制[1]。它起始于蛋白水解酶级联反应的激活，最终导致细胞自我破坏。与坏死所致的细胞死亡不同，凋亡细胞的死亡特征在于细胞的收缩和崩解且不损伤邻近细胞。Jilka 等进行的一项开创性研究表明，细胞因子如 TNF 可诱导体外间质干细胞类细胞系的凋亡[90]。为了进一步了解其机制，Weinstein、Jilka 等使用活体鼠模型来检验糖皮质激素潜在的致细胞凋亡作用。长期使用糖皮质激素可激活体内成骨细胞和骨细胞的凋亡途径，同时减少成骨细胞形成[91]。除此之外，还有其他因素可导致成骨细胞和骨细胞凋亡（表 2-3）。噻唑烷二酮类化合物是 PPARγ 脂肪转录因子的配体，可增加小鼠体内成骨细胞和骨细胞的凋亡[92]。在模拟失重状态下培育的啮齿动物，骨内成骨细胞凋亡数量迅速增加，同时破骨细胞数量增加，骨吸收增多[93]。在人类间充质干细胞培养物中添加 AGEs 可使细胞凋亡数量增加，造成其分化能力下降[94]。

表 2-3　骨髓微环境中细胞凋亡的影响因素

细胞类型	促进因素	抑制因素
成骨细胞/骨细胞	糖皮质激素，噻唑烷二酮	双膦酸盐，1,25-(OH)$_2$D$_3$，降钙素
	AGEs	α - 亚油酸
	TNF	CD40 配体
	失重状态	TGF-β，IL-6，PTH
破骨细胞	双膦酸盐	
	β$_3$整合素	
脂肪细胞	CLA	糖皮质激素
	TNF	
	维甲酸	

很多因素可以拮抗成骨细胞和骨细胞的凋亡。内分泌激素如甲状旁腺激素和降钙素可以保护成骨细胞免于凋亡，从而增加骨形成[95-96]。活性维生素 D［1,25-(OH)$_2$D$_3$］[97]、细胞因子 TGF-β 及通过糖蛋白 130 受体途径起作用的细胞因子如 IL-6 和抑瘤素 M[90]具有类似的作用。药物如双膦酸盐通过作用于细胞外信号调节激酶（extracellular signal-regulated kinases，ERKs）和连接蛋白 -43 通道，对成骨细胞产生抗凋亡作用[96]。脂质如 α-亚油酸可阻断 TNF-α 或 H$_2$O$_2$ 所导致的人类 BMSC 凋亡[98]。成骨细胞表达的 TNF 受体相关表面蛋白 CD40 与 CD40 配体相互作用，可避免糖皮质激素、TNF-α 及蛋白酶活化剂引发的成骨细胞凋亡[99]。

尽管已有这些发现，但如果没有细胞凋亡，骨形成可能出现障碍。对缺乏凋亡级联反应关键酶 caspase-3 的小鼠研究发现，它们表现出骨形成减少及 BMSC 分化减少。TGF-β / Smad 信号途径可能是其潜在作用机制[100]。已有研究建立了一种在成骨细胞选择性启动子下过度表达 bcl-2 抗细胞凋亡蛋白的转基因小鼠模型。虽然从中分离的成骨细胞可抵抗糖皮质激素诱导的凋亡，但细胞矿化程度降低，且此种转基因小鼠比同种野生小鼠体格更小[101]。由此可见，成骨细胞凋亡是一个复杂过程，可能对骨形成同时具有积极和消极作用。

骨髓微环境内其他类型细胞的凋亡也受多种因素调节。双膦酸盐可导致破骨细胞凋亡[102]。目前双膦酸盐是治疗老年人骨质疏松症的一线药物。缺乏玻连蛋白（α3β1 整合素的天然配体）也可导致破骨细胞凋亡[103]。针对骨髓脂肪细胞的研究很少，目前大部分证据来自髓外脂肪细胞的研究。TNF-α 可引起脂肪细胞凋亡[104]，但这种作用具有部位特异性，来自网膜的脂肪细胞比来自皮下的脂肪细胞易感性更强[105]。其他因素如 CLA、维甲酸及通过 gp130 受体途径起作用的细胞因子等均可引起脂肪细胞凋亡[66,106-107]。一些学者推测，脂肪细胞凋亡途径的靶向药物和功能性食物可减少骨髓脂肪形成并强化成骨细胞功能，从而达到减肥和改善骨质量的综合益处[107]。

第三节　总结

骨骼随年龄发生的老化是一个非常复杂的病理生理过程。骨骼老化过程中，成骨细胞数量减少，脂肪形成增加，并发生显著的成骨细胞 / 骨细胞凋亡。除了这些细胞学上的改变，它还涉及一系列生化改变、众多信号途径、基因转录及蛋白表达。微观上，表现为骨骼微结构的退变；宏观上，表现为骨量减少、骨强度下降，最终导致骨骼的骨折易感性增加。虽然目前已经发现了一些药物靶点让医生可以对这一病理生理过程进行临床干预，但仍存在十分庞大的未知领域有待研究者深入探索。

（李　宁）

参考文献

［1］Carrington JL. Aging bone and cartilage: cross-cutting issues. Biochem Biophys Res Commun, 2005, 328(3): 700-708.

［2］Kirkwood TB, Austad SN. Why do we age? Nature, 2000, 408(6809): 233-238.

［3］Miller RA. When will the biology of aging become useful? Future landmarks in biomedical gerontology. J Am Geriatr Soc, 1997, 45(10): 1258-1267.

［4］Busuttil RA, Dolle M, Campisi J, et al. Genomic instability, aging, and cellular senescence. Ann N Y Acad Sci, 2004, 1019: 245-255.

［5］Hayflick L. The limited in vitro lifetime of human diploid cell strains. Exp Cell Res, 1965, 37: 614-636.

［6］Campisi J. From cells to organisms: can we learn about aging from cells in culture? Exp Gerontol, 2001, 36(4/5/6): 607-618.

［7］Cristofalo VJ, Allen RG, Pignolo RJ, et al. Relationship between donor age and the replicative lifespan of human cells in culture: a reevaluation. Proc Natl Acad Sci U S A, 1998, 95(18): 10614-10619.

［8］Dimri GP, Lee X, Basile G, et al. A biomarker that identifies senescent human cells in culture and in aging skin in vivo. Proc Natl Acad Sci USA, 1995, 92(20): 9363-9367.

［9］Allsopp RC, Chang E, Kashefi-Aazam M, et al. Telomere shortening is associated with cell division in vitro and in vivo. Exp Cell Res, 1995, 220(1): 194-200.

［10］Harley CB, Futcher AB, Greider CW. Telomeres shorten during ageing of human fibroblasts. Nature, 1990, 345(6274): 458-460.

［11］Harley CB. Telomere loss: mitotic clock or genetic time bomb? Mutat Res, 1991, 256(2/3/4/5/6): 271-282.

［12］Simonsen JL, Rosada C, Serakinci N, et al. Telomerase expression extends the proliferative life-span and maintains the osteogenic potential of human bone marrow stromal cells. Nat Biotechnol, 2002, 20(6): 592-596.

［13］Brennan TA, Egan KP, Lindborg CM, et al. Mouse models of telomere dysfunction phenocopy skeletal changes found in human age-related osteoporosis. Dis Model Mech, 2014, 7(5): 583-592.

［14］Saeed H, Abdallah BM, Ditzel N, et al. Telomerase-deficient mice exhibit bone loss owing to defects in osteoblasts and increased osteoclastogenesis by inflammatory microenvironment. J Bone Miner Res, 2011, 26(7): 1494-1505.

［15］Kassem M, Ankersen L, Eriksen EF, et al. Demonstration of cellular aging and senescence in serially passaged long-term cultures of human trabecular osteoblasts. Osteoporos Int, 1997, 7(6): 514-524.

［16］Bandyopadhyay D, Medrano EE. The emerging role of epigenetics in cellular and organismal aging. Exp Gerontol, 2003, 38(11/12): 1299-1307.

［17］Lesnefsky EJ, Hoppel CL. Oxidative phosphorylation and aging. Ageing Res Rev, 2006, 5(4): 402-433.

［18］Harman D. Aging: a theory based on free radical and radiation chemistry. J Gerontol, 1956, 11(3): 298-300.

［19］Finkel T, Holbrook NJ. Oxidants, oxidative stress and the biology of ageing. Nature, 2000, 408(6809): 239-247.

［20］Li J, Holbrook NJ. Common mechanisms for declines in oxidative stress tolerance and proliferation with aging. Free Radic Biol Med, 2003, 35(3): 292-299.

［21］Ikeyama S, Wang XT, Li J, et al. Expression of the pro-apoptotic gene gadd153/chop is elevated in liver with aging and sensitizes cells to oxidant injury. J Biol Chem, 2003, 278(19): 16726-16731.

［22］Li J, Holbrook NJ. Elevated gadd153/chop expression and enhanced c-Jun N-terminal protein kinase activation sensitizes aged cells to ER stress. Exp Gerontol, 2004, 39(5): 735-744.

［23］DeGroot J. The AGE, of the matrix: chemistry, consequence and cure. Curr Opin Pharmacol, 2004, 4(3): 301-305.

［24］Schmidt AM, Stern DM. Receptor for age (RAGE) is a gene within the major histocompatibility class Ⅲ region: implications for host response mechanisms in homeostasis and chronic disease. Front Biosci, 2001, 6: D1151-1160.

［25］Pricci F, Leto G, Amadio L, et al. Role of galectin-3 as a receptor for advanced glycosylation end products. Kidney Int Suppl, 2000, 77: S31-39.

［26］Yan SD, Schmidt AM, Anderson GM, et al. Enhanced cellular oxidant stress by the interaction of advanced glycation end products with their receptors/binding proteins. J Biol Chem, 1994, 269(13): 9889-9897.

［27］Olson BR. Bone embryology// Favus MJ. Primer on the metabolic bone diseases and disorders of mineral metabolism. Washington DC: American society for bone and mineral research, 2006: 2-6.

［28］Kassem M, Marie PJ. Senescence-associated intrinsic mechanisms of osteoblast dysfunctions. Aging Cell, 2011, 10(2): 191-197.

［29］Marie PJ, Kassem M. Extrinsic mechanisms involved in age-related defective bone formation. J Clin Endocrinol Metab, 2011, 96(3): 600-609.

［30］Abdallah BM, Haack-Sorensen M, Fink T, et al. Inhibition of osteoblast differentiation but not adipocyte differentiation of mesenchymal stem cells by sera obtained from aged females. Bone, 2006, 39(1): 181-188.

［31］Friedenstein AJ. Precursor cells of mechanocytes. Int Rev Cytol, 1976, 47: 327-359.

［32］Friedenstein AJ, Chailakhjan RK, Lalykina KS. The development of fibroblast colonies in monolayer cultures of guinea-pig bone marrow and spleen cells. Cell Tissue Kinet, 1970, 3(4): 393-403.

［33］Foy H, Kondi A. Reticuloendothelial cells as 'nurses' for plasma cells and erythroblasts in baboons. Nature, 1964, 204: 293.

［34］Westen H, Bainton DF. Association of alkaline-phosphatase-positive reticulum cells in bone marrow with granulocytic precursors. J Exp Med, 1979, 150(4): 919-937.

［35］Weiss L, Sakai H. The hematopoietic stroma. Am J Anat, 1984, 170(3): 447-463.

［36］Gimble JM, Pietrangeli C, Henley A, et al. Characterization of murine bone marrow and spleen-derived stromal cells: analysis of leukocyte marker and growth factor mRNA transcript levels. Blood, 1989, 74(1): 303-311.

［37］Owen M. Marrow stromal stem cells. J Cell Sci Suppl, 1988, 10: 63-76.

［38］Owen M, Friedenstein AJ. Stromal stem cells: marrow-derived osteogenic precursors. Ciba Found

Symp, 1988, 136: 42-60.

[39] Kassem M, Bianco P. Skeletal stem cells in space and time. Cell, 2015, 160(1/2): 17-19.

[40] Grigoriadis AE, Heersche JN, Aubin JE. Differentiation of muscle, fat, cartilage, and bone from progenitor cells present in a bone-derived clonal cell population: effect of dexamethasone. J Cell Biol, 1988, 106(6): 2139-2151.

[41] Nuttall ME, Patton AJ, Olivera DL, et al. Human trabecular bone cells are able to express both osteoblastic and adipocytic phenotype: implications for osteopenic disorders. J Bone Miner Res, 1998, 13(3): 371-382.

[42] Pittenger MF, Mackay AM, Beck SC, et al. Multilineage potential of adult human mesenchymal stem cells. Science, 1999, 284(5411): 143-147.

[43] Jiang D, Fei RG, Pendergrass WR, et al. An age-related reduction in the replicative capacity of two murine hematopoietic stroma cell types. Exp Hematol, 1992, 20(10): 1216-1222.

[44] D'Ippolito G, Schiller PC, Ricordi C, et al. Age-related osteogenic potential of mesenchymal stromal stem cells from human vertebral bone marrow. J Bone Miner Res, 1999, 14(7): 1115-1122.

[45] Stenderup K, Justesen J, Eriksen EF, et al. Number and proliferative capacity of osteogenic stem cells are maintained during aging and in patients with osteoporosis. J Bone Miner Res, 2001, 16(6): 1120-1129.

[46] Justesen J, Stenderup K, Eriksen EF, et al. Maintenance of osteoblastic and adipocytic differentiation potential with age and osteoporosis in human marrow stromal cell cultures. Calcif Tissue Int, 2002, 71(1): 36-44.

[47] Hartsock RJ, Smith EB, Petty CS. Normal variations with aging of the amount of hematopoietic tissue in bone marrow from the anterior iliac crest. A study made from 177 cases of sudden death examined by necropsy. Am J Clin Pathol, 1965, 43: 326-331.

[48] Vost A. Osteoporosis: a necropsy study of vertebrae and iliac crests. Am J Pathol, 1963, 43: 143-151.

[49] Hudson G. Bone-marrow volume in the human foetus and newborn. Br J Haematol, 1965, 11: 446-452.

[50] Meunier P, Aaron J, Edouard C, et al. Osteoporosis and the replacement of cell populations of the marrow by adipose tissue. A quantitative study of 84 iliac bone biopsies. Clin Orthop Relat Res, 1971, 80: 147-154.

[51] Roldan-Valadez E, Pina-Jimenez C, Favila R, et al. Gender and age groups interactions in the quantification of bone marrow fat content in lumbar spine using 3T MR spectroscopy: a multivariate analysis of covariance (Mancova). Eur J Radiol, 2013, 82(11): e697-702.

[52] Breault SR, Heye T, Bashir MR, et al. Quantitative dynamic contrast-enhanced MRI of pelvic and lumbar bone marrow: effect of age and marrow fat content on pharmacokinetic parameter values. AJR Am J Roentgenol, 2013, 200(3): W297-303.

[53] Pansini V, Monnet A, Salleron J, et al. 3 Tesla (1) H MR spectroscopy of hip bone marrow in a healthy population, assessment of normal fat content values and influence of age and sex. J Magn Reson Imaging, 2014, 39(2): 369-376.

[54] Wren TA, Chung SA, Dorey FJ, et al. Bone marrow fat is inversely related to cortical bone in young and old subjects. J Clin Endocrinol Metab, 2011, 96(3): 782-786.

[55] Di Iorgi N, Mo AO, Grimm K, et al. Bone acquisition in healthy young females is reciprocally related to marrow adiposity. J Clin Endocrinol Metab, 2010, 95(6): 2977-2982.

[56] Griffith JF, Yeung DK, Ma HT, et al. Bone marrow fat content in the elderly: a reversal of sex difference seen in younger subjects. J Magn Reson Imaging, 2012, 36(1): 225-230.

［57］Beresford JN, Bennett JH, Devlin C, et al. Evidence for an inverse relationship between the differentiation of adipocytic and osteogenic cells in rat marrow stromal cell cultures. J Cell Sci, 1992, 102(Pt 2): 341-351.

［58］Dorheim MA, Sullivan M, Dandapani V, et al. Osteoblastic gene expression during adipogenesis in hematopoietic supporting murine bone marrow stromal cells. J Cell Physiol, 1993, 154(2): 317-328.

［59］Gimble JM, Zvonic S, Floyd ZE, et al. Playing with bone and fat. J Cell Biochem, 2006, 98(2): 251-266.

［60］Boyden LM, Mao J, Belsky J, et al. High bone density due to a mutation in LDL-receptor-related protein 5. N Engl J Med, 2002, 346(20): 1513-1521.

［61］Little RD, Carulli JP, Del Mastro RG, et al. A mutation in the LDL receptor-related protein 5 gene results in the autosomal dominant high-bone-mass trait. Am J Hum Genet, 2002, 70(1): 11-19.

［62］Bennett CN, Ross SE, Longo KA, et al. Regulation of Wnt signaling during adipogenesis. J Biol Chem, 2002, 277(34): 30998-31004.

［63］Ross SE, Hemati N, Longo KA, et al. Inhibition of adipogenesis by Wnt signaling. Science, 2000, 289(5481): 950-953.

［64］Bennett CN, Longo KA, Wright WS, et al. Regulation of osteoblastogenesis and bone mass by Wnt10b. Proc Natl Acad Sci U S A, 2005, 102(9): 3324-3329.

［65］Styner M, Thompson WR, Galior K, et al. Bone marrow fat accumulation accelerated by high fat diet is suppressed by exercise. Bone, 2014, 64: 39-46.

［66］Hargrave KM, Li C, Meyer BJ, et al. Adipose depletion and apoptosis induced by trans-10, cis-12 conjugated linoleic acid in mice. Obes Res, 2002, 10(12): 1284-1290.

［67］Park Y, Albright KJ, Liu W, et al. Effect of conjugated linoleic acid on body composition in mice. Lipids, 1997, 32(8): 853-858.

［68］Rahman MM, Bhattacharya A, Fernandes G. Conjugated linoleic acid inhibits osteoclast differentiation of RAW264.7 cells by modulating RANKL signaling. J Lipid Res, 2006, 47(8): 1739-1748.

［69］Bonnet N, Somm E, Rosen CJ. Diet and gene interactions influence the skeletal response to polyunsaturated fatty acids. Bone, 2014, 68: 100-107.

［70］Reid IR. Relationships among body mass, its components, and bone. Bone, 2002, 31(5): 547-555.

［71］Bolland MJ, Grey AB, Ames RW, et al. Fat mass is an important predictor of parathyroid hormone levels in postmenopausal women. Bone, 2006, 38(3): 317-321.

［72］Hamrick MW, Della-Fera MA, Choi YH, et al. Leptin treatment induces loss of bone marrow adipocytes and increases bone formation in leptin-deficient ob/ob mice. J Bone Miner Res, 2005, 20(6): 994-1001.

［73］Thomas T, Gori F, Khosla S, et al. Leptin acts on human marrow stromal cells to enhance differentiation to osteoblasts and to inhibit differentiation to adipocytes. Endocrinology, 1999, 140(4): 1630-1638.

［74］Lenchik L, Register TC, Hsu FC, et al. Adiponectin as a novel determinant of bone mineral density and visceral fat. Bone, 2003, 33(4): 646-651.

［75］Berner HS, Lyngstadaas SP, Spahr A, et al. Adiponectin and its receptors are expressed in bone-forming cells. Bone, 2004, 35(4): 842-849.

［76］Jurimae J, Rembel K, Jurimae T, et al. Adiponectin is associated with bone mineral density in perimenopausal women. Horm Metab Res, 2005, 37(5): 297-302.

［77］Nielson CM, Srikanth P, Orwoll ES. Obesity and fracture in men and women: an epidemiologic perspective. J Bone Miner Res, 2012, 27(1): 1-10.

［78］Caffarelli C, Alessi C, Nuti R, et al. Divergent effects of obesity on fragility fractures. Clin Interv Aging,

2014, 9: 1629-1636.

[79] Lecka-Czernik B, Stechschulte LA, Czernik PJ, et al. High bone mass in adult mice with diet-induced obesity results from a combination of initial increase in bone mass followed by attenuation in bone formation; implications for high bone mass and decreased bone quality in obesity. Mol Cell Endocrinol, 2015, 410: 35-41.

[80] Cao JJ. Effects of obesity on bone metabolism. J Orthop Surg Res, 2011, 6: 30.

[81] Ferron M, Wei J, Yoshizawa T, et al. Insulin signaling in osteoblasts integrates bone remodeling and energy metabolism. Cell, 2010, 142(2): 296-308.

[82] Fulzele K, Riddle RC, DiGirolamo DJ, et al. Insulin receptor signaling in osteoblasts regulates postnatal bone acquisition and body composition. Cell, 2010, 142(2): 309-319.

[83] Wei J, Ferron M, Clarke CJ, et al. Bone-specific insulin resistance disrupts whole-body glucose homeostasis via decreased osteocalcin activation. J Clin Invest, 2014, 124(4): 1-13.

[84] Kaji H, Hisa I, Inoue Y, et al. Analysis of factors affecting increase in bone mineral density at lumbar spine by bisphosphonate treatment in postmenopausal osteoporosis. J Bone Miner Metab, 2009, 27(1): 76-82.

[85] Ahlborg HG, Johnell O, Turner CH, et al. Bone loss and bone size after menopause. N Engl J Med, 2003, 349(4): 327-334.

[86] Aloia JF, Vaswani A, Russo L, et al. The influence of menopause and hormonal replacement therapy on body cell mass and body fat mass. Am J Obstet Gynecol, 1995, 172(3): 896-900.

[87] Pacifici R, Brown C, Puscheck E, et al. Effect of surgical menopause and estrogen replacement on cytokine release from human blood mononuclear cells. Proc Natl Acad Sci U S A, 1991, 88(12): 5134-5138.

[88] Pfeilschifter J, Koditz R, Pfohl M, et al. Changes in proinflammatory cytokine activity after menopause. Endocr Rev, 2002, 23(1): 90-119.

[89] Manolagas SC, Jilka RL. Bone marrow, cytokines, and bone remodeling. Emerging insights into the pathophysiology of osteoporosis. N Engl J Med, 1995, 332(5): 305-311.

[90] Jilka RL, Weinstein RS, Bellido T, et al. Osteoblast programmed cell death (apoptosis): modulation by growth factors and cytokines. J Bone Miner Res, 1998, 13(5): 793-802.

[91] Weinstein RS, Jilka RL, Parfitt AM, et al. Inhibition of osteoblastogenesis and promotion of apoptosis of osteoblasts and osteocytes by glucocorticoids. Potential mechanisms of their deleterious effects on bone. J Clin Invest, 1998, 102(2): 274-282.

[92] Soroceanu MA, Miao D, Bai XY, et al. Rosiglitazone impacts negatively on bone by promoting osteoblast/osteocyte apoptosis. J Endocrinol, 2004, 183(1): 203-216.

[93] Aguirre JI, Plotkin LI, Stewart SA, et al. Osteocyte apoptosis is induced by weightlessness in mice and precedes osteoclast recruitment and bone loss. J Bone Miner Res, 2006, 21(4): 605-615.

[94] Kume S, Kato S, Yamagishi S, et al. Advanced glycation end-products attenuate human mesenchymal stem cells and prevent cognate differentiation into adipose tissue, cartilage, and bone. J Bone Miner Res, 2005, 20(9): 1647-1658.

[95] Jilka RL, Weinstein RS, Bellido T, et al. Increased bone formation by prevention of osteoblast apoptosis with parathyroid hormone. J Clin Invest, 1999, 104(4): 439-446.

[96] Plotkin LI, Weinstein RS, Parfitt AM, et al. Prevention of osteocyte and osteoblast apoptosis by bisphosphonates and calcitonin. J Clin Invest, 1999, 104(10): 1363-1374.

[97] Duque G, El Abdaimi K, Henderson JE, et al. Vitamin D inhibits Fas ligand-induced apoptosis in

human osteoblasts by regulating components of both the mitochondrial and Fas-related pathways. Bone, 2004, 35(1): 57-64.

［98］ Byun CH, Koh JM, Kim DK, et al. Alpha-lipoic acid inhibits TNF-alpha-induced apoptosis in human bone marrow stromal cells. J Bone Miner Res, 2005, 20(7): 1125-1135.

［99］ Ahuja SS, Zhao S, Bellido T, et al. CD40 ligand blocks apoptosis induced by tumor necrosis factor alpha, glucocorticoids, and etoposide in osteoblasts and the osteocyte-like cell line murine long bone osteocyte-Y4. Endocrinology, 2003, 144(5): 1761-1769.

［100］ Miura M, Chen XD, Allen MR, et al. A crucial role of caspase-3 in osteogenic differentiation of bone marrow stromal stem cells. J Clin Invest, 2004, 114(12): 1704-1713.

［101］ Pantschenko AG, Zhang W, Nahounou M, et al. Effect of osteoblast-targeted expression of bcl-2 in bone: differential response in male and female mice. J Bone Miner Res, 2005, 20(8): 1414-1429.

［102］ Plotkin LI, Manolagas SC, Bellido T. Dissociation of the pro-apoptotic effects of bisphosphonates on osteoclasts from their anti-apoptotic effects on osteoblasts/osteocytes with novel analogs. Bone, 2006, 39(3): 443-452.

［103］ Zhao H, Ross FP, Teitelbaum SL. Unoccupied alpha(v)beta3 integrin regulates osteoclast apoptosis by transmitting a positive death signal. Mol Endocrinol, 2005, 19(3): 771-780.

［104］ Prins JB, Niesler CU, Winterford CM, et al. Tumor necrosis factor-alpha induces apoptosis of human adipose cells. Diabetes, 1997, 46(12): 1939-1944.

［105］ Niesler CU, Siddle K, Prins JB. Human preadipocytes display a depot-specific susceptibility to apoptosis. Diabetes, 1998, 47(8): 1365-1368.

［106］ Kim HS, Hausman DB, Compton MM, et al. Induction of apoptosis by all-trans-retinoic acid and C2-ceramide treatment in rat stromal-vascular cultures. Biochem Biophys Res Commun, 2000, 270(1): 76-80.

［107］ Nelson-Dooley C, Della-Fera MA, Hamrick M, et al. Novel treatments for obesity and osteoporosis: targeting apoptotic pathways in adipocytes. Curr Med Chem, 2005, 12(19): 2215-2225.

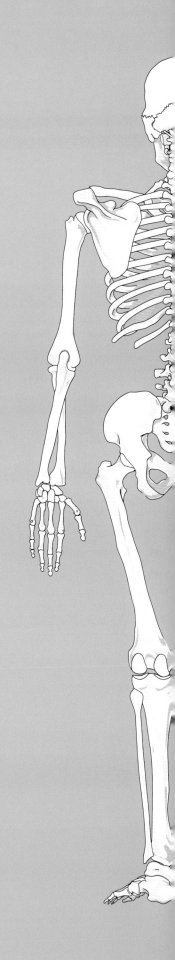

| 第 3 章 |

钙调节激素

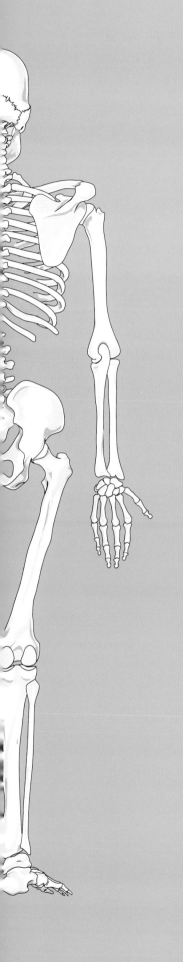

本章要点

- 骨质疏松症时，骨基质和骨矿盐（钙和磷等）均会不同程度地减少
- 血浆钙磷调节激素（包括 PTH、维生素 D、降钙素及 FGF23 等）参与骨代谢的调节及老年性骨质疏松症的发生

原发性骨质疏松症分为两型：Ⅰ型为绝经后骨质疏松症，见于50~65 岁女性，主要表现为椎体骨折和桡骨远端骨折（Colles 骨折）；Ⅱ型为老年性骨质疏松症，女性与男性患病人数之比为 2∶1，多见于 65 岁以上女性及 70 岁以上男性，以髋部股骨颈骨折最为常见，两者均与增龄相关[1]。骨质疏松症时骨基质和矿盐（钙和磷等）两者均减少。血浆钙磷调节激素参与了骨代谢的调节。在骨峰值前，骨形成大于骨吸收，骨量不断增加。但随着增龄，钙磷调节激素出现生理性变化，使骨代谢出现相应变化，骨吸收大于骨形成，骨量逐渐丢失致骨质疏松（osteoporosis，OP），最终导致骨折风险[2] 及骨折相关死亡率[3] 显著增高。因此，钙磷调节激素在骨质疏松症的发生和发展过程中的地位至关重要[4]。

甲状旁腺激素（parathyroid hormone，PTH）、降钙素（calcitonin，CT）和 1,25- 二羟维生素 D［1,25-(OH)$_2$D$_3$］是机体钙磷与骨代谢稳态的 3 个主要调节激素，在老年性骨质疏松症的发生过程中起重要作用。

第一节　矿盐离子

一、钙的代谢

钙（Ca）、磷（P）是构成人体骨骼的主要成分，其中 99% 的钙存在于骨骼和牙齿的骨矿盐结晶中，分布于软组织、血浆、细胞外液中的钙仅占 1%。血浆中的钙以与蛋白质相结合或离子形式存在，前者浓度为 2.2~2.7mmol/L，是后者的两倍。血浆中钙离子水平与机体许多重要生理功能关系密切，参与神经冲动传递、肌肉收缩、血液凝固、内分泌活动、细胞死亡、细胞分化、免疫反应和酶激活等过程[5]。肠、肾、骨、甲状旁腺可以共同维持血清钙离子浓度在一个狭窄的范围内[6]。钙的内稳态与肠钙吸收、肾钙重吸收和骨钙交换紧密相关[7]（图 3-1）。老年人易出现钙的缺乏，主要原因包括以下几个方面。①年轻时钙储备不足。②肠道功能减退，钙吸收减少。③ PTH 分泌增多，骨钙流失加速。④软组织中钙沉积增多。钙缺乏通过直接影响骨骼矿物质含量、激素分泌及有机质形成，使骨的形态结构发生异常改变，最终导致骨质疏松。当血清白蛋白浓度在正常范围时，血钙浓度低于 2.2mmol/L（正常值 2.2~2.7mmol/L）被称为低钙血症。酸中毒或低蛋白血症时仅有蛋白结合钙降低，此时血钙浓度低于正常，但离子钙浓度不低，不发生临床症状；反之，碱中毒或高蛋白血症时，游离钙浓度降低，但蛋白结合钙浓度增高，故血清钙仍可正常，也会发生低钙血症的临床症状。因此，低蛋白血症时需要计算校正的钙浓度，并依此诊断低钙血症。血钙校正公式：血清总钙修正值（mmol/L）= 血钙测定值（mmol/L）+［40 - 血清白蛋白测定值（g/L）］×0.02（mmol/L）。

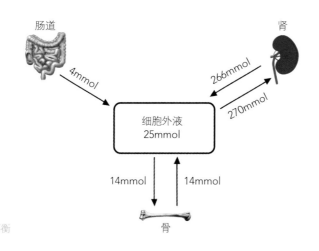

图 3-1 钙平衡

二、血磷

磷在细胞生理和骨质矿化方面亦发挥着重要作用，是核酸和羟基磷灰石的主要成分，是高能腺苷三磷酸（adenosine triphosphate，ATP）的主要成分，是细胞膜磷脂的必需成分，可以影响多种酶和蛋白质的功能。实际上磷是所有组织的主要成分之一，磷代谢紊乱几乎会影响所有器官系统的功能。体内的磷85%（600~700mg）以结晶形式存在于骨骼中，其余约15%（100~200mg）存在于体液和软组织中。正常成人空腹时血清磷浓度为0.84~1.45mmol/L（2.6~4.5mg/dl）。正常情况下，血中钙和磷维持一个恒定的溶解乘积常数。当这一常数为36~40时，钙和无机磷酸盐等矿物质沉积到骨基质，使类骨质矿化。此乘积常数 <20 反映骨质矿化缺陷，类骨质不能钙化，导致佝偻病或软骨病。而当其 >70 时，软组织易发生异位钙化或骨化。

摄入的磷 60%~80% 从尿排出，经肾小球滤过的磷 80%[8] 在近端肾小管被重吸收，8%~10% 在远端小管（非髓袢）被重吸收，剩余 10%~12% 从尿中排泄。当血磷降低时，肾小管对磷的重吸收能力增加，尿磷排量减少。正常的肾小管重吸收磷的比例（tubular reabsorption of phosphate，TRP）约为88%，更可靠的方法是测定肾磷阈（TmP/GFR）。后者建立在对正常人及存在影响磷排泄疾病的患者进行磷廓清试验的基础之上，利用列线图解法^[9]由 TRP 衍生出的结果。正常肾磷阈（图 3-2）约为 0.65mmol/L（2mg/dl），当血磷浓度≤0.65mmol/L（2mg/dl）时，尿磷浓度等于或接近零。

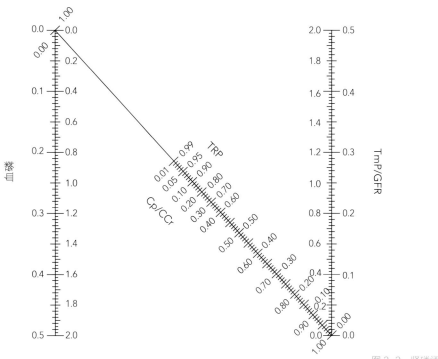

图 3-2 肾磷阈

三、血镁

镁是人体细胞中最丰富的二价阳离子，浓集于线粒体中，其量仅次于钾和磷。在细胞外液，镁的含量次于钠和钙而居第三位，起着重要的生理作用。成人体内约 67% 的镁位于骨骼，由此可知镁对于骨骼的重要性。镁促进骨骼生长，并且在骨骼生长过程中逐渐累积于骨中，以维持骨的功能。在高镁血症时，镁离子抑制甲状旁腺分泌 PTH，并且直接抑制肾小管对钙的重吸收，其结果是低钙血症，影响骨骼的生理功能。严重持久的高镁血症抑制 PTH 的分泌，也抑制 PTH 作用于骨和肾。人体中不足 1% 的镁存在于细胞外液，正常血清镁浓度为 0.7~1.0mmol/L。细胞内的镁 95% 以上与其他分子结合，主要是 ATP，浓度为 5mmol/L。细胞内镁是许多细胞功能所需要的，是酶反应基本的协同因子之一，亦参与稳定许多大分子及复合物的结构，包括 DNA、RNA 及核糖体。因此，镁除了影响骨的代谢和功能外，对能量代谢及正常细胞内环境的维持也起着关键的作用。镁的代谢主要依靠肠与肾维持平衡，骨骼与软组织对血镁水平起储备与缓冲的作用。激素对于镁的代谢有影响，但其调节作用不起关键的效应。

第二节　钙磷调节激素

一、PTH

PTH 是甲状旁腺主细胞合成和分泌的由 84 个氨基酸残基组成的多肽激素，即 PTH1-84，亦称完整（intact）PTH。PTH 的主要作用是升高血钙水平和降低血磷水平，是调节血钙与血磷水平最重要的激素。血中有生物活性的部分主要是氨基端 PTH 片断（N-PTH[1-34]），其量甚少，分子量为 3500。

PTH 的主要靶器官是骨、肾和肠道，通过对靶器官的调节，将血钙浓度维持在一个相对狭窄的稳定范围内（图 3-3）[6-7]。PTH 对骨的作用非常复杂，早在 20 世纪 40 年代就已经被发现，PTH 对骨既有同化作用又有异化作用，这种相反的双相作用的悖论已存在了半个多世纪。通过对 PTH 受体系统的探索，这个问题才得以初步阐明。目前的观点认为，在调节骨代谢和骨重建的作用上，PTH 在高浓度时，与其 2 型受体结合，并通过 Gq-PLC 系统促进骨吸收，产生溶骨效应；而低浓度时，PTH 与其 1 型受体结合，并通过 Gs-cAMP 系统促进骨形成，产生成骨效应。如果是外源性给予 PTH，高剂量和持续给药会引起骨异化效应，即破骨作用[10]；而低剂量和间歇给药，则表现为骨同化效应，即成骨作用[11]。PTH 通过对肾的作用调节钙磷。首先，PTH 可促进远端肾小管对钙的重吸收，使尿钙减少，血钙

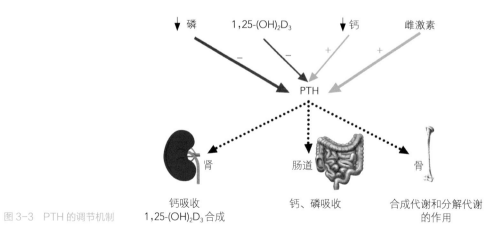

图 3-3　PTH 的调节机制

升高；同时，通过抑制近端和远端肾小管对磷的重吸收，促进磷的排出，下调血磷水平，此作用以近端肾小管为著[8-9]。肠道方面，PTH 主要通过作用于肾而促进活性 $1,25-(OH)_2D_3$ 的合成，从而增强肠道对钙和磷的吸收。PTH的分泌主要受血钙浓度变化的调节，甲状旁腺主细胞对低血钙极为敏感，血钙浓度轻微下降，在 1 分钟内即可引起 PTH 分泌增加，促使骨钙释放和肾小管对钙的吸收，使血钙浓度迅速回升，这是一个精细的负反馈调节方式。

绝经后女性的甲状旁腺功能在绝经早期和后期有所不同。绝经早期由于雌激素的缺乏，骨吸收增加，出现骨量的迅速丢失，血钙值上升，故甲状旁腺功能受到轻度抑制，血 PTH 水平降低。但在绝经后期，PTH 水平则会逐渐升高，从而进一步增加骨转换[12]。老年男性的甲状旁腺功能则多为亢进[13-14]。增龄是老年男性骨质疏松症的重要影响因素，增龄致肾功能减退，$1,25-(OH)_2D_3$ 生成减少，血磷浓度升高引起继发性 PTH 升高，骨钙降低。同时，增龄可致胃肠道功能减弱，肠钙吸收减少，血钙浓度下降，进一步刺激甲状旁腺分泌 PTH[15]。肾小管最大磷重吸收 / 肾小球滤过率（TmP/GFR）即肾磷阈随年龄增加而降低，亦说明 PTH 的活性有所增加。血 PTH 水平增高，骨转换增加，骨再造不平衡，发生骨量丢失，以皮质骨丢失为著[16]。

二、维生素 D

维生素 D 是一种脂溶性维生素，日常饮食仅能获取很少量，主要由皮肤的 7- 脱氢胆固醇合成。接受阳光照射后，7- 脱氢胆固醇通过紫外线（波长 290~315nm）生成前维生素 D_3，依靠皮肤温度转化为维生素 D_3，由淋巴等转运吸收入血，再经肝内线粒体的 25- 羟化酶作用，生成 $25-(OH)D_3$，其生物活性为维生素 D_3 的 2~5 倍，是人体血中含量最高的维生素 D 代谢产物，故其水平可作为衡量机体维生素 D 营养状态的指标。$25-(OH)D_3$ 与血液中一种特异的 α 球蛋白——维生素 D 结合蛋白相结合后被转运至肾，在肾近端小管上皮细胞的线粒体内，经 1α- 羟化酶的作用而生成活性最强的 $1,25-(OH)_2D_3$（图 3-4）[7]。它对促进肠钙吸收的作用较 $25-(OH)D_3$ 强 100~200 倍，对骨吸收的作用较 $25-(OH)D_3$ 强 50~100 倍[17]。维生素 D 最重要的作用是调节钙磷代谢，促进小肠钙磷的吸收、肾小管钙磷的重吸收及钙在骨骼的沉积[18]。它对骨有双相作用，促进骨基质形成和骨的矿化。高浓度超生理量的 $1,25-(OH)_2D_3$ 通过增强破骨细胞的活性而增强骨吸收。缺乏维生素 D 可能引起生长发育迟缓、佝偻病、骨软化症和骨折高风险等[19-20]。维生素 D 对钙吸收的调节是一种反馈作用：当血钙浓度过低时，肾分泌的 1α- 羟化酶

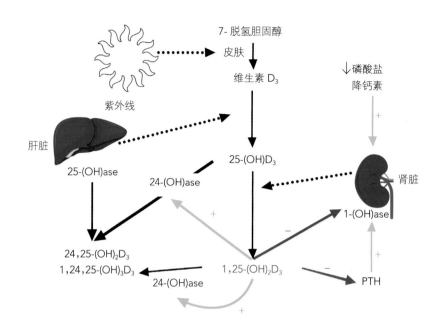

图 3-4　维生素 D 的代谢

使 25-(OH)D$_3$ 转化为 1,25-(OH)$_2$D$_3$ 的量增加，促进肠钙吸收入血；当血钙浓度达到平衡后，1,25-(OH)$_2$D$_3$ 的生成量随即减少；如果维生素 D 不足或缺乏，则反馈系统中断，也会导致钙缺乏症的发生[17]。血清中钙离子浓度过低时，还可以使甲状旁腺激素分泌增加，肾 1α- 羟化酶产生增多，1,25-(OH)$_2$D$_3$合成增加，后者可使钙离子吸收增加；同时肾近曲小管和集合管 L 型钙离子通道开放，促进钙离子重吸收。血钙浓度过高时，1,25-(OH)$_2$D$_3$ 会与 1α-羟化酶基因作用，抑制 1α- 羟化酶基因转录，最终使 25-(OH)D$_3$ 转化为1,25-(OH)$_2$D$_3$ 的量减少[21]，从而降低钙离子吸收，维持血钙平衡。事实上，近年来对维生素 D 与骨折风险的相关性研究发现，维生素 D 的作用靶点并不仅限于骨骼[22]。2004 年，Bischoff-Ferrari 等研究发现，肌肉细胞中存在维生素 D 受体的表达，而这种表达随着年龄增长而有所下降[23]。同期，计时行走测试和反复起坐试验也提示血清 1,25-(OH)$_2$D$_3$ 的高浓度与良好的下肢功能密切相关[22]，而维生素 D 的补充可以明显改善钙摄入不足患者摔倒的发生率[24-25]。上述研究提示维生素 D 同时通过对骨骼和肌肉的调节减少摔倒的发生，降低骨折风险。

老年时维生素 D 的代谢会发生相应改变，即血 25-(OH)D$_3$ 水平降低约50% 或更多，主要是由于光照减少导致皮肤合成维生素 D 减少，维生素 D的吸收降低，此外与饮食中维生素 D 的摄入量减少[26-27]，肝 25- 羟化酶作用、1α- 羟化酶和维生素 D 结合蛋白等的降低有关。Maclaughlin 等[28]通过皮肤活组织检查发现，与年轻人（8~18 岁）相比，老年人（77~82 岁）

不仅 7- 脱氢胆固醇的量减少，经光照后转化为前维生素 D 的量也减少，说明老年人不仅接受的光照少，而且维生素 D 的生成也有问题。

三、降钙素

降钙素（CT）是由甲状腺 C 细胞分泌的 32 个氨基酸组成的多肽激素，分子量为 3419，1961 年由 Copp 首先发现。降钙素的作用主要是降低血钙和血磷，当血钙浓度增高时，降钙素分泌增多[7,29]。骨和肾都是 CT 的靶组织，CT 可直接作用于破骨细胞上的受体，抑制破骨细胞的活性和数量、抑制骨吸收，使骨组织钙、磷释放减少，增加钙、磷沉积，使血钙和血磷下降。在老年性骨质疏松症患者中，这种作用体现得尤其明显。同时 CT 可作用于肾，抑制肾小管对钙、磷的重吸收，增加尿中的排泄量[4]。CT 的分泌受血钙浓度的直接调控，血钙浓度增加时分泌增多，反之，分泌减少。CT 与 PTH 对血钙的作用恰好相反，两者共同作用调节血钙浓度，使之相对稳定。但关于年龄对 CT 分泌的影响，CT 水平与骨密度及老年性骨质疏松症或绝经后骨质疏松症的相关关系，目前仍缺乏有说服力的研究结果[30-31]。

四、成纤维细胞生长因子 23

成纤维细胞生长因子 23（fibroblast growth factor 23，FGF23）是在研究肿瘤诱发的骨软化（tumor induced osteomalacia，TIO）患者过程中发现的重要的磷代谢调节因子，是一种在正常磷稳态中起关键作用的新的激素。FGF23 过表达或给动物应用 FGF23 可导致低磷血症及 25OHD 的 1α 羟化功能受损，与 TIO 患者中的表现一致。FGF23 可以抑制小肠和肾刷状缘膜囊泡上钠离子依赖的磷转运，同时可以通过降低肾 25OHD-1α- 羟化酶 mRNA 水平及增加 24- 羟化酶表达［$1,25\text{-}(OH)_2D_3$ 失活的关键酶］，降低循环中 $1,25\text{-}(OH)_2D_3$ 的水平。介导 FGF23 上述作用的受体目前尚不明确。饮食磷、血清磷、血清钙及 $1,25\text{-}(OH)_2D_3$ 均可升高血液循环中 FGF23 的水平，而 FGF23 随后作用于肾近端小管，抑制 $1,25\text{-}(OH)_2D_3$ 合成，减少磷的重吸收。因此，FGF23 成为正常磷和 $1,25\text{-}(OH)_2D_3$ 稳态的基本调节因子。目前关于 FGF23 与增龄的相关性未见报道。

五、钙磷稳态

细胞内钙、磷及镁的胞质浓度有着显著的差异，其细胞内的生理作用广泛，多数互不相关。相反，这些矿盐离子在细胞外液中的浓度非常接近（1~2mmol/L），并且与细胞之间及相互之间有重要的相互作用，这对于骨骼的矿化、神经肌肉的功能及正常矿盐离子的稳态很重要。尤其是细胞外的钙和磷十分接近其共同溶解度的上限，以至于需要严格调节其浓度以避免钙磷结晶在组织中的广泛沉淀。

矿盐离子的血清浓度及总体平衡通过有力的、相互作用的稳态机制保持在很窄的范围内。PTH、$1,25\text{-}(OH)_2D_3$、降钙素及FGF23调节钙盐离子水平，矿盐离子水平反过来也调节PTH、$1,25\text{-}(OH)_2D_3$、降钙素及FGF23的分泌，几种激素相互调节彼此的合成。钙感受器通过监测血中游离钙的浓度调控甲状旁腺PTH的分泌，并在肾中不依赖于PTH或$1,25\text{-}(OH)_2D_3$的作用来调整肾小管对钙的重吸收。此外，为保持正常稳态而感受磷水平变化的机制还不清楚。

第三节　总结

青春期是骨量快速增长时期，30岁左右骨量达到峰值，之后随着年龄增长，骨量明显下降，女性骨量丢失速度明显大于男性。绝经后骨质疏松症的发生可能是由于雌激素缺乏致骨吸收增加，血钙浓度趋于增高，PTH分泌受抑制，PTH水平降低，血磷浓度随之增高，血$1,25\text{-}(OH)_2D_3$水平降低，钙吸收也降低。老年人因光照较少，常有维生素D的缺乏[15]，同时合并1α-羟化酶活性降低，导致血$1,25\text{-}(OH)_2D_3$生成减少、浓度下降，肠钙吸收受影响，血液中游离钙浓度降低，促进PTH分泌增多，PTH促使血磷降低和骨吸收增加[16]。同时，由于成骨细胞活性降低而致骨再造不平衡，最终导致骨量丢失，发生骨质疏松。关于老年患者维生素D补充的最佳推荐日剂量及最大推荐日剂量，大部分资料表明，目前应用的推荐剂量均过低，建议所有老年人均应摄入更多的维生素D以提高25OHD水平至32~40ng/ml[32,34]，但具体的推荐剂量暂未统一。总之，钙调节相关激素随着增龄与器官功能的变化而发生改变，并导致相应的靶细胞功能的变化，与原发性骨质疏松症（Ⅰ型和Ⅱ型）有密切的关系。

（邓　微　兰　玲）

参考文献

［1］Riggs BL, Melton LJ 3rd. Evidence for two distinct syndromes of involutional osteoporosis. Am J Med, 1983, 75(6): 899-901.

［2］Ensrud KE. Epidemiology of fracture risk with advancing age.J Gerontol A Biol Sci Med Sci, 2013, 68(10): 1236-1242.

［3］Sattui SE, Saag KG. Fracture mortality: associations with epidemiology and osteoporosis treatment. Nat Rev Endocrinol, 2014, 10(10): 592-602.

［4］孟迅吾 . 钙调节激素的改变与原发性骨质疏松症 . 临床内科杂志 , 1991, 8(2): 8-10.

［5］Moil M, Tanifuji S, Mochida S. Kinetic organization of Ca^{2+} signals that regulate synaptic release effcacy in sympathetic neurons. Mol Pharmacol, 2014, 86(3): 297-305.

［6］Alexander RT, Rievaj J, Dimke H. Paracellular calcium transport across renal and intestinal epithelia. Biochem Cell Biol, 2014, 92(6): 467-480.

［7］Indra Ramasamy. Recent advances in physiological calcium homeostasis. Clin Chem Lab Med, 2006, 44(3): 237-273.

［8］Civitelli R, Ziambaras K. Calcium and phosphate homeostasis: concerted interplay of new regulators. J Endocrinol Invest, 2011, 34(7 Suppl): 3-7.

［9］Kronenberg HM, Melmed S, Polonsky KS, et al. Williams Textbook of Endocrinology. 11th ed. New York: Saunders Elsevier, 2011: 1178.

［10］Iida-Klein A. Short-term continuous infusion of human parathyroid hormone 1-34 fragment is catabolic with decreased trabecular connectivity density accompanied by hypercalcemia in C57BL/J6 mice. J Endocrinol, 2005, 186(3): 549-557.

［11］Hodsman AB, Bauer DC, Dempster DW, et al. Parathyroid hormone and teriparatide for the treatment of osteoporosis: a review of the evidence and suggested guidelines for its use. Endocr Rev, 2005, 26(5): 688-703.

［12］Ledger G, Burritt M, Kao P, et al. Role of parathyroid hormone in mediating nocturnal and age-related increases in bone resorption. J Clin Endocrinol Metab, 1995, 80(11): 3304-3310.

［13］Khosla S, Amin S, Orwoll E. Osteoporosis in men. Endocr Rev, 2008, 29(4): 441-464.

［14］Khosla S. Update in male osteoporosis. J Clin Endocrinol Metab, 2010, 95(1): 3-10.

［15］Lips P. Vitamin D status and nutrition in Europe and Asia. J Steroid Biochem Mol Biol, 2007, 103(3-5): 620-625.

［16］Lips P. Vitamin D deficiency and secondary hyperparathyroidism in the elderly: consequences for bone loss and fractures and therapeutic implications. Endocr Rev, 2001, 22(4): 477-501.

［17］Haussler MR, Whitfield GK, Kaneko I, et al. Molecular mechanisms of vitamin D action. Calcif Tissue Int, 2013, 92(2): 77-98.

［18］Reid IR, Bolland MJ, Grey A. Effects of vitamin D supplements on bone mineral density: a systematic review and meta-analysis. The Lancet, 2014, 383(9912): 146-155.

［19］Lips P. Vitamin D physiology. Prog Biophys Mol Biol, 2006, 92(1): 4-8.

［20］Duque G, Troen B. Understanding the mechanisms of senile osteoporosis: new facts for a major geriatric syndrome. J Am Geriatr, 2008, 56(7): 935-941.

［21］Takeyama K, Kato S. The vitamin D_3 1 alpha-hydroxylase gene and its regulation by active vitamin D_3. Biosci Biotechnol Biochem, 2011, 75(2): 208-213.

［22］Bischoff-Ferrari HA, Dietrich T, Orav EJ, et al. Higher 25-hydroxyvitamin D concentrations are associated with better lower extremity function in both active and inactive persons aged > or =60 y. Am J Clin Nutr, 2004, 80(3): 752-758.

[23] Bischoff-Ferrari HA, Borchers M, Gudat F, et al. Vitamin D receptor expression in human muscle tissue decreases with age. J Bone Miner Res, 2004, 19(2): 265-269.

[24] Bischoff-Ferrari HA, Dawson-Hughes B, Willett WC, et al. Effect of vitamin D on falls: a meta-analysis. JAMA, 2004, 291(16): 1999-2006.

[25] Larsen ER, Mosekilde L, Foldspang A. Vitamin D and calcium supplementation prevents severe falls in elderly community-dwelling women: a pragmatic population-based 3-year intervention study. Aging Clin Exp Res, 2005, 17(2): 125-132.

[26] Grieger A, Nowson CA. Nutrient intake and plate waste from an Australian residential care facility. Eur J Clin Nutr, 2006, 61(5): 655-663.

[27] Dumartheray EW. Energy and nutrient intake of Swiss women aged 75-87 years. J Hum Nutr Diet, 2006, 19(6): 431-435.

[28] MacLaughlin J, Holick MF. Aging decreases the capacity of human skin to produce vitamin D_3. J Clin Invest, 1985, 76(4): 1536-1538.

[29] Findlay DM, Sexton PM. Calcitonin. Growth Factors, 2004, 22(4): 217-224.

[30] Stevenson JC. Regulation of calcitonin and parathyroid hormone secretion by oestrogens. Maturitas, 1982, 4(1): 1-7.

[31] Deftos LJ, Weisman MH, Williams GW, et al. Influence of age and sex on plasma calcitonin in human beings. N Engl J Med, 1980, 302(24): 1351-1353.

[32] Holick MF. The vitamin D epidemic and its health consequences. J Nutr, 2005, 135(11): 2739S-2748S.

[33] Grant WB, Gorham ED. Commentary: time for public health action on vitamin D for cancer risk reduction. Int J Epidemiol, 2006, 35(2): 224-225.

[34] Grant WB, Holick MF. Benefits and requirements of vitamin D for optimal health: a review. Altern Med Rev, 2005, 10(2): 94-111.

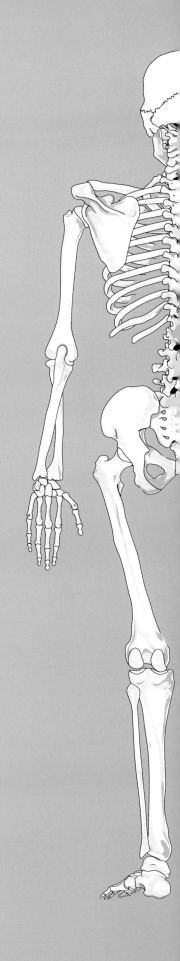

第 4 章

肌肉与骨骼

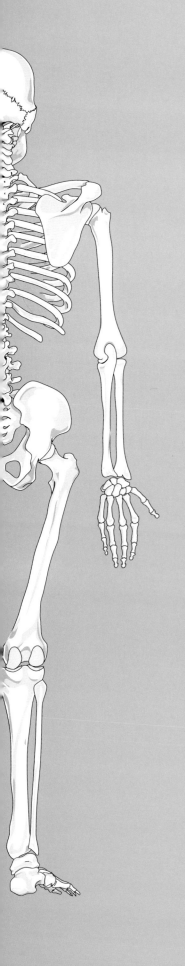

本章要点

- 骨骼-肌肉发育与遗传学
- 骨细胞和肌细胞的内分泌作用
- 骨骼肌肉疾病：骨质疏松症与肌肉减少症
- 软骨、韧带和肌腱在骨骼肌中的作用

肌肉骨骼系统非常复杂。过去，骨骼和肌肉之间的关联主要被视为机械偶联，即骨骼肌主动施加负荷，而骨骼则接受负荷并作为附着部位。这种生理协作有利于机体的局部运动、自我防御及外在形态的维持。近年来，我们已经开始认识到肌肉和骨骼之间的关系远远超出了这种简单的机械偶联：这两种组织还通过重要的对话通路作用，在较高的水平上进行着"信息偶联"，从而发挥重要作用。

第一节　骨骼 – 肌肉发育与遗传学

骨骼和肌肉组织均起源于近轴中胚层的体细胞，在胚胎内也是同期发育，因此骨骼与肌肉组织之间紧密的偶联关系是不容置疑的[1]。二者的耦合关系在胚胎时及整个成年期和老年期都会持续存在，骨骼的形状和质量会因负重和肌肉收缩发生改变[2]，当然机械偶联也意味着肌肉萎缩会导致骨量丢失。

但驱动骨骼和肌肉性质的潜在因素本质上是遗传因素。据遗传学研究估计，骨骼表型和肌肉性状的 40%~80% 与遗传学有关[3]。鉴于这两种组织的发育是紧密关联的，很可能在某些程度上二者存在共同遗传成分。对这些共同遗传因素的研究对于探索肌肉和骨骼之间的相互作用是必不可少的。

全基因组关联分析（genome-wide association study，GWAS）是通过对大规模的群体 DNA 样本进行全基因组高密度遗传标记，如单核苷酸多态性（single nucleotide polymorphism，SNP）或拷贝数变异（copy number variation，CNV）等的分型，从而寻找与复杂疾病相关的遗传因素的研究方法。它可以更加全面地鉴定与疾病相关的遗传因素，从而为后续研究做好铺垫。由于生物信息学和统计学新模型的发展，双变量 GWAS 已被用于骨骼与肌肉表型相关的多效候选基因 /SNP 区域的鉴定[4-5]。在过去的十年中，利用 GWAS 技术已经筛选出了多个与人类骨骼表型和肌肉性状变化相关的候选基因区域。骨骼表型 GWAS[6-9] 和骨骼肌表型 GWAS[10-13] 之间存在着强大的遗传学关联，且机械应力与遗传信号之间可能存在相互作用。例如，宫内收缩更强的胎儿是否会产生有利于更强壮的骨骼及肌肉发育和形成的基因信号，从而发育出更健康的骨骼和肌肉系统？或者说，有没有特定的遗传信号可导致高质量和高强度的骨骼和肌肉系统？或者是这两种方式的某种组合？

最新的对骨与肌肉的双变量 GWAS 研究揭示了多个潜在多效候选基因，如 GLYAT、HTR1E、COL4A2、AKAP6、SLC2A11、RYR3 和 MEF2C、METTL21C、PRKCH 和 SCNN1B、HK2、UMOD，以及 2 个微小 RNA——miR-873 和 miR-876。我们简要介绍 3 个研究较多的基因。

1. 甘氨酸 -N- 乙酰转移酶基因

甘氨酸-N-乙酰转移酶（glycine-N-acyltransferase，GLYAT）基因可在线粒体中使甘氨酸和乙酰辅酶 A 结合，调节糖代谢和能量代谢，并可以解毒[14-15]。GLYAT 基因在一系列肌肉疾病中存在差异表达，其中包括埃默里-德赖富斯肌营养不良症（Emery-Dreifuss muscular dystrophy）、贝克尔型肌营养不良症（Becker muscular dystrophy）与幼年型皮肌炎（juvenile dermatomyositis）[16]。双变量 GWAS 研究发现，与肌肉-骨骼相关的 SNP rs2507838 位于 GLYAT 基因的内含子，rs7116722 和 rs11826261 位于基因间隔区域，距离 GLYAT 基因很近[17]。

2. MEF2C 基因编码转录因子——肌细胞增强因子 2C

MEF2C 最初被认为参与心脏和骨骼肌发育，也被用作体细胞中肌原细胞的标记[18]。但 MEF2C 基因缺失骨细胞特异性小鼠模型的建立，发现这些小鼠通过一系列复杂的分子机制最终表现出骨密度的增加。这些机制包括减少硬化蛋白（sclerostin，SOST）表达和增加骨保护素（OPG）表达，导致 NF-κB 配体（RANKL）/OPG 比例减小，破骨细胞形成减少[19]。因此，MEF2C 不仅在心肌和骨骼肌发育中发挥重要作用，其在成年骨量调节中也发挥非常重要的作用。该研究支持骨骼和肌肉拥有共有的遗传决定因素的概念，甚至更进一步，因为心肌也受 MEF2C 的调节。

3. METTL21C

METTL21C 在肌肉中高度表达，通过 siRNA 转染静默鼠骨骼肌细胞系 C2C12 细胞 METTL21C 基因的活性后，与阴性对照相比，被转染的 C2C12 细胞系的肌生成显著降低，肌管细胞面积减少，肌质网钙释放也显著降低[20]。敲除骨细胞系 MLO-Y4 细胞中 METTL21C 的部分，导致地塞米松引起的骨细胞死亡增加[21]。这些研究进一步支持骨骼和肌肉共享遗传决定因素的概念，并通过调节特异因子调节表型和功能效应。

第二节　骨细胞和肌肉细胞的内分泌作用

在开放性骨折中，肌肉的损伤面积通常较大。如果发生肌肉萎缩，骨折愈合也会明显受到影响[22-24]。对动物模型的股四头肌注射肉毒杆菌致其瘫痪，如果此时股骨发生骨折，则骨折愈合率较低[25]。在胫骨开放性骨折的小鼠中，当骨折区域被肌瓣覆盖时，骨修复明显改善[26]。这些研究强烈支持在没有机械力作用的状况下，肌肉也可直接分泌许多因子刺激骨骼生长和修复。Little 和其同事提出肌肉的作用似乎可以比喻为第二层骨膜[27-28]。脉冲电磁刺激（pulsed electromagnetic stimulation，PEMS）可直接作用于骨细胞促进骨折愈合，但有证据表明 PEMS 也可以通过促进 C2C12 成肌细胞的肌生成，通过肌肉因子的作用从而间接改善骨折愈合[29-30]。Hamrick 的研究发现，外源性肌生成抑制因子的治疗可加速骨和肌肉的愈合，该研究支持循环中的细胞因子可在骨折愈合进程中发挥作用[31]。这些发现具有较大的临床意义，提示骨细胞和肌肉细胞的内分泌作用不仅存在，还可能远大于肌肉-骨骼的机械偶联[32]。

作为机体最大的器官系统，骨骼和肌肉都能产生和分泌大量的生物活性因子，它们能够彼此影响，而且能作用于机体多个器官和整体的新陈代谢。当肌肉-骨骼组织功能失调时，机体的老化、器官功能都会受到影响；骨源性细胞因子减少常伴随肌肉因子的减少，进而继发脂肪代谢及雄激素水平的变化，即多器官功能老化效应。

一、骨作为内分泌器官的作用

1992 年，意大利摩德纳大学的 Marotti 发表了对骨细胞代谢活动的研究和工作假设。通过透射电子显微镜，Marotti 证明了老化骨骼微观结构的变化，以及骨细胞可以调节成骨细胞的活动[33]，因而认为骨细胞具有内分泌功能。30 年前，马歇尔·乌蒂斯博士通过将脱钙后冻干的骨样品植入宿主组织来证明骨的成骨性质[34]。他的实验表明，骨细胞样本中存在可导致新生血管形成和骨沉积到宿主组织中的因素。

目前认为骨骼能合成和分泌多种骨调节蛋白、生长因子、脂肪因子、炎症因子和心血管活性肽等多种生物活性物质，以旁分泌和（或）自分泌方式调节骨骼系统的功能，并能通过血液循环远距分泌的方式，调节机体的能量代谢、炎症反应和内分泌稳态等。

1. 骨骼分泌的骨调节蛋白

（1）骨钙素（osteocalcin，OC）。骨钙素又称骨 γ 谷氨酸蛋白，其中的谷氨酸残基被维生素 K 依赖的 γ 羧基化修饰，是骨细胞特异的非胶原蛋白。血清骨钙素是反映成骨细胞活性的指标。Pittas 等发现，糖尿病患者的血糖水平和机体脂肪质量显著高于非糖尿病受试者，而血浆骨钙素水平显著低于非糖尿病受试者。Fernandez-Real[35] 等在非糖尿病受试者研究中发现，血浆骨钙素水平与胰岛素敏感性成正相关，与禁食时血浆三酰甘油水平成负相关。Ferron[36] 等报道，小鼠成骨细胞分泌的骨钙素可作用于胰岛 B 细胞，促进胰岛素的分泌，增加外周组织对胰岛素的敏感性，增加葡萄糖的利用，减少内脏脂肪的堆积。图 4-1 所示为骨钙素的内分泌作用。上述研究均提示成骨细胞分泌的骨钙素参与机体血糖的调节，在糖尿病和代谢综合征的发生和发展中具有重要作用 [37]。

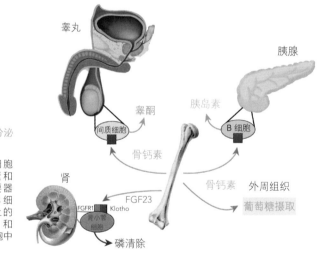

图 4-1　骨钙素的内分泌作用

图示为受 2 种成骨细胞衍生的激素（骨钙素和 FGF23）影响的主要器官。Gprc6a 是胰腺 B 细胞和睾丸间质细胞上的骨钙素受体。FGFR1 和 Klotho 介导肾小管细胞中 FGF23 信号的转导

除参与糖代谢的调节，骨钙素还参与调节神经系统的功能。骨钙素缺乏的小鼠，不论雌雄，都明显比野生型小鼠更温顺。骨钙素缺失的雄性小鼠较温顺是由于骨钙素导致性激素合成减少，骨钙素缺失的雌性小鼠较温顺则是由于单氨酸神经递质的合成减少和 γ- 氨基丁酸（GABA）的增加。这些小鼠还表现出焦虑增加、空间学习及记忆力的严重缺陷，而通过向脑室内注射骨钙素可以纠正上述表现。尽管这些发现出人意料，但另一项观察结果更令人吃惊（图 4-2）。组织学分析表明，骨钙素基因敲除小鼠的海马发育不全。

当母体缺乏骨钙素时，新生小鼠表现出更严重的认知缺陷；若每天给妊娠的骨钙素缺乏的母代小鼠提供骨钙素，可使后代海马发育正常化。在胚胎表达骨钙素之前，母体骨钙素可通过胎盘影响胚胎发育，提示骨钙素可能对后代的健康有着比预期更广泛的影响[37]。

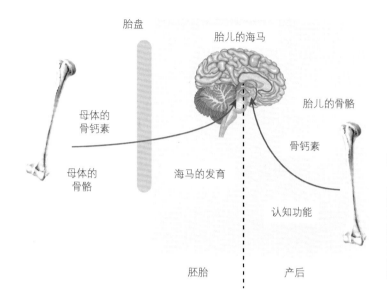

图 4-2　骨钙素在脑组织中的作用

图示为孕妇分泌的骨钙素可通过胎盘到达胎儿发育中的脑组织并促进海马的发育。成年动物分泌的骨钙素可通过血脑屏障调节多种神经递质的合成，可预防焦虑，协助空间学习和记忆，但脑组织中骨钙素的受体尚未确定

除此之外，骨钙素还参与男性睾酮的分泌。最近 Oury 等[38]发现，骨钙素可通过胰腺 – 骨 – 睾丸轴而参与调节雄激素的分泌。睾酮的合成由成骨细胞中的胰岛素信号进行正调控，并可独立于黄体生成素（LH）。骨钙素还参与全身的能量代谢。Wei 等[39]对成骨细胞过表达的小鼠进行高脂饲养，并未发生预期的胰岛素抵抗，提示骨骼无论是否产生胰岛素抵抗，均会对全身葡萄糖代谢产生影响。

（2）骨保护素（osteoprotegerin，OPG）。OPG 是从破骨细胞和成纤维细胞中发现的分泌型糖蛋白，属于肿瘤坏死因子受体超家族，作为核因子 kappa B（NF-κB）配体受体，抑制破骨细胞的激活，从而抑制破骨细胞的形成、分化和骨的再吸收。OPG 还表达于心血管系统及多种肿瘤细胞等，发挥广泛的生物学效应。Gannage-Yared 等[40]在一项肥胖和正常年轻人群的横断面研究中发现，OPG 与 C 反应蛋白和反映胰岛素敏感性的稳态模型评估指数成显著正相关，但与体重指数、腰围、血压、胆固醇、三酰甘油、高密度脂蛋白胆固醇无明显相关性，提示 OPG 在机体糖稳态维持中也发挥着重要作用。

（3）骨形成蛋白（bone morphogenetic proteins，BMPs）。BMPs是一组具有促进骨发育和器官形成的蛋白质，属于转化生长因子超家族。BMPs参与胚胎期骨骼的构建、软骨和骨的形成，以及出生后新骨的形成和骨骼愈合，BMPs能诱导异位软骨和骨的形成。Chen等发现，BMP-9既可通过减少干细胞中磷酸烯醇丙酮酸羧基激酶的表达，亦可通过抑制肝中葡萄糖的生成并促进脂肪代谢来调节血糖浓度。BMP-9可成为糖尿病治疗的一个新的作用靶点。最近的研究结果表明，BMPs在白色脂肪细胞的"棕色化"中起作用，白色脂肪细胞过表达BMP-4可使白色脂肪组织的体积和数量减少，并使棕色脂肪细胞特性的白色脂肪细胞类型增加，表明BMP-4通过影响白色脂肪细胞的发育来调节胰岛素的敏感性[41]。

（4）骨睾丸蛋白酪氨酸磷酸酶（osteotesticular protein tyrosine phosphatase，OT-PTP）。OT-PTP是由成骨细胞和睾丸上的Esp基因编码的一种蛋白酪氨酸磷酸酶，主要参与成骨细胞和男性生殖细胞的分化。Lee等[42]研究发现，Esp基因敲除（Esp$^{-/-}$）小鼠的胰岛B细胞增殖，血浆胰岛素水平增高，血糖水平下降，肌肉和肝的糖摄取明显增加，脂肪细胞分泌的脂联素增加，而血浆三酰甘油浓度和内脏脂肪含量显著降低。用转基因技术在小鼠成骨细胞上特异性过表达Esp基因后，上述基因敲除小鼠所出现的现象均完全被逆转，提示成骨细胞特异性基因Esp通过调节胰岛素的分泌而参与糖代谢稳态的调节。

（5）其他。骨桥蛋白（osteopontin，OPN）、骨唾液酸蛋白（bone sialoprotein，BSP）、骨泌素（osteocrin）等均在糖、脂代谢方面发挥着一定的调节作用。

2. 骨骼分泌的生长因子

（1）成纤维细胞生长因子23（fibroblast growth factor 23，FGF23）。FGF23是FGF超家族成员之一，由Yamashita等从常染色体显性低磷血症性佝偻病患者基因中克隆获得。骨细胞和成骨细胞均可分泌FGF23，FGF23和α-Klotho结合后作用于FGF23受体发挥作用。Liu等[43]发现，骨细胞分泌的FGF23作用于肾，抑制维生素D的羟化作用并促进无机磷的分泌，该作用不依赖维生素D和甲状旁腺激素的水平。FGF23基因敲除（FGF23$^{-/-}$）小鼠出现高磷血症，伴有肾小管对磷的重吸收增加和血1,25-$(OH)_2D_3$水平升高。高磷饮食可提高人和啮齿类动物FGF23的水平，低磷饮食和 1,25-(OH)$_2$D$_3$ 可降低 FGF23 的水平。

（2）胰岛素样生长因子 -1（insulin-like growth factor-1，IGF-1）。在骨骼系统，软骨细胞和成骨细胞均可产生 IGF-1。Caverzasio 等发现，生长激素 IGF-1 轴通过激活成骨细胞分化、刺激软骨生长板细胞增殖，调节骨小梁中磷的再吸收和肾 1,25-(OH)$_2$D$_3$ 1α 羟化酶的活性，调节骨生长。

（3）转化生长因子 -β$_1$（transforming growth factor-β$_1$，TGF-β$_1$）。成骨细胞和破骨细胞都可以合成和分泌 TGF-β$_1$。TGF-β$_1$ 还能趋化成骨细胞，促进骨的形成。破骨细胞分泌的 TGF-β$_1$ 却能以自分泌的方式诱导破骨细胞的活性，增加骨的再吸收作用。

3. 骨骼分泌的脂肪因子

（1）瘦素（leptin）。瘦素主要由白色脂肪细胞合成和分泌，胃、T 淋巴细胞及吞噬细胞也能分泌瘦素。瘦素与下丘脑特异的受体结合，降低神经肽 Y 的分泌并增加黑色素细胞刺激激素的分泌，引起食欲下降和机体能量消耗增加。瘦素还可直接抑制脂肪合成，促进其分解，参与体内能量平衡的调节。瘦素可直接刺激成骨细胞的分化、生长，并间接通过下丘脑抑制骨的发育。

（2）脂联素（adiponectin，APN）。脂联素是脂肪组织分泌的脂肪因子。在人和小鼠血浆中多以三聚体、六聚体等高分子量形式及一些小的蛋白水解片段存在。脂联素可降低血糖、增强肝和骨骼肌对胰岛素的敏感性从而改善糖尿病。在骨骼系统，脂联素能通过抑制 NF-κB 信号途径，来抑制巨噬细胞和小鼠单核巨噬细胞（RAW264）向破骨细胞的分化。Oshima 等[44] 采用载有脂联素的腺病毒转染 C57BL/6J 小鼠，发现过表达脂联素能促进成骨细胞增殖，抑制破骨细胞生长，骨密度显著增高。

4. 骨骼分泌的细胞因子

（1）白细胞介素 -1（interleukin-1，IL-1）和肿瘤坏死因子 α（tumor necrosis factor-α，TNF-α）。近来研究表明，成骨细胞、破骨细胞甚至破骨细胞前体（osteoclast precursors，OCPs）都可以表达 IL-1 和 TNF-α，自分泌的 IL-1 可使 OCPs 分化为破骨细胞，且骨基质中的 BSP 和 OPN 具

有刺激 OCPs 表达 IL-1 和向破骨细胞分化的作用。Koyama 等 [45] 发现，给融合的单层破骨细胞以垂直的机械压力可以诱导其产生多种炎症因子及其受体（包括 IL-1β 和 TNF-α），并发现随着压力强度和持续时间的增加，细胞中 IL-1β 和 TNF-α 的表达量均增加，刺激其受体表达改变正常的骨重塑过程，最终导致生理性骨再吸收。

（2）白细胞介素 -6（IL-6）。IL-6 主要由单核巨噬细胞、中性粒细胞和活化的 B 淋巴细胞、T 淋巴细胞分泌，促进 B 细胞增殖分化和分泌抗体；在 IL-2 辅助下促使 T 细胞分化为细胞毒性 T 细胞，促进肝合成急性期蛋白。大剂量 IL-6 对胰岛 B 细胞产生直接的细胞毒作用，加速糖尿病的发生，IL-6 水平升高被认为是糖尿病的独立危险因素。在骨组织，成骨细胞和间充质细胞是 IL-6 的主要来源。Udagawa 等证实，成骨细胞分泌的 IL-6 可刺激破骨细胞的骨再吸收作用，同时 IL-6 亦可抑制成骨细胞的骨形成作用。

（3）其他。骨骼还分泌降钙素基因相关肽（calcitonin-gene related peptide，CGRP）、Apelin、C 型钠尿肽、甲状旁腺激素相关肽（parathyroid hormone-related peptide，PTHrP）等活性多肽，以及前列腺素（prosta-glandins，PGs）E_2、激活素 A（activin A）等激素，调节局部细胞的分化和代谢。

二、肌肉作为内分泌器官的作用

骨骼肌代表身体的大部分肌肉组织，当肌肉损伤时，肌细胞可再生 [46-47]。骨骼肌合成、分泌的细胞因子和活性多肽被称为肌肉因子（myokine）。肌肉因子不仅能作用于骨骼肌本身，调节其糖、脂和蛋白质的代谢，还可通过血液循环到达外周，作为骨骼肌与肝、脂肪组织、心脏、大脑及其他器官之间对话的信使，进而调节机体代谢。

1. 白细胞介素 6（IL-6）

IL-6 是第一个标准意义上的肌肉因子。人体肌肉组织活检发现，静息状态时 IL-6 mRNA 水平极低，但随运动时间的延长和参与收缩的肌肉数量的增加，IL-6 mRNA 水平呈指数性升高。IL-6 只在收缩的骨骼肌内表达 [48]。IL-6 是重要的能量感受器，肌细胞糖原储备量下降时，IL-6 的表达和分泌量显著升高，补充糖类可显著抑制运动引起的循环 IL-6 浓度升高 [49]。

肌源性 IL-6 能够促进胰岛素相关的葡萄糖吸收和葡萄糖转运蛋白 4（glucose transporter 4，GLUT-4）的转位，且在运动时能促进肝糖原的合成[50]。Ellingsgaard[51] 的最新研究发现，IL-6 能促进胰岛 A、B 细胞增殖，且能阻止代谢应激引起的 A 细胞凋亡。IL-6 还能促进小肠 L 细胞和胰岛 A 细胞合成和分泌胰高血糖素样肽 -1（glucagon-like peptide 1，GLP-1），从而促进 B 细胞分泌胰岛素，改善葡萄糖耐量。由于 GLP-1 促进胰岛素分泌依赖于葡萄糖的水平，故 IL-6 诱导 GLP-1 的合成主要发生在运动后或进食中。IL-6 缺乏的小鼠出现成年型肥胖，糖、脂代谢紊乱，瘦素水平提高，瘦素注射敏感性下降，而注射 IL-6 可逆转这一现象。IL-6 主要通过中枢机制抵抗肥胖的产生[52]。

2. 肌肉抑制素（myostatin）

肌肉抑制素是高度保守的 TGF-β 超家族成员，顾名思义是抑制骨骼肌生长发育的特异性肌肉因子。抑制肌肉抑制素表达能提高小鼠的肌肉力量和耐力[53-54]。在多种慢性消耗性疾病、衰老、萎缩模型肌组织中，肌肉抑制素的表达水平均不同程度地升高。抑制内源性肌肉抑制素可缓解肌营养不良蛋白缺陷型（mdx）小鼠的肌萎缩表型，提高肌肉含量和力量[55]。但肌肉抑制素抑制肌肉发育的分子机制不详。肌肉抑制素还是重要的代谢平衡调控因子。抑制肌肉抑制素可提高脂肪脂联素、PPARα 和 PPARγ 的表达，从而改善脂代谢，预防肥胖和胰岛素抵抗[56-57]。

3. IL-15

IL-15 在骨骼肌中表达丰富，能促进蛋白质合成及抑制蛋白质降解。IL-15 能直接降低骨骼肌细胞蛋白水解速率，研究认为这是 IL-15 介导的合成代谢的主要机制[58]。IL-15 还可提高 GLUT-4 的表达水平，提高骨骼肌对葡萄糖的摄取和氧化代谢，这对于防治胰岛素抵抗和糖尿病具有积极意义[59]。IL-15 还以内分泌形式直接作用于脂肪组织，抑制脂肪合成，促进脂肪分解，是介导骨骼肌-脂肪"串话（cross-talk）"的重要信使分子[60]。

4. 肌联素（myonectin）

肌联素主要由骨骼肌表达，肌管分化时表达显著上升[61]。循环肌联素浓度与代谢状态密切相关，禁食或饥饿可降低肌联素水平，进食提高肌联素水平。肌联素还能促进 GLUT-4 向细胞膜转运，从而促进骨骼肌细胞对葡萄糖的摄取和脂肪酸氧化[62]。Seldin 等[63] 还发现肌联素可激活细胞自噬抑制因子 mTOR，从而抑制肝自噬，而抑制肝自噬可引起肝内脂肪堆积。

5. 其他

骨骼肌还分泌 IL-8、成纤维细胞因子 21、信使蛋白因子（irisin）及脑衍生的神经营养因子（BDNF）等多种肌肉因子参与能量代谢[64]。对骨骼肌的内分泌功能认识越深，就越有助于对躯体和疾病的创新性认识（图 4-3）[65]。

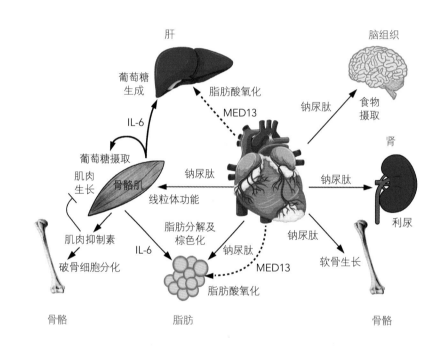

图 4-3 从横纹肌到远端组织的内分泌信号

从骨骼肌到远端组织，肌肉抑制素和 IL-6 分别发挥着抑制肌肉生长的自分泌作用，以及促进自身和外周组织摄取葡萄糖的作用。心脏释放的钠尿肽调节远端多种组织。心脏调节亚单位 MED13 可增强肝和白色脂肪组织对脂肪酸的氧化作用

三、骨骼和肌肉作为内分泌器官之间的相互作用

由于骨骼和肌肉共同来源于间充质前体，并在子宫内发育过程中通过紧密协调的共同基因网络发育而成，骨骼和肌肉之间的联系在子宫内就确定了。肌肉和骨骼作为运动系统的两大重要组成部分，不仅具有运动及内脏保护功能，同时也兼备内分泌与代谢调节等重要功能。肌肉与骨骼间存在密切联系，并相互调节，任何一方的结构、功能改变均会影响另一方的结构与功能，其相互影响机制包括力学作用和化学调节。

许多内分泌因子会同时影响肌肉和骨骼。老年人群中维生素 D 缺乏与

肌少症和骨质疏松症的发生有关；GH-IGF 轴对骨骼和肌肉产生共同调节，运动后 IGF-1 水平升高可能是运动对肌肉和骨骼正性作用所致。男性雄激素剥夺治疗和女性绝经后出现的肌量丢失和骨量减少，均表明性激素对肌肉及骨骼的重要调节作用。

使用骨细胞和肌细胞系进行的实验表明，来自骨细胞分泌的 PGE_2 比肌细胞分泌的 PGE_2 多 1000 倍以上。来自骨细胞的过量 PGE_2 可以作用于受伤的肌肉，这将有助于肌肉再生和修复。有趣的是，最近的体外研究已经证实了骨细胞分泌的 PGE_2 在促进肌肉发生过程中的作用。虽然这些研究最初是用肌原细胞系 C2C12 进行的，但 PGE_2 信号转导也是初级成肌细胞 / 肌管中肌原性分化的有效刺激因子。

骨钙素是骨骼作为内分泌器官的典型代表[66]，其血循环水平随运动而增加，与 Gprc6a 受体结合后影响远处脂肪细胞和胰腺 B 细胞的功能。另外，成骨细胞还表达骨细胞磷酸酶基因（Esp），而 Esp 可抑制骨钙蛋白的功能[67]。Gprc6a 敲除的小鼠出现肌肉质量下降的表现，而 Esp 敲除小鼠的肌肉质量增加。由此可见，骨钙素可能在调节肌肉质量中起作用。

理解了骨骼和肌肉作为内分泌器官的作用，并深入了解了骨骼与肌肉的密切联络［也称"串话（crosstalk）"］，在治疗某些慢性疾病，比如骨质疏松症、肌少症及肥胖症、糖尿病时，若能找出共同靶点，可为治疗提供新策略。

第三节　骨骼肌肉疾病

一、骨质疏松症和肌少症的危害

随着年龄的增长，心、脑、肾、肺等器官功能逐渐下降。更不幸的是，老年人机体功能下降导致的失能也相应增加。在 2010 年"全球疾病负担研究（GBD）"中，研究人员报告，直到最近这几年，每 10 万人的失能人年数（years lived with disability，YLD）一直保持相对稳定。随着 65 岁以上人口的增加，YLD 急剧增加。近年来，人体骨骼肌肉疾病的患病率随着社会老龄化也迅猛增加，已成为失能的第二大原因，影响了全球数十亿人。有报道称，社区居住的老年人中每年有三分之一的人跌倒[68]。跌倒使老年人经历的最可怕的伤害之一是骨折，其中髋部骨折最为严重。90% 的髋部骨折是跌倒所致，髋部骨折 1 年死亡率是 25%，永久残疾的发生率为 30%，不能独立行走的发生率为 40%，还有 80% 的患者至少不能完成一项日常活动[69]。跌倒有很多危险因素，但主要是肌肉无力。跌倒相关的发病率和死亡率，尤其是髋关节骨折，在老年人中大大增加，是骨质疏松症患者的重大健康风险。肌肉和骨骼的改变不仅会影响老龄化的个体，而且会造成较大的经济负担。美国疾病预防控制中心网站 2013 年 9 月更新的报告称：老年人跌倒相关的失能费用在 2010 年是 300 亿美元，到 2020 年预计会猛增到近550 亿美元[70]。

二、骨质疏松症[71]

1. 概述

有证据表明，与年龄相关的骨丢失现象已经使人类受到数百年的影响[72]。一位英国外科医生阿斯特利库珀爵士首先描述老年人骨骼变化：高龄这一特殊变化可导致股骨颈及下肢骨骼不能支撑重量，甚或不足以维持其功能。骨质疏松症这个术语来源于法国病理学家洛伯斯坦（Jean Lobstein），他用这个术语在成骨不全中描述了与脆弱性有关的骨中的孔洞。

多年来学者们已经提出了许多关于骨质疏松症的定义，最为广泛接受的是基于骨矿密度的定义。目前公认骨质疏松症（osteoporosis，OP）是最常见的骨骼疾病，是一种以骨量低、骨组织微结构损坏，导致骨脆性增加，易发生骨折为特征的全身性骨病。2001 年美国国立卫生研究院（National Institutes of Health，NIH）将其定义为以骨强度下降和骨折风险增加为特征的骨骼疾病，提示骨量降低是骨质疏松性骨折的主要危险因素，但还存在其他危险因素。骨质疏松症可发生于任何年龄，但多见于绝经后女性和老年男性。骨质疏松症分为原发性和继发性两大类。原发性骨质疏松症包括绝经后骨质疏松症（Ⅰ型）、老年性骨质疏松症（Ⅱ型）和特发性骨质疏松症（包括青少年型）。绝经后骨质疏松症一般发生在女性绝经后 5~10 年内；老年性骨质疏松症一般指 70 岁以后发生的骨质疏松症；特发性骨质疏松症主要发生在青少年，病因不明。继发性骨质疏松症指由任何影响骨代谢的疾病和（或）药物及其他明确病因导致的骨质疏松症。

2. 危险因素

确定老年患者骨质疏松性骨折的风险时，必须考虑许多其他因素（图 4-4）。首先，女性患骨质疏松症的风险高于男性。骨质疏松症的其他危险因素包括遗传因素（如年龄、种族、女性绝经、母系家族史等），也包括环境因素，如低体重、低峰值骨量、性腺功能减退、吸烟、酗酒、饮浓茶、饮咖啡、体力活动减少，蛋白质、钙及维生素 D 摄入不足，以及使用某些药物，如类固醇、抗惊厥药、免疫抑制剂和肝素[73-76]。峰值骨量的 60%~80% 由遗传因素决定，多种基因的遗传变异被证实与骨量调节相关。骨质疏松症是由多种基因 – 环境因素等微小作用积累的共同结果。

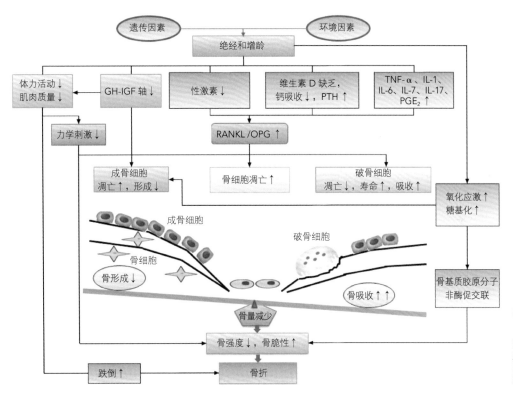

图 4-4 原发性骨质疏松症的发病机制

图中所示为骨质疏松症及骨质疏松性骨折的发生是遗传因素和非遗传因素交互作用的结果

3. 筛查工具

骨质疏松症是受多因素影响的复杂疾病，对个体进行骨质疏松症风险评估，能为疾病早期防治提供有益帮助。临床上评估骨质疏松风险的方法较多，这里推荐国际骨质疏松基金会（International Osteoporosis Foundation，IOF）骨质疏松风险一分钟测试题和亚洲人骨质疏松自我筛查工具（osteoporosis self-assessment tool for Asians，OSTA）作为疾病风险的初筛工具。

4. 临床表现

骨质疏松症初期通常没有明显的临床表现，因而被称为"寂静的疾病"或"静悄悄的流行病"。但随着病情进展，骨量不断丢失，骨骼微结构破坏，患者会出现骨痛、脊柱变形，甚至发生骨质疏松性骨折等后果。部分患者可没有临床症状，仅在发生骨质疏松性骨折等严重并发症后才被诊断为骨质疏松症。遗憾的是，有相当一部分骨折患者在接受紧急手术治疗后并未继续进行抗骨质疏松治疗，这类患者后续可能会遭受多部位骨折。

5. 诊断与鉴别诊断

骨质疏松症的诊断基于全面的病史采集、体格检查、骨密度测定、影像学检查及必要的生化测定。临床上诊断原发性骨质疏松症应包括两方面：确定是否为骨质疏松症和排除继发性骨质疏松症。

（1）基于骨密度的诊断。骨密度是指单位体积（体积密度）或者是单位面积（面积密度）所含的骨量。骨密度的测量方法较多，不同方法在骨质疏松症的诊断、疗效监测及骨折危险性评估中的作用有所不同。目前临床和科研常用的骨密度测量方法有双能 X 线吸收测定法（dual-energy X-ray absorptiometry，DXA）、定量计算机断层照相术（quantitative computed tomography，QCT）、外周 QCT（peripheral quantita-tive computed tomography，pQCT）和定量超声（quantitative ultrasound，QUS）等。目前公认的骨质疏松症诊断标准是基于 DXA 测量的结果（表 4-1）。

表 4-1　基于 DXA 测定骨密度的分类标准

分类	T 值
正常	$T \geqslant -1.0$
低骨量	$-2.5 < T < -1.0$
骨质疏松	$T \leqslant -2.5$
严重骨质疏松	$T \leqslant -2.5$ 及脆性骨折

注：该表所示为基于双能 X 线吸收测定法，以 T 值作为骨质疏松症诊断及分类的标准。$T=$（实测值－同种族同性别正常青年人峰值骨密度）/同种族同性别正常青年人峰值骨密度的标准差。

（2）基于脆性骨折的诊断。脆性骨折又称骨质疏松性骨折，是指受到轻微创伤或日常活动中即发生的骨折。如髋部或椎体发生骨质疏松性骨折，不依赖于骨密度测定，临床上即可诊断骨质疏松症。而肱骨近端、骨盆或前臂远端的骨质疏松性骨折，即使骨密度测定显示低骨量（–2.5<T<–1.0），也可诊断骨质疏松症。骨质疏松症的诊断标准见表 4-2。

表 4-2　骨质疏松症的诊断标准

骨质疏松症的诊断标准（符合以下三项中的一项者）
• 髋部或椎体骨质疏松性骨折
• DXA 测量中轴骨骨密度或桡骨远端 1/3 骨密度，$T \leqslant -2.5$
• 骨密度测量符合低骨量（–2.5<T<–1.0），同时合并肱骨近端、骨盆或前臂远端骨质疏松性骨折

（3）骨质疏松症的鉴别诊断。骨质疏松症可由多种病因所致。在诊断原发性骨质疏松症之前，一定要重视和排除其他影响骨代谢的疾病，以免发生漏诊或误诊。需详细了解病史，评价可能导致骨质疏松症的各种病因、危险因素及药物，特别强调部分导致继发性骨质疏松症的疾病可能缺少特异的症状和体征，有赖于进一步辅助检查，如血沉、C 反应蛋白、性腺激素、血清催乳素、25- 羟维生素 D、甲状旁腺激素、甲状腺功能、尿游离皮质醇或小剂量地塞米松抑制试验、血气分析、尿本周蛋白、血尿轻链，甚至放射性核素骨扫描、骨髓穿刺或骨活检等检查。骨质疏松症的诊断流程如图 4-5 所示。

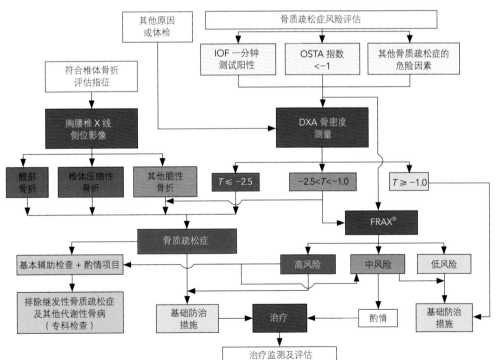

图 4-5　骨质疏松症的诊断流程

原发性骨质疏松症的诊断要点是需要与继发性骨质疏松症进行鉴别，并进行骨质疏松症的风险评估

6. 防治

骨骼强壮是维持人体健康的关键，骨质疏松症的防治应贯穿于生命全过程。骨质疏松性骨折会增加致残率和致死率，因此骨质疏松症的预防与治疗同等重要。骨质疏松症的主要防治目标包括改善骨骼生长发育，促进成年期达到理想的峰值骨量；维持骨量和骨质量；预防增龄性骨丢失；避免跌倒和骨折。骨质疏松症的初级预防是指对于尚无骨质疏松症，但具有骨质疏松症危险因素者，应防止或延缓其发展为骨质疏松症并避免发生第一次骨折。骨质疏松症的二级预防和治疗是指对于已有骨质疏松症或已经发生过骨质疏松性骨折者，防治目的是避免发生骨折或再次骨折。骨质疏松症的防治措施主要包括基础措施、药物干预和康复治疗，具体见其他章节。

三、肌少症

1. 概述

骨骼肌分别占男性和女性总体重的 38% 和 31%，是人体最大的器官。因此，骨骼肌所出现的与年龄相关的解剖和生理变化会对人的整体健康产生显著的影响。欧文·罗森伯格在 1988 年描述与年龄有关的肌肉萎缩[77]时首先提出"肌肉减少"的定义。这个词源自两个希腊词：sarx（肉）和 penia（减少）。因为所有人都会随着年龄增长出现肌肉减少的情况，随着年龄增长，肌少症的发病率基本上是 100%。但是，罗森伯格和其他专家认为，在许多老年人中，伴随老化的肌肉减少发生更快并显著促进了失能。1988 年，一组研究人员和临床医生在新墨西哥州阿尔伯克基举行会议，讨论用于评估老年人健康和营养状况的各种测量手段。罗森伯格在总结报告中历史性地提出了"肌少症"这个概念，之后关于年龄相关骨骼肌减少的过程和影响的研究快速增多。肌少症作为一个可衡量症状和体征的特殊状况被越来越多的人所接受。人们现在认识到，肌少症对个人的生活，对家庭、对国家和世界都有显著的影响。

2010 年，欧洲老年肌少症工作组（European Working Group on Sarcopenia in Older People，EWGSOP）发表了肌少症共识[78]。此后，国际肌少症工作组（International Working Group on Sarcopenia，IWGS）也公布了新的共识[79]，将肌少症定义为"与增龄相关的进行性、全身肌量减少和（或）肌强度下降或肌肉生理功能减退"。肌少症与活动障碍、跌倒、低骨密度及代谢紊乱密切相关，是老年人生理功能逐渐减退的重要原因和表现之一。

年龄相关的肌肉体积和强度的丧失主要集中在骨骼肌纤维的损失，特别是 II 型纤维的损失。近年来，研究人员已经开始深入研究肌少症的病理生理机制，包括营养因素、活动水平、蛋白质代谢的改变，以及激素水平改变的影响。Walrand 及其同事在综述中提出，肌少症影响其他慢性疾病（如心血管疾病及代谢性疾病）的发展[80]。肌少症与脂代谢紊乱、胰岛素抵抗、高血压及免疫功能下降均有关。

与年龄有关的肌肉力量下降包括肌肉体积减少（萎缩）和肌肉力量的丧失（即每单位横截面的肌力），这表明肌肉质量的降低。收集的数据显示，虚弱总是伴随肌少症，即肌肉力量和强度的丢失是源于肌肉纤维体积的下降，且两种纤维呈不同比例的丢失，从而导致兴奋收缩耦联（excitation-contraction coupling，ECC）障碍，最终导致每个收缩－舒张循环中释放的钙离子均减少。肌肉质量和强度之间的不匹配可能通过其他组织因子影响 ECC，比如内质网释放钙离子减少。

2. 肌少症的流行病学

目前报道的肌少症患病率存在较大差异，可能受到研究人群和参考人群的影响。所使用评价肌肉质量、肌肉强度和肌力状态的方法和阈值不同，导致肌少症的患病率各异，但不同人群间肌少症患病率确实存在差异[81]，具体如下。老年男性的肌少症患病率为 0~85.4%，老年女性为 0.1%~33.6%。应用 DXA 测量肌肉量，男性的肌少症患病率为 0~56.7%，女性的患病率为 0.1%~33.9%。应用生物电阻抗法测量肌肉量，男性和女性的肌少症患病率分别为 6.2%~85.4% 及 2.8%~23.6%。据推测，全球目前约有 5000 万人患肌少症，预计到 2050 年患此症的人数将高达 5 亿。亚洲老年人肌少症患病率低于欧美人群，可能因为亚洲人群的肌肉量（RASM）临界值低于美国人群（男性分别为 5.72kg/m^2 和 7.26kg/m^2，女性分别为 4.82kg/m^2 和 5.45kg/m^2）。

3. 肌少症的病因

肌少症是增龄相关性疾病，是环境和遗传因素共同作用的复杂疾病，多种危险因素和机制参与其中[82-83]：运动减少、神经-肌肉功能减弱、激素水平、促炎性细胞因子、肌细胞凋亡、遗传因素、营养因素等。

4. 肌少症的判定标准应综合肌量和肌肉功能的评估

主要评估指标有肌量（mass）减少、肌强度（strength）下降、日常活动功能（physical performance）失调等。1998 年 Baumgartner 等基于 DXA 测量肌肉量，提出了肌量减少的诊断标准。该标准以身高校正后的四肢肌量为参照指标［四肢肌量（kg）/ 身高的平方（m^2）］，如果低于健康青年人峰值的 2 个标准差可诊断肌量减少。我国采用的具体诊断阈值：男性 <7.26kg/m^2、女性 <5.45kg/m^2。

5. 肌少症的筛查

亚洲肌少症工作组的建议：以日常步速和握力作为筛查指标，该标准简便易行[84]。欧洲老年肌少症工作组建议用 DXA 或生物电阻抗法测定肌量，用手部握力测定肌力，用步速或简易体能状况量表（short physical performance battery，SPPB）测定功能，每项评分与健康年轻人比较，分为前肌少症、肌少症及严重肌少症。参考国外的有关标准及我国现有的研究[85]，建议筛查与评估步骤如下。

（1）先行步速测试，若步速≤0.8m/s，则进一步测评肌量；步速 >0.8m/s 时，则进一步测评手部握力。

（2）若静息情况下，优势手握力正常（男性握力 >25kg，女性握力 > 18kg），则排除肌少症；若肌力低于正常，则要进一步测评肌量。

（3）若肌量正常，则排除肌少症；若肌量减低，则诊为肌少症（图 4-6）。

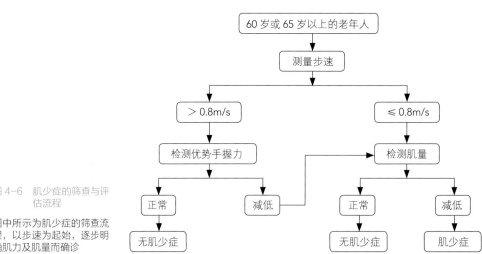

图 4-6　肌少症的筛查与评估流程

图中所示为肌少症的筛查流程，以步速为起始，逐步明确肌力及肌量而确诊

6. 肌少症的防治

防治对象包括所有的肌少症人群，包括各种疾病、药物和废用等所致的肌少症和老年性肌少症。防治措施包括运动疗法、营养疗法和药物治疗。

Baumgartner 在美国新墨西哥州的老年人调查工作中发现：有些个体虽然肌肉减少 15%，但也依然是肥胖患者，肌少-肥胖的老年人引起了他的关注，因为该组老年人群体是失能的高风险人群[86]。研究结果发现，该人群体内分解代谢的细胞因子（如 IL-6）、炎性细胞因子（如 C 反应蛋白和红细胞沉降率）水平均有增加。有趣的是，许多这些相同的细胞因子，在肥胖的发展过程中可观察到是脂肪细胞分泌的[87-88]。2004 年，Baumgartner 和他的团队还发现，与机体组分正常的人比较，单独肌少症或单独肥胖均不增加老年人功能损害的风险。然而，肌少-肥胖者发生功能障碍的危险性会增加 2.5 倍[89-90]。

四、肌少症与骨质疏松症

肌少症与骨质疏松症的关系密切，可共同增加骨折风险。多数大样本横断面研究显示，肌肉含量与骨密度成正相关，肌肉含量下降是骨质疏松症的重要危险因素。一项研究纳入 17 891 名非洲裔美国人、高加索人及中国人，采用四肢肌肉含量下降标准诊断肌少症，结果表明肌肉含量及握力与骨密度成正相关，四肢肌肉含量每增加 1 个标准差，骨量减少和（或）骨质疏松症的风险下降 37%。肌少症者较正常人患骨量减少和（或）骨质疏松的风险增加 1.8 倍[91]。韩国一项健康及营养调查纳入 3400 余名 60 岁以上男性和女性，测量四肢骨骼肌含量、骨密度及血清 25- 羟维生素 D 水平，结果显示肌少症合并维生素 D 缺乏组，男性和女性均存在全髋及股骨颈骨密度的显著降低[92]。我国上海一项研究纳入年龄 18~96 岁的 1766 名男性与 1778 名女性，结果显示肌少症在 70 岁以上女性的患病率为 4.8%，男性为 13.2%，且受试者下肢及躯干肌肉含量分别是股骨与椎体骨密度的强预测因子[93]。因此肌少症不仅与低骨密度密切相关，也是髋部骨折的重要危险因素。

肌少症增加骨折风险除主要与其引起骨密度降低相关，也与跌倒风险增加密切相关。研究显示，90% 的骨折由跌倒诱发。肌少症患者存在 II 型肌肉纤维及运动神经元数量减少，这将显著影响肌肉含量及强度，引起机体平衡能力减弱、步速减慢、身体摇摆性增加，因而增加跌倒风险，而跌倒往往是骨折的直接诱因[94-95]。控制肌肉减少可能是骨质疏松症及骨质疏松性骨折防治的新靶点之一。

由于肌肉与骨骼受许多共同的基因、内分泌调控网络及信号通路调控，这些共同的分子调控导致老年人肌少症与骨质疏松症患病率显著增加，且常常共同存在。有学者称其为活动障碍综合征，该类人群跌倒的风险会大大增加。在临床上识别此类高危人群，并给予相应干预尤为重要。

Sinaki[96] 的研究提示，老年人骨质疏松和功能性肌肉单位退化丧失，促进了骨质疏松骨骼的变形。此外，体力劳动的减少影响肌肉和骨骼健康，造成背部伸肌或屈肌肌肉系统相对于体重不成比例地虚弱，增加了疏松椎骨压缩性骨折的风险。锻炼不仅会促进骨骼健康，增加肌肉力量、弹性及身体的协调性和平衡性，使机体朝着整体健康状态发展，也是加强骨形成和肌肉支持骨的最好形式[97]。

已证实老年人的合成代谢率会较青年人降低 30%，其究竟与老年人营养、疾病、活动减少有关，还是仅与增龄有关，仍有争议[98]。老年人营养不良和蛋白质摄入不足可致肌肉合成降低。已有研究证实，补充氨基酸和蛋白质可直接促进肌肉蛋白合成，预防肌少症。推荐合适的饮食蛋白摄入量为每天每千克体重 1.0~1.2g[98]，必要时考虑蛋白质或氨基酸营养补充治疗[99]。维生素 D 不足和缺乏在人群中普遍存在，老年人由于胃肠吸收功能差，肝、肾代谢水平低，皮肤转换能力弱，户外活动少及维生素 D 受体活性低等原因，存在更严重的维生素 D 缺乏，此类患者往往表现为肌肉无力、活动困难等。在老年人群中，筛查维生素 D 缺乏的个体并补充普通维生素 D 对增加肌肉强度、预防跌倒和骨折更有意义[100]。其他营养素如维生素 B_{12}、叶酸、叶绿素等的补充也有积极意义。

目前动物及人体研究显示，对肌少症可能有效的治疗药物包括维生素 D、雄激素、选择性雄激素受体调节剂、肌肉抑制素单克隆抗体、生长激素、生长激素促泌剂（Grelin 类似物）、血管紧张素转换酶抑制剂等。目前的研究表明，上述治疗药物有可能增加肌肉含量，改善肌肉强度及功能，减少跌倒风险。其中，肌肉抑制素单克隆抗体是较有前景的治疗药物，目前该药已经完成 II 期临床研究[101-104]。

第四节　软骨、韧带和肌腱在骨骼肌中的作用

一、肌肉骨骼系统在生发中的信号通路

如本章前面所述，肌肉骨骼（musculoskeletal，MSK）系统在功能上密切相关，在大多数情况下，肌腱将肌腹与骨骼连接起来，随肌肉收缩从而拉动骨骼，产生运动。因此这个系统中任何组件的功能减退都意味着整个单元的功能损失。除骨骼、肌腹和肌腱之外，其他组织也是 MSK 系统的一部分，例如韧带是骨与骨连接、维持关节稳定的重要组织。

在本章前面部分，我们提出了骨骼和肌肉之间的生物化学串话（crosstalk）的相关证据，而 MSK 系统的其他组织呢？为了回答这些有趣的问题，首先我们将注意力转移到 MSK 系统的发展过程中。MSK 系统的胚胎发育相当复杂，肌肉、肌腱和骨骼祖细胞分别源自中胚层的不同部分：肌节、肌腱节和骨节。正确装配这些组织需要组织之间的紧密相互作用，这对于 MSK 系统的正常运转至关重要。

实验证据表明，除了机械载荷的作用之外，骨骼、肌腱和肌肉之间的生物化学串话对其适当的发育至关重要。例如，scleraxis（Scx）是肌腱的标志物，调节肌腱细胞中骨形成蛋白 -4（BMP-4）的遗传表达。当 BMP-4 的表达在小鼠中被阻断时，可导致骨嵴部分丧失[105]。这表明骨嵴形成时肌腱分泌的因子有重要作用。此外，韧带节在介导小鼠胚胎肌腱形成时和成纤维细胞生长因子（FGFs）有关，而小鼠的 FGF-4、FGF-6 及鸡的 FGF-8[106]仅表达在肌节。这种介导是 Scx 表达和其他肌腱标志物激活的结果[107]（图 4-7）。

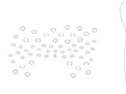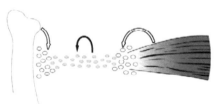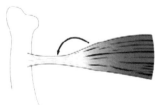

图 4-7　脊椎动物胚胎肌腱前体诱导过程中各种组织间的相互作用

图中所示为脊椎动物胚胎肌腱的形成，通过骨骼、肌腱和肌腹之间的生物化学串话，表达 Scx 的细胞可诱发肌腱前体

外源性 FGF-4 的应用逆转了肌肉减少和无神经条件下这些肌腱标志物的下调，表明肌腱在肌肉形成的过程中对生物化学标志物存在明确的依赖性[108]。另一方面，肌肉发育的最初特征在于肌原细胞的增殖增加，随后调整为正常形态，这是由于受到了局部凋亡因子的调控。有趣的是，只有不稳定的肌肉-肌腱连接部分的肌纤维才会受到影响。肌腱和肌肉均能产生视黄酸，视黄酸是潜在的凋亡因子，在介导肌肉细胞凋亡和肌肉-肌腱装配中具有重要作用[109]。

二、骨-软骨信号通路

骨-软骨与 MSK 系统毗邻组织之间的相互作用一样，机械负荷是其关系的重要组成部分。多项研究表明，骨关节炎（osteoarthritis，OA）发病前，破骨细胞的活动和软骨下骨的吸收增加，但是不清楚是否仅由于机械原因，还是有其他因素参与。也有证据表明，OA 中软骨下骨和软骨之间存在生物化学串话。在小鼠中，成骨细胞中 EPHB4 受体的过度表达能够防止内侧半月板不稳定引起的 OA。在这种情况下，机械环境的改变与起初 OA 的发生无关，骨骼中的分子变化能够阻止 OA 发展，这清楚地表明骨骼产生的因子在该过程中的作用，以及骨和软骨串话[110]。还有证据表明，肝细胞生长因子（hepatocyte growth factor，HGF）可能是 OA 中骨和软骨串话的一部分。OA 患者中软骨下成骨细胞中的 HGF 表达和产生增加，而在患者的关节软骨中可以检测到蛋白质而不是基因，这表明软骨下骨可能是该 HGF 的来源。骨和软骨串话中的其他潜在参与者还有 RANK 配体（RANKL）和骨保护素（OPG）。有趣的是，虽然这两种分子都是由骨和软骨细胞产生的，RANK 受体仅在人 OA 软骨细胞中表达[111]。这种串话如何发生？首先，有证据表明小分子可以容易地在骨髓和关节间隙之间扩散，至少对于小分子，软骨下骨与关节软骨之间的生物化学因子的直接交换可以以旁分泌的方式进行。其次，在 OA 的发病机制中，软骨中的血管会将细胞因子和生长因子，如 VEGF、NGF、IL-1、IL-6、HGF 或 IGF-1，带到软骨下骨中[112]。总体而言，骨与软骨串话的证据表明对软骨下骨的靶向治疗是 OA 治疗中可行的治疗方法。

三、肌腱-肌肉信号通路

虽然 MSK 组织之间的串话是最近的新课题，且参与串话的因子尚未确定，但除了生物机械作用外，肌肉和肌腱之间存在微妙的生物化学关系是不容置疑的。

肌腱炎是运动中常见的过度使用所致的损伤，也常与老化有关。与正常组织相比，肌腱组织的机械性能较差，损伤后也难以愈合。临床已明确，等长收缩的训练是促进包括肌腱疾病愈合的最有效的保守治疗方法。尽管有非常多的临床证据，但等长收缩可以改善肌腱愈合的机制尚不十分明确。答案可能在于等长收缩和缩短收缩如何影响生长因子如 TGF-β_1 和 IGF-1 的表达。Heinemeier 等将大鼠进行短期力量训练，包括纯短缩收缩、等长收缩或静态的足底伸肌收缩。在跟腱的力量训练中，所有的收缩类型均增加了 TGF-β_1 和 IGF-1 的表达，而等长收缩期间产生的生长因子水平较高。在腓肠肌的力量训练中，生长因子也有相似的上调趋势[113]，并且等长收缩的效果显著高于短缩收缩的影响。根据强度训练的类型，肌肉而不是肌腱反应不同的事实表明，如果等长收缩对肌腱愈合具有较好的效果，则可能与其等长收缩期间产生的一种或多种肌肉因子相关。转基因小鼠是研究特定细胞因子在不同组织中的作用的常用模型，肌营养不良蛋白缺陷型（mdx）小鼠是迪谢内肌营养不良（Duchenne muscular dystrophy）的经典动物模型。肌营养不良蛋白是细胞质蛋白，其作用是将肌肉细胞骨架连接到周围细胞外基质形成复合物。没有肌营养不良蛋白复合物，肌膜将变得脆弱，肌肉纤维收缩时会导致肌肉容易损伤。Rizzuto 等发现在 mdx 小鼠中，肌腱也因死亡细胞数量的增加而受到影响，动态负荷期间更多的能量被消耗，同时组织的弹性特性显著丧失。较虚弱的肌肉会导致肌腱机械性能的丧失，但是对缺失肌营养不良蛋白的反应相似性也可能意味着蛋白质在肌腱稳态中起一定作用，抑或肌肉与肌腱之间存在旁分泌的作用[114]。

在生长发育及以后的生活中，MSK 系统的各组织之间串话的存在对于更好地理解这些组织的生物学特性至关重要，特别是那些难以愈合的组织。

第五节　总结和展望

人类有记录的最长寿命已达 122 岁。非常简单的新陈代谢和端粒酶预估给我们提供了人类可以活到 125 岁的依据。这种日益增长的预期寿命带来了一系列独特的挑战。一方面，人们渴望延长寿命；但另一方面，由于老年人疾病发病率高，又常常导致并发症出现，二者相结合导致医疗花费相当高。肌肉骨骼这一类疾病就影响着全球数亿人，其中绝大多数是老年人。我们面临的难题在于延长寿命的同时如何提高老年人的生活质量。

　　MSK 领域的科学家正试图将这些难题放在一起解决。毫无疑问，机械力量不断塑造这些组织之间的关系。然而更重要的是这些组织发挥内分泌样的作用。人体内分泌调节显然比我们预期的更多、更复杂，而 MSK 系统和身体的其他部位一样都参与了内分泌的调节。因此，机械力量和内分泌机制（包括肌肉因子、骨骼因子、肌腱因子）在这种复杂的相互联络中发挥作用。在这些相互作用的背后，有复杂的遗传信号通路在这些组织之间交互串话，这种多效性本身可能影响这些组织的机械和生物化学特性。当我们加深对 MSK 系统的了解，以及理解疾病和健康状况下不同组织如何相互作用，MSK 领域就会有许多新的发展和进步。如果我们掌握了如何控制或调节 MSK 系统分泌或模拟 MSK 系统的效应，许多 MSK 疾病如老化、骨质疏松症、肌少症就可以得到治疗和改善。随着这一领域的深入研究，一定会促进对科学和人类有利的新技术的开发与应用。

（张　萍　李新萍）

参考文献

[1] Rauch F, Schoenau E. The developing bone: slave or master of its cells and molecules? Pediatr Res, 2001, 50(3): 309-314.

[2] Ferretti JL, Capozza RF, Cointry GR, et al. Gender-related differences in the relationship between densitometric values of whole-body bone mineral content and lean body mass in humans between 2 and 87 years of age. Bone, 1998, 22(6): 683-690.

[3] Costa AM, Breitenfeld L, Silva AJ, et al. Genetic inheritance effects on endurance and muscle strength: an update. Sports Med, 2012, 42(6): 449-458.

[4] Gupta M, Cheung CL, Hsu YH, et al. Identification of homogeneous genetic architecture of multiple genetically correlated traits by block clustering of genome-wide associations. J Bone Miner Res Off J Am Soc Bone Miner Res, 2011, 26(6): 1261-1271.

[5] Karasik D, Cohen-Zinder M. Osteoporosis genetics: year 2011 in review. Bonekey Rep, 2012, 1: 114.

[6] Oei L, Hsu YH, Styrkarsdottir U, et al. A genome-wide copy number association study of osteoporotic fractures points to the 6p25.1 locus. J Med Genet, 2014, 51(2): 122-131.

[7] Ran S, Pei YF, Liu YJ, et al. Bivariate genome-wide association analyses identified genes with pleiotropic effects for femoral neck bone geometry and age at menarche. PLoS One, 2013, 8(4):e60362.

[8] Savage SA, Mirabello L, Wang Z, et al. Genome-wide association study identifies two susceptibility loci for osteosarcoma. Nat Genet, 2013, 45(7): 799-803.

[9] Zhang L, Choi HJ, Estrada K, et al. Multistage genome-wide association meta-analyses identified two new loci for bone mineral density. Hum Mol Genet, 2014, 23(7): 1923-1933.

[10] Cheng Y, Rachagani S, Canovas A, et al. Body composition and gene expression QTL mapping in mice reveals imprinting and interaction effects. BMC Genet, 2013, 14: 103.

[11] Guo YF, Zhang LS, Liu YJ, et al. Suggestion of GLYAT gene underlying variation of bone size and body lean mass as revealed by a bivariate genome-wide association study. Hum Genet, 2013, 132(2): 189-199.

［12］Keildson S, Fadista J, Ladenvall C, et al. Expression of phosphofructokinase in skeletal muscle is influenced by genetic variation and associated with insulin sensitivity. Diabetes, 2014, 63(3): 1154-1165.

［13］Kuo T, Lew MJ, Mayba O, et al. Genome-wide analysis of glucocorticoid receptor-binding sites in myotubes identifies gene networks modulating insulin signaling. Proc Natl Acad Sci U S A, 2012, 109(28): 11160-11165.

［14］Yamamoto A, Nonen S, Fukuda T, et al. Genetic polymorphisms of glycine N-acyltransferase in Japanese individuals. Drug Metab Pharmacokinet, 2009, 24(1): 114-117.

［15］Lino Cardenas CL, Bourgine J, Cauffiez C, et al. Genetic polymorphisms of glycine N-acyltransferase (GLYAT) in a French Caucasian population. Xenobiotica, 2010, 40(12): 853-861.

［16］Bakay M, Wang Z, Melcon G, et al. Nuclear envelope dystrophies show a transcriptional fingerprint suggesting disruption of Rb-MyoD pathways in muscle regeneration. Brain, 2006, 129(pt 4): 996-1013.

［17］Guo YF, Zhang LS, Liu YJ, et al. Suggestion of GLYAT gene underlying variation of bone size and body lean mass as revealed by a bivariate genome-wide association study. Hum Genet, 2013, 132(2): 189-199.

［18］Edmondson DG, Lyons GE, Martin JF, et al. Mef2 gene expression marks the cardiac and skeletal muscle lineages during mouse embryogenesis. Development, 1994, 120(5): 1251-1263.

［19］Kramer I, Baertschi S, Halleux C, et al. Mef2c deletion in osteocytes results in increased bone mass. J Bone Miner Res Off J Am Soc Bone Miner Res, 2012, 27(2): 360-373.

［20］Cloutier P, Lavallee-Adam M, Faubert D, et al. A newly uncovered group of distantly related lysine methyltransferases preferentially interacts with molecular chaperones to regulate their activity. PLoS Genet, 2013, 9(1): e1003210.

［21］Huang J, Hsu YH, Mo C, et al. METTL21C is a potential pleiotropic gene for osteoporosis and sarcopenia acting through the modulation of the NF-kappaB signaling pathway. J Bone Miner Res Off J Am Soc Bone Miner Res, 2014, 29(7): 1531-1540.

［22］Landry PS, Marino AA, Sadasivan KK, et al. Effect of soft-tissue trauma on the early periostealresponse of bone to injury. J Trauma, 2000, 48(3): 479-483.

［23］Stein H, Perren SM, Cordey J, et al. The muscle bed-a crucial factor for fracture healing: a physiological concept. Orthopedics, 2002, 25(12): 1379-1383.

［24］Zacks SI, Sheff MF. Periosteal and metaplastic bone formation in mouse minced muscle regeneration. Lab Invest Tech Methods Pathol, 1982, 46(4): 405-412.

［25］Aydin A, Memisoglu K, Cengiz A, et al. Effects of botulinum toxin A on fracture healing in rats: an experimental study. J Orthop Sci Off J Jpn Orthop Assoc, 2012, 17(6): 796-801.

［26］Harry LE, Sandison A, Paleolog EM, et al Comparison of the healing of open tibial fractures covered with either muscle or fasciocutaneous tissue in a murine model. J Orthop Res Off Publ Orthop Res Soc, 2008, 26(9): 1238-1244.

［27］Liu R, Schindeler A, Little DG. The potential role of muscle in bone repair. J Musculoskelet Neuronal Interact, 2010, 10(1): 71-76.

［28］Schindeler A, Liu R, Little DG. The contribution of different cell lineages to bone repair: exploring a role for muscle stem cells. Differ Res Biol Divers, 2009, 77(1): 12-18.

［29］Griffin XL, Costa ML, Parsons N, et al. Electromagnetic field stimulation for treating delayedunion or non-union of long bone fractures in adults. Cochrane Database Syst Rev, 2011, 4: CD008471.

［30］Leon-Salas WD, Rizk H, Mo C, et al. A dual mode pulsed electromagnetic cell stimulator produces acceleration of myogenic differentiation. Recent Pat Biotechnol, 2013, 7(1): 71-81.

［31］Elkasrawy M, Immel D, Wen X, et al. Immunolocalization of myostatin (GDF-8) following musculoskeletal injury and the effects of exogenous myostatin on muscle and bone healing. J Histochem Cytochem Off J Histochem Soc, 2012, 60(1): 22-30.

［32］Reverte MM, Dimitriou R, Kanakaris NK, et al. What is the effect of compartment syndrome and fasciotomies on fracture healing intibial fractures? Injury, 2011, 42(12): 1402-1407.

［33］Marotti G, Ferretti M, Muglia MA, et al. A quantitative evaluation of osteoblastosteocyte relationships on growing endosteal surface of rabbit tibiae. Bone, 1992, 13(5): 363-368.

［34］Urist MR. Bone: formation by autoinduction. Science, 1965, 150(3698): 893-899.

［35］Fernandez-Real JM, Izquierdo M, Ortega F, et al. The relationship of serum osteocalcin concentration to insulin secretion, sensitivity, and disposal with hypocaloric diet and resistance training. J Clin Endocrinol Metab, 2009, 94(1): 237-245.

［36］Ferron M, Wei J, Yoshizawa T, et al. Insulin signaling in osteoblasts integrates bone remodeling and energy metabolism. Cell, 2010, 142(2): 296-308.

［37］Oury F, Khrimian L, Denny CA, et al. Maternal and offspring pools of osteocalcin influence brain development and functions. Cell, 2013, 155(1): 228-241.

［38］Oury F, Ferron M, Wang HZ, et al. Osteocalcin regulates murine and human fertility through a pancreas bone testis axis. J Clin Invest, 2013, 123(6): 2421-2433.

［39］Wei J, Ferron M, Clarke CJ, et al. Bone-specific insulin resistance disrupts whole-body glucose homeostasis via decreased osteocalcin activation. J Clin Invest, 2014, 124(4): 1-13.

［40］Gannage-Yared MH, Yaghi C, Habre B, et al. Osteoprotegerin in relation to body weigt, lipid parameters insulin sensitivity, adipocytokines, and C-reactive protein in obese and non-obese young individuals: results from both cross-sectional and interventional study. Eur J Endocrinol, 2008, 158(3): 353-359.

［41］Qian SW, Tang Y, Li X, et al. BMP4-mediated brown fat-like changes in white adipose tissue alter glucose and energy homeostasis. PNAS, 2013, 110(9): E798-807.

［42］Lee NK, Sowa H, Hinoi E, et al. Endocrine regulation of energy metabolism by the skeleton. Cell, 2007, 130(3): 456-469.

［43］Liu S, Zhou J, Tang W, et al. Pathogenic role of Fgf23 in Hyp mice. Am J Physiol Endocrinol Metab, 2006, 291(1): E38-49.

［44］Oshima K, Nampei A, Matsuda M, et al. Adipenectin increases bone mass by suppressing osteoclast and activating osteoblast. Biochem Biophys Res Commun, 2005, 331(2): 520-526.

［45］Koyama Y, Mitsui N, Suzuki N, et al. Effect of compressive force on the expression of inflammatory cytokines and their receptors in osteoblastic Saos-2 cells. Arch Oral Biol, 2008, 53(5): 488-496.

［46］Nag AC, Foster JD. Myogenesis in adult mammalianskeletal muscle in vitro. J Anat, 1981, 132(Pt 1): 1-18.

［47］Shefer G, Van de Mark DP, Richardson JB, et al. Satellite-cell pool size does matter: defining the myogenic potency of aging skeletal muscle. Dev Biol, 2006, 294(1): 50-66.

［48］Jonsdottir IH, Schjerling P, Ostrowski K, et al. Muscle contractions induce interleukin-6 mRNA production in rat skeletal muscles. J Physiol, 2000, 528(Pt 1): 157-163.

［49］Febbraio MA, Steensberg A, Keller C, et al. Glucose ingestion attenuates interleukin-6 release from contracting skeletal muscle in humans. J Physiol, 2003, 549(Pt 2): 607-612.

［50］Carey AL, Steinberg GR, Macaulay SL, et al. Interleukin-6 increases insulin-stimulated glucose disposal in humans and glucose uptake and fatty acid oxidation in vitro via AMP-activated protein kinase. Diabetes, 2006, 55(10): 2688-2697.

［51］Ellingsgaard H, Hauselmann I, Schuler B, et al. Interleukin-6 enhances insulin secretion by increasing glucagon-like peptide-1 secretion from L cells and alpha cells. Nat Med, 2011, 17(11): 1481-1489.

［52］Wallenius V, Wallenius K, Ahrén B, et al. Interleukin-6 deficient mice develop mature-onset obesity. Nat Med, 2002, 8(1): 75-79.

［53］Tang L, Yan Z, Wan Y, et al. Myostatin DNA vaccine increases skeletal muscle mass and endurance in mice. Muscle Nerve, 2007, 36(3): 342-348.

［54］Whittemore LA, Song K, Li X, et al. Inhibition of myostatin in adult mice increases skeletal muscle mass and strength. Biochem Biophys Res Commun, 2003, 300(4): 965-971.

［55］Bogdanovich S, Krag TO, Barton ER, et al. Functional improvement of dystrophic muscle by myostatin blockade. Nature, 2002, 420(6914): 418-421.

［56］Zhao B, Wall RJ, Yang J. Transgenic expression of myostatinpropeptide prevents diet-induced obesity and insulin resistance. Biochem Biophys Res Commun, 2005, 337(1): 248-255.

［57］Allen DL, Hittel DS, McPherron AC. Expression and function of myostatin in obesity, diabetes, and exercise adaptation. Med Sci Sports Exerc, 2011, 43(10): 1828-1835.

［58］Busquets S1, Figueras MT, Meijsing S, et al. Interleukin-15 decreases proteolysis in skeletal muscle: a direct effect. Int J Mol Med, 2005, 16(3): 471-476.

［59］Busquets S, Figueras M, Almendro V, et al. Interleukin-15 increases glucose uptake in skeletal muscle. An antidiabetogenic effect of the cytokine. Biochim Biophys Acta, 2006, 1760(11): 1613-1617.

［60］Pedersen BK, Febbraio MA. Muscles, exercise and obesity: skeletal muscle as a secretory organ. Nat Rev Endocrinol, 2012, 8(8): 457-465.

［61］Seldin MM, Peterson JM, Byerly MS, et al. Myonectin (CTRP15), a novel myokine that links skeletal muscle to systemic lipid homeostasis. J Biol Chem, 2012, 287(15): 11968-11980.

［62］Park SY, Choi JH, Ryu HS, et al. C1q tumor necrosis factor alpha-related protein isoform 5 is increased in mitochondrial DNA-depleted myocytes and activates AMP-activated protein kinase. J Biol Chem, 2009, 284(41): 27780-27789.

［63］Seldin MM, Lei X, Tan SY, et al. Skeletal muscle-derived myonectin activates the mammalian target of rapamycin (mTOR) pathway to suppress autophagy in liver. J Biol Chem, 2013, 288(50): 36073-36082.

［64］Matthews VB, Astrom MB, Chan MH, et al. Brain-derived neurotrophic factor is produced by skeletal muscle cells in response to contractionand enhances fat oxidation via activation of AMPactivated protein kinase. Diabetologia, 2009, 52(7): 1409-1418.

［65］Karsenty G, Olson EN. Bone and muscle endocrine function: unexpected paradigms of interorgan communication. Cell, 2016, 164(6): 1248-1256.

［66］Karsenty G, Ferron M. The contribution of bone to whole-organism physiology. Nature, 2012, 481(7381): 314-320.

［67］Coiro V, Volpi R, Cataldo S, et al. Effect of physiological exercise on osteocalcin levels in subjects with adrenal incidentaloma. J Endocrinol Invest, 2012, 35(4): 357-358.

［68］Rubenstein LZ, Josephson KR. Falls and their prevention in elderly people: what does the evidence show? Med Clin North Am, 2006, 90(5): 807-824.

［69］Bradley SM. Falls in older adults. Mount Sinai J Med, 2011, 78(4): 590-595.

［70］Pedersen BK, Akerstrom TC, Nielsen AR, et al. Role of myokines in exercise and metabolism. J Appl Physiol, 2007, 103(3): 1093-1098.

［71］中华医学会骨质疏松和骨矿盐疾病分会．原发性骨质疏松症诊疗指南（2017）．中华骨质疏松和骨矿盐疾病杂志，2017, 10(5): 413-443.

［72］Zaki ME, Hussein FH, Banna RAE-SE. Osteoporosis among ancient Egyptians. Int J Osteoarchaeol, 2009, 19(1): 78-89.

［73］Schwartz AV, Nevitt MC, Brown Jr BW, et al. Increased falling as a risk factor for fracture among older women: the study of osteoporoticfractures. Am J Epidemiol, 2005, 161(2): 180-185.

［74］Taylor BC, Schreiner PJ, Stone KL, et al. Long-term prediction of incident hip fracture risk in elderly white women: study of osteoporotic fractures. J Am Geriatr Soc, 2004, 52(9): 1479-1486.

［75］Vermeer C, Knapen MH, Schurgers LJ. Vitamin K and metabolic bone disease. J Clin Pathol, 1998, 51(6): 424-426.

［76］Versluis RG, Papapoulos SE, de Bock GH, et al. Clinical risk factors as predictors of postmenopausal osteoporosis in general practice. Br J Gen Pract J Royal Coll Gen Pract, 2001, 51(471): 806-810.

［77］Rosenberg IH. Sarcopenia: origins and clinical relevance. J Nutr, 1997, 127(5 Suppl): 990S-991S.

［78］Cruz-Jentoft AJ, Baeyens JP, Bauer JM, et al. Sarcopenia: European consensus on definition and diagnosis: report of the European Working Group on sarcopenia in older people. Age Ageing, 2010, 39(4): 412-423.

［79］Fielding RA, Vellas B, Evans WJ, et al. Sarcopenia: an undiagnosed condition in older adults. Current consensus definition: prevalence, etiology, and consequences. International working group on sarcopenia. J Am Med Dir Assoc, 2011, 12(4): 249-256.

［80］Walrand S, Guillet C, Salles J, et al. Physiopathological mechanism of sarcopenia. Clin Geriatr Med, 2011, 27(3): 365-385.

［81］Kim H, Hirano H, Edahiro A, et al. Sarcopenia: prevalence and associated factors based on different suggested definitions in community-dwelling older adults. Geriatr Gerontol Int, 2016, 16 (Suppl 1): 110-122.

［82］Rolland Y, Czerwinski S, Kan G, et al. Sarcopenia: its assessment, etiology, pathogenesis, consequences and future perspectives. J Nutr Health Aging, 2008, 12(7): 433-450.

［83］Lang T, Streeper P, Cawthon P, et al. Sarcopenia: etiology, consequences, intervention, and assessment. Osteopros Int, 2010, 21(4): 543-559.

［84］Baumgartner RN, Koehler KM, Gallagher D, et al. Epidemiology of sarcopenia among the elderly in New Mexico. Am J Epidemiol, 1998, 147(8): 755-763.

［85］Chen LK, Liu LK, Woo J, et al. Sarcopenia in Asia: consensus report of the Asian Working Group for Sarcopenia. J Am Med Dir Assoc, 2014, 15(2): 95-101.

［86］Baumgartner RN. Body composition in healthy aging. Ann N Y Acad Sci, 2000, 904: 437-448.

［87］Roubenoff R. Excess baggage: sarcopenia, obesity, and cancer outcomes. Lancet Oncol, 2008, 9(7): 605-607.

［88］Schrager MA, Metter EJ, Simonsick E, et al. Sarcopenic obesity and inflammation in the InCHIANTI study. J Appl Physiol, 2007, 102(3): 919-925.

［89］Baumgartner RN, Wayne SJ, Waters DL, et al. Sarcopenic obesity predicts instrumental activities of daily living disability in the elderly. Obes Res, 2004, 12(12): 1995-2004.

［90］Lammes E, Akner G. Resting metabolic rate in elderly nursing home patients with multiple diagnosis. J Nutr Health Aging, 2006, 10(4): 263-270.

［91］He H, Liu Y, Tian Q, et al. Relationship of sarcopenia and body composition with osteoporosis. Osteoporos Int, 2016, 27(2): 473-482.

［92］ Lee SG, Lee Y, Kim KJ, et al. Additive association of vitamin D insufficiency and sarcopenia with low femoral bone mineral density in noninstitutionalized elderly population: the Korea National Health and Nutrition Examination Surveys 2009-2010. Osteoporos Int, 2013, 24(11): 2789-2799.

［93］ Cheng Q, Zhu X, Zhang X, et al. A cross-sectional study of loss of muscle mass corresponding to sarcopenia in healthy Chinese men and women: reference values, prevalence, and association with bone mass. J Bone Mineral Metabolism, 2014, 32 (1): 78-88.

［94］ Yang SY, Hoy M, Fuller B, et al. Pretreatment with insulin-like growth factor I protects skeletal musclecells against oxidative damage via PI3K/Akt andERK1/2 MAPK pathways. Lab Invest, 2010, 90(3): 391-401.

［95］ Bischoff-Ferrari HA, Orav JE, Kanis JA, et al. Comparative performance of current definitions of sarcopenia against the prospective incidence of falls amongcommunity-dwelling seniors age 65 and older. Osteoporos Int, 2015, 26(12): 2793-2802.

［96］ Sinaki M. Musculoskeletal of osteoporosis. Aging (Milano), 1998, 10(3): 249-262.

［97］ Kai MC, Anderson M, Lau EM. Exercise interventions: defusing the worlds, osteoporosis time bomb. World Health Organ, 2003, 81(11): 827-830.

［98］ Rizzoli R. Nutrition and sarcopenia. J Clin Densitom, 2015, 18(4): 483-487.

［99］ Cermak NM, de Groot LC, van Loon LJ. Perspective: protein supplementation during prolonged resistance type exercise training augments skeletal muscle mass and strength gains. J Am Med Dir Assoc, 2013, 14(1): 71-72.

［100］ Beaudart C, Buckinx F, Rabenda V, et al. The effects of vitamin D on skeletal muscle strength, muscle mass, and muscle power: a systematic review and meta-analysisof randomized controlled trials. J Clin Endocrinol Metab, 2012, 99(11): 4336-4345.

［101］ John EM. Pharmacologic options for the treatment ofsarcopenia. Calcif Tissue Int, 2016, 98(4): 319-333.

［102］ Zhang X, Sui Z. Deciphering the selective androgen receptor modulators paradigm. Expert Opin Drug Discov, 2013, 8(2): 191-218.

［103］ Brioche T, Kireev RA, Cuesta S, et al. Growth hormonereplacement therapy prevents sarcopenia by a dual mechanism: improvement of protein balance and ofantioxidant defenses. J Gerontol A Biol Sci Med Sci, 2014, 69(10): 1186-1198.

［104］ Padhi D, Higano CS, Shore ND, et al. Pharmacological inhibition of myostatin and changes in lean bodymass and lower extremity muscle size in patients receiving androgen deprivation therapy for prostate cancer. J Clin Endocrinol Metab, 2014, 99(10): E1967-E1975.

［105］ Schweitzer R, Zelzer E, Volk T. Connecting muscles to tendons: tendons and musculoskeletal development in flies and vertebrates. Development, 2010, 137(17): 2807-2817.

［106］ Blitz E, Viukov S, Sharir A, et al. Bone ridge patterning during musculoskeletal assembly is mediated through SCX regulation of Bmp4 at the tendon-skeleton junction. Dev Cell, 2009, 17(6): 861-873.

［107］ Edom-Vovard F, Duprez D. Signals regulating tendon formation during chick embryonic development. Dev Dyn Off Publ Am Assoc Anat, 2004, 229(3): 449-457.

［108］ Edom-Vovard F, Schuler B, Bonnin MA, et al. Fgf4 positively regulates scleraxis and tenascin expression in chick limb tendons. Dev Biol, 2002, 247(2): 351-366.

［109］ Rodriguez-Guzman M, Montero JA, Santesteban E, et al. Tendon-muscle crosstalk controls muscle bellies morphogenesis, which is mediated by cell death and retinoic acid signaling. Dev Biol, 2007, 302(1): 267-280.

［110］Findlay DM, Atkins GJ. Osteoblast-chondrocyte interactions in osteoarthritis. Curr Osteoporos Rep, 2014, 12(1): 127-134.

［111］Funck-Brentano T, Cohen-Solal M. Crosstalk between cartilage and bone: when bone cytokines matter. Cytokine Growth Factor Rev, 2011, 22(2): 91-97.

［112］Yuan XL, Meng HY, Wang YC, et al. Bone-cartilage interface crosstalk in osteoarthritis: potential pathways and future therapeutic strategies. Osteoarthritis Cartilage/OARS Osteoarthritis Res Soc, 2014, 22(8): 1077-1089.

［113］Heinemeier KM, Olesen JL, Haddad F, et al. Expression of collagen and related growth factors in rat tendon and skeletal muscle in response to specific contraction types. J Physiol, 2007, 582(Pt 3): 1303-1316.

［114］Rizzuto E, Musaro A, Catizone A, et al. Measuring tendon properties in mdx mice: cell viability and viscoelastic characteristics. J Biomech, 2009, 42(14): 2243-2248.

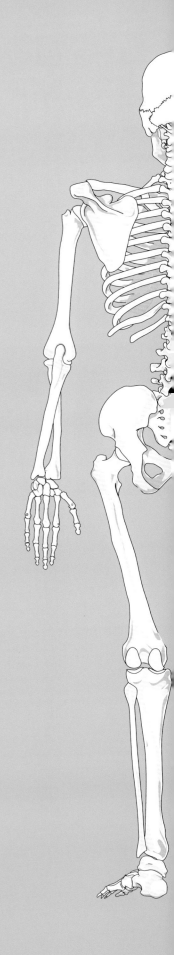

| 第 5 章 |

性激素与骨骼
老化

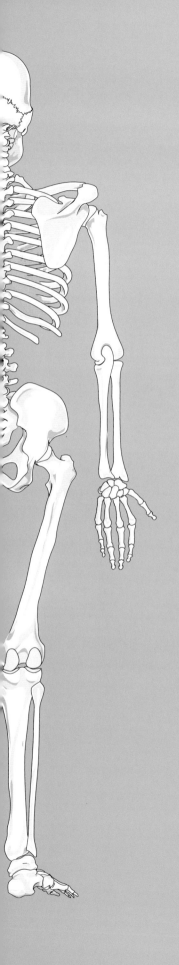

本章要点

- 性激素下降与骨矿密度快速丢失密切相关
- 性激素影响骨骼的微结构
- 性激素是骨折发生的重要影响因素

第一节　概述

　　性激素对维持骨骼发育起着至关重要的作用。性激素一直被认为有性别特异性，即雌激素对女性非常重要，而睾酮则主要针对男性发挥作用。但近数十年的研究表明，对于女性，雌激素缺乏是骨丢失进入加速期的标志，而雄激素同样也有着重要意义；对于男性，除雄激素外，雌激素对于骨骼完整性的维持也起着非常重要的作用。不论男性还是女性，骨丢失均与年龄相关。本章重点探讨性激素对高龄人群骨骼维护的重要作用。

一、性激素的年龄差异

　　男性或女性的睾酮（ testosterone，T ）和雌二醇（ estradiol，E_2 ）水平，特别是生物利用度高的游离激素水平，会随着年龄增长而降低，而这种下降可以导致一些重要器官的老化。除了骨骼力量以外，性激素水平的下降还可以导致物理功能下降、认知功能的改变和生活质量的降低。

　　总睾酮、生物活性睾酮（ bioavailable T，BioT ）、总 E_2 和生物活性 E_2（ bioavailable E_2，$BioE_2$ ）的水平会随着性别和年龄而不同，见图 5-1 和 5-2[1-2]。图中可见各年龄组男性睾酮水平均高于女性，绝经前女性 E_2 水平同样也高于年轻男性，但老年女性则相反，老年男性总 E_2 水平比老年女性高 76%，$BioE_2$ 水平几乎是老年女性的 3 倍，可见老年女性主要以 $BioE_2$ 的降低为著。但这种与年龄相关的性激素降低有明显的个体差异[3]，所以监测性激素

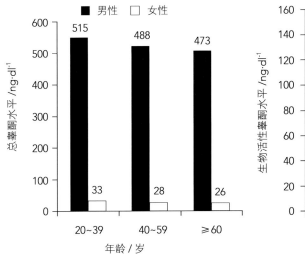

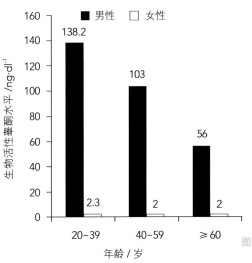

图 5-1　总睾酮、生物活性睾酮的年龄和性别差异

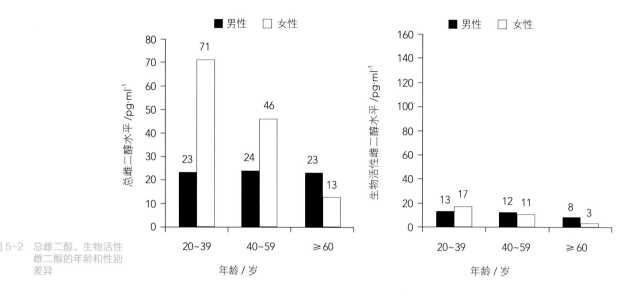

图 5-2　总雌二醇、生物活性雌二醇的年龄和性别差异

水平下降这一高危因素，并给予各种干预措施，有助于预防由于激素下降、骨量快速丢失而发生的骨折。

二、性激素的检测方法

雌二醇测定以往主要用于绝经前女性，月经期的不同时期有不同的标准值，规范的测定时间应是月经期的早卵泡期，即月经第 2~4 天，但月经周期不规则或进入绝经过渡期的女性难以按照标准化时间取血，因此也会影响对 E_2 结果的判定[4]。而绝经后女性由于雌激素水平非常低，测定方法必须有更高的敏感性。

检测 E_2 的方法主要有 2 种：间接免疫和直接免疫测定。间接免疫测定法是在放射免疫测定（radioimmunoassay，RIA）前包括一个萃取步骤，它可去除干扰测定结果的交叉反应物质，而直接测定法没有萃取步骤。目前认为萃取质谱法可以减少或消除干扰物质，是测定男性和女性激素的标准方法[5]。

此外，雄激素和雌激素的生物合成非常复杂，男性、绝经前后女性均有不同，而且许多酶也参与到性激素的合成和代谢中。绝经后不论男女，雄激素都是雌激素的主要前身物质，游离的激素水平（未与白蛋白结合的部分）有更高的生物利用度，测定时尤其要注意其间的差异。

第二节　类固醇激素与骨矿密度

一、女性类固醇激素与骨矿密度的关系

1. 卵泡刺激素、E_2 与骨矿密度

绝经前女性总 E_2 和 $BioE_2$ 水平与骨矿密度（bone mineral density，BMD）无关，绝经前和绝经早期女性预测 BMD 最好的激素指标是卵泡刺激素（follicle stimulating hormone，FSH）。在绝经过渡期 FSH 水平在多数周期中开始升高，提示卵巢功能下降。当两次测定值 FSH>25U/L 时，提示卵巢功能减退，常常在一年后出现闭经；当两次 FSH>40U/L 时，提示卵巢功能衰竭，雌激素水平会快速下降。

在绝经前和绝经过渡期高水平的 FSH（并不是 E_2）更能提示腰椎 BMD 的快速丢失；而在绝经后的前 2 年，低水平的 E_2（不是 FSH）与腰椎 BMD 的快速丢失更为相关。

BMD 下降与最后一次月经时间（final menstrual period，FMP）密切相关 [6]。BMD 变化分为 3 个阶段：绝经前期（FMP 前 1～5 年）、围绝经期（FMP 前 1 年至 FMP 后 2 年内）、绝经后期（FMP 后 2～5 年）。研究观察发现骨丢失主要在 FMP 后的最初几年，即围绝经期。FMP 后的 10 年中腰椎 BMD 累积丢失率为 10.6%，而围绝经期就丢失了 7.38%；股骨颈 BMD 10 年累积丢失 9.1%，围绝经期就丢失了 5.8%。

骨量丢失有种族差异，非洲人相对较少，亚洲人（如日本人和中国人）相对较多。一些早年的小样本研究发现，在绝经过渡期，腰椎 BMD 的丢失速率比股骨颈更快，主要表现在腰椎骨小梁上。

2. T、BioT 与 BMD

有关绝经后老年女性睾酮水平与 BMD 之间的关系报道较少。以往的研究显示，与总睾酮相比，游离睾酮与 BMD 之间存在更强的相关性。虽然绝经前女性 BMD 与 E_2 水平无关，但 BioT 水平却与 BMD 成正相关。因此考虑到骨量峰值的因素，在绝经前应注重雄激素特别是 BioT 的水平。

低水平 E_2 与绝经后老年女性骨量的快速丢失相关。绝经前低雌激素水平与骨量丢失的关系存在争议，研究显示绝经前女性骨丢失主要与低雄激素水平有关，而在绝经后则与低雄激素和低雌激素相关 [1,7]。

二、男性类固醇激素与骨矿密度的关系

1. 男性雌激素与 BMD

除雄激素外，雌激素对于男性骨骼的维护同样具有重要意义。雌激素 α 受体缺乏的男性常伴有雌激素水平高、睾酮水平正常的特点，其 BMD 也非常低。芳香化酶缺乏的男性，其体内自雄激素转化为雌激素的能力受限，会导致体内雌激素缺乏，其 BMD 往往也非常低，对雌激素替代治疗反应良好。

不论年龄如何，男性的总 E_2 和（或）$BioE_2$ 都与 BMD 正相关，BMD 与 $BioE_2$ 的关系更为密切。由于睾酮均在正常水平，不论年龄高低，对单纯总 T 或 BioT 与 BMD 的相关性研究报道较少 [8-10]。

2. 男性 E_2、T 对 BMD 的交叉作用

许多研究已经证明雌激素在骨骼维持中的重要作用，但雌激素对男性峰值骨量的贡献及骨丢失的影响尚不清楚。早年研究显示，年轻男性（22～39岁）BMD 的增加率与总 E_2 及 $BioE_2$ 相关，而与总 T 和 BioT 无关；$BioE_2$ 低于中位数（40pmol/L）的老年男性表现出较高的骨丢失率，骨吸收标志物的水平也更高。

美国的男性骨质疏松研究（MrOS）中，性腺功能减退（T<200ng/dl，或 T<6.9nmol/L）和 E_2 缺乏（E_2<10pg/ml，或 E_2<36.7pmol/L）的男性，其髋关节 BMD 的 T 值低于 −2.5 的比例明显升高。但也有研究发现，性腺功能减退的男性与性腺功能正常者比较，其 BMD 在任何时期并没有明显不同 [11-13]。

为了解睾酮和雌激素在调节男性骨吸收和骨形成中的作用，有学者对睾酮和雌激素缺乏的 59 例老年男性进行研究，平均年龄 68 岁，分别用 T、E_2 及 $T+E_2$ 做替代治疗。替代前受试者的骨吸收标志物均已明显升高。替代后，单纯使用 E_2 可以减少骨吸收，但单纯 T 替代治疗并没有取得相同的效

果，$T+E_2$ 同时替代可以维持骨形成。结果提示虽然睾酮与 BMD 的关系并不明显，但睾酮可以影响骨形成。

当游离 T 和游离 E_2 处于很低水平时，其低骨量（$-2.5<T<-1.0$）的发生率分别是 3.8%（1.87%~7.78%，$P \leqslant 0.001$）和 1.69%（0.95%~2.98%，$P=0.04$）；$E_2<20ng/L$ 的男性其 BMD 会更低[14]。

3. 性激素、性激素结合球蛋白与男性骨丢失和骨折的关系

性激素结合球蛋白（sex hormone binding globulin，SHBG）浓度高于 50.9nmol/L 的男性，BMD 丢失率明显加快；SHBG 浓度为 52.5~59.1nmol/L 或更高的男性，骨折的风险增加。但 SHBG 与骨丢失率和骨折成非线性关系，meta 分析有助于确定 $BioE_2$ 和 SHBG 的风险阈值[15-19]。

香港 MrOS 对 1489 名中国男性的性激素与骨丢失的关系进行了研究，研究结果也显示了总 E_2 和 $BioE_2$ 与骨丢失率的关系非常密切[20]。

总而言之，性激素、SHBG 与骨丢失和骨折的关系密切。研究显示，低 $BioE_2$（<39.7pmol/L）、低 BioT（<5.43nmol/L）、高 SHBG（$\geqslant 62.9nmol/L$）的男性每年骨丢失率较正常人群增加 3 倍。每种激素在维持 BMD 中都起着重要作用，各种激素的作用交互融合，确定单一激素的作用比较困难。生物利用度的测定也取决于组织作用方式，雌酮比雌二醇生物利用度更弱，但在血液循环中浓度较高。雌酮与 $BioE_2$ 中度相关，雌酮与 BMD 基线有一定的关联，但对其重要性的了解还不多，目前认为 $BioE_2$ 是老年男性最重要的雌激素[17,19]。

第三节　性激素、体积 BMD 和骨骼结构

以前应用面积 BMD（areal BMD）测量的研究都不能反映性激素与骨小梁、皮质骨及骨结构参数之间的关系。研究显示体积 BMD 与骨结构的关系更为密切。在皮质骨中，低水平的 $BioE_2$ 与体积 BMD 相关，但高水平 $BioE_2$ 与体积 BMD 并无相关性；而在骨小梁中，任意数值的 $BioE_2$ 均与体积 BMD 相关。因此，$BioE_2$ 水平的降低对骨小梁骨量减少有更强的作用，

而皮质骨对 $BioE_2$ 水平的降低不敏感，除非 $BioE_2$ 已低于临界值水平；同时观察到与绝经相关的骨丢失主要影响骨小梁，而不是皮质骨 [1-2,21]。

不论老年男性还是老年女性，$BioE_2$ 或 BioT 都与骨皮质和骨小梁的微结构密切相关 [1-2]。骨结构的扩张也可以在一定程度上补偿绝经后骨结构的丢失。雌激素与骨膜直径的改变密切相关，对维持骨结构参数起着重要作用 [22]。

大多数骨折发生在 65 岁以后，皮质骨丢失比骨小梁丢失影响更大。皮质骨由于其多孔性的特征，在老年人群中，由于皮质骨内重塑将会减少骨的张力。E_2 和游离 E_2 与皮质骨的多孔状态成负相关，低 E_2 水平由于加重皮质骨的多孔性而更易导致个体骨折，也会减弱髋关节的强度；但睾酮水平与皮质骨的多孔状态没有明显的相关性 [23-25]。

第四节　性激素与骨折

一、老年女性性激素水平与骨折的关系

E_2 低于 5pg/ml（18pmol/L）的女性，其髋部骨折风险将增加 2.5 倍，而这种状态对 BMD 的降低作用比较轻微，主要是对骨折产生影响。

游离 T 水平较低的女性，其髋部骨折的风险也会增加，但椎体骨折的风险不增加。

高 SHBG 水平也会使髋部骨折风险增加，但这种关系与体重相关。

研究显示，低 E_2 和高 SHBG 会明显增加髋部骨折风险和椎体骨折的风险，且并不依赖 BMD 的高低；但也有研究发现 SHBG 与骨折风险并不相关 [26-27]。

一项名为女性健康倡仪（Women's Health Initiative，WHI）的研究发现，当女性 $BioE_2$>8.2pg/ml、BioT>14ng/dl 时，髋部骨折的风险将分别降低 56% 和 38%，而当 SHBG>1.7ng/dl 时，风险将增加 90%，BioT 和

SHBG 较 $BioE_2$ 有更强的预测作用；尚没有证据显示激素治疗达到何种 E_2 和 SHBG 的阈值水平可有效减少骨折的风险；多元回归分析发现性激素对骨折的影响主要是 SHBG，而不是 $BioE_2$[28-29]。

低 E_2 和高 SHBG 水平在老年女性中较常出现，但大多并不伴发骨折。有学者应用游离 E_2 指数来评估骨折风险，发现低游离 E_2 指数（<0.35）可增加临床椎体骨折的风险，也增加影像学椎体骨折的风险。但这个指数预测椎体骨折的敏感性只有 44%，接受手术的曲线下面积也很低，只有 0.59，因此认为性激素预测模型并不优于概率。

雄烯二酮水平比较低或者雄烯二酮 /SHBG 比值低的女性骨折的风险增加。

总之，覆盖了不同年龄段（64～82 岁）和不同种族的大量研究表明，女性低 E_2 水平与骨折相关，$BioE_2$ 水平的增高将降低骨折的风险；BioT 水平的增高也有一定的降低骨折风险的作用；虽然 SHBG 与骨折关系研究的结果不一致，但大多数研究显示高 SHBG 水平会明显增加骨折的风险[30-32]。

亚洲老年女性有较高的髋部骨折发生率，她们的体重较其他种族女性相对更低，这是否与雄激素水平或者体重对骨骼的特殊作用有关，还需深入研究。

二、老年男性性激素水平与骨折的关系

一些病例对照或横断面研究已经显示性激素与老年男性骨折密切相关。睾酮缺乏是预测男性髋部骨折很好的指标，低 E_2 和高 SHBG 水平的男性更易患特发性骨质疏松症，但也有其他研究并没有得出同样的结果。这些回顾性研究都受到小样本量的限制。

一项针对 2908 例老年男性的研究发现，游离 E_2 水平小于中位数并不增加骨折发生的风险，但游离 E_2 水平在第十百分位数以下的男性与所有常见骨折及经 X 线证实的椎体骨折密切相关；游离 T 水平在中位数以下的男性与所有常见骨折、骨质疏松相关性骨折和椎体骨折相关。但这些研究结果并没有提供 E_2 和 T 的具体阈值标准[33-35]。

研究还发现，在排除了年龄、体重指数、身高和吸烟等因素的干扰后，总 $E_2<18.1pg/ml$ 的男性的髋部骨折发生率增加 3 倍，但 E_2 水平与骨折发生风险的关系是非线性的；总 T 水平与髋部骨折没有相关性，然而如果低 E_2（$<17.2pg/ml$）和低 T（$<3.85ng/ml$）合并存在时，髋部骨折风险很高，风险比达 6.5。而 $E_2>16.0pg/ml$ 的男性所有骨折、非椎体骨折和临床椎体骨折的发生率下降[18]。总睾酮水平与骨折没有相关性，但游离 T>99pg/ml 的男性有较低的骨折发生率；高 SHBG（>52.5nmol/L）的男性其任何骨折及临床椎体骨折的发生率明显增加[36-37]。

在美国 MrOS 研究中，$BioE_2<11.4pg/ml$、BioT<163.5ng/dl 或 SHBG>59.1nmol/L 的男性，非椎体骨折的风险明显增加[19]。相似地，英国随访 5 年的研究发现，游离 E_2 水平对骨折的预测更有意义[34]。但也有 E_2 或 T 的水平与骨折不相关的研究报道[38]。一项针对 1489 例中国男性的长达 4 年的研究提示，总 E_2 和 $BioE_2$ 水平与骨折发生风险相关，但 T 或 SHBG 水平与骨折发生风险不相关[20]。

总之，多数的研究提示低 $BioE_2$、低 BioT 和高 SHBG 水平是老年男性发生骨折的高危因素。

第五节 总结

不论男性还是女性，E_2 在维持骨骼完整性方面均起着关键作用，E_2 是骨折发生风险的标志物，质谱分析是常用的检测手段。E_2 与骨折发生风险成负相关。

虽然睾酮并不是一种很强的骨折的独立影响因素，但其对老年男性维持骨形成起着重要作用。总睾酮与继发性骨折相关。性激素与骨质脆弱相关，特别是低睾酮水平在老年男性是骨质脆弱的独立影响因素，可以导致骨量的大量丢失。同时睾酮通过对肌肉质量和身体活动能力的作用影响骨骼健康，甚或导致骨折[39-40]。

性激素会影响骨折发生的风险。大量研究显示，低 $BioE_2$、低 T 及高 SHBG 水平会加快骨丢失，使骨折风险增加。然而，由于不同的骨折混杂不同的变量，BMD 与骨折的关系还需再根据变量进行调整，综合判断和研究。

　　骨折的发生是多因素所致。结合骨的生化标志物可以发现高风险人群，如 25OHD<20ng/ml 会明显增加髋骨骨量丢失和髋部骨折的风险。骨标志物结合性激素 BioE$_2$、BioT 或 SHBG，可以对非椎骨骨折和骨质疏松性骨折高风险人群进行追踪随访[41-42]。

　　总之，骨骼健康的影响因素是多方面的，性激素起了非常重要的作用。多变量分析可以帮助我们更准确地判断影响骨骼健康的内分泌因素，确定高危人群，提出应对措施，减少和避免老年人群中由骨骼老化导致的骨折。

（孙丽芳）

参考文献

[1] Khosla S, Riggs BL, Robb RA, et al. Relationship of volumetric bone density and structural parameters at different skeletal sites to sex steroid levels in women. J Clin Endocrinol Metab, 2005, 90(9): 5096-5103.

[2] Khosla S, Melton 3rd LJ, Robb RA, et al. Relationship of volumetric BMD and structural parameters at different skeletal sites to sex steroid levels in men. J Bone Miner Res, 2005, 20(5): 730-740.

[3] Orwoll E, Lambert LC, Marshall LM, et al. Testosterone and estradiol among older men. J Clin Endocrinol Metab, 2006, 91(4): 1336-1344.

[4] Sowers MR, Jannausch M, McConnell D, et al. Hormone predictors of bone mineral density changes during the menopausal transition. J Clin Endocrinol Metab, 2006, 91(4): 1261-1267.

[5] Taieb J, Mathian B, Millot F, et al. Testosterone measured by 10 immunoassays and by isotope-dilution gas chromatography-mass spectrometry in sera from116 men, women, and children. Clin Chem, 2003, 49(8): 1381-1395.

[6] Sowers MR, Zheng H, Jannausch ML, et al. Amount of bone loss in relation to time around the final menstrual period and follicle-stimulating hormone staging of the transmenopause. J Clin Endocrinol Metab, 2010, 95(5): 2155-2162.

[7] Greendale GA, Sowers MF, Han W, et al. Bone mineral density loss in relation to the final menstrual period in a multiethnic cohort: results from the Study of Women's Health Across the Nation(SWAN). J Bone Miner Res, 2012, 27(1): 111-118.

[8] Ohlsson C, Nilsson ME, Tivesten A, et al. Comparisons of immunoassay and mass spectrometry measurements of serum estradiol levels and their influence on clinical association studies in men. J Clin Endocrinol Metab, 2013, 98(6): E1097-E1102.

[9] Rapuri PB, Gallagher JC, Haynatzki G. Endogenous levels of serum estradiol and sex hormone binding globulin determine bone mineral density, bone remodeling, the rate of bone loss, and response to treatment with estrogen in elderly women. J Clin Endocrinol Metab, 2004, 89(10): 4954-4962.

［10］Guthrie JR, Lehert P, Dennerstein L, et al. The relative effect of endogenous estradiol and androgens on menopausal bone loss: a longitudinal study. Osteoporos Int, 2004, 15(11): 881-886.

［11］Amin S, Zhang Y, Felson DT, et al. Estradiol, testosterone, and the risk for hip fractures in elderly men from the Framingham Study. Am J Med, 2006, 119(5): 426-433.

［12］Ackerman KE, Skrinar GS, Medvedova E, et al. Estradiol levels predict bone mineral density in male collegiate athletes: a pilot study. Clin Endocrinol (Oxf), 2012, 76(3): 339-345.

［13］Fink HA, Ewing SK, Ensrud KE, et al. Associationof testosterone and estradiol deficiency with osteoporosis and rapid bone loss in older men. J Clin Endocrinol Metab, 2006, 91(10): 3908-3915.

［14］Paller CJ, Shiels MS, Rohrmann S, et al. Relationship of sex steroid hormones with bone mineral density(BMD) in a nationally representative sample of men. Clin Endocrinol (Oxf), 2009, 70(1): 26-34.

［15］Gennari L, Merlotti D, Martini G, et al. Longitudinal association between sex hormone levels, bone loss, and bone turnover in elderly men. J Clin Endocrinol Metab, 2003, 88(11): 5327-5333.

［16］Van Pottelbergh I, Goemaere S, Kaufman JM. Bioavailable estradiol and an aromatase gene polymorphism are determinants of bone mineral density changes in men over 70 years of age. J Clin Endocrinol Metab, 2003, 88(7): 3075-3081.

［17］Cauley JA, Ewing SK, Taylor BC, et al. Sex steroid hormones in older men: longitudinal associations with 4.5-year change in hip bone mineral density--the osteoporotic fractures in men study. J Clin Endocrinol Metab, 2010, 95(9): 4314-4323.

［18］Mellstrom D, Vandenput L, Mallmin H, et al. Older men with low serum estradiol and high serum SHBG have an increased risk of fractures. J Bone Miner Res, 2008, 23(10): 1552-1560.

［19］LeBlanc ES, Nielson CM, Marshall LM, et al. The effects of serum testosterone, estradiol, and sex hormone-binding globulin levels on fracture risk in older men. J Clin Endocrinol Metab, 2009, 94(9): 3337-3346.

［20］Woo J, Kwok T, Leung JC, et al. Sex steroids and bone health in older Chinese men. Osteoporos Int, 2012, 23(5): 1553-1562.

［21］Khosla S, Melton 3rd LJ, Achenbach SJ, et al. Hormonal and biochemical determinants of trabecular microstructure at the ultradistal radiusin women and men. J Clin Endocrinol Metab, 2006, 91(3): 885-891.

［22］Ahlborg HG, Johnell O, Turner CH, et al. Bone loss and bone size after menopause. N Engl J Med, 2003, 349(4): 327-334.

［23］Zebaze RM, Ghasem-Zadeh A, Bohte A, et al. Intracortical remodelling and porosity in the distal radius and post-mortem femurs of women: a cross sectional study. Lancet, 2010, 375(9727): 1729-1736.

［24］Vandenput L, Lorentzon M, Sundh D, et al. Serum estradiol levels are inversely associated with cortical porosity in older men. J Clin Endocrinol Metab, 2014, 99(7): E1322-E1326.

［25］Travison TG, Araujo AB, Beck TJ, et al. Relation between serum testosterone, serum estradiol, sex hormone-binding globulin, and geometrical measuresof adult male proximal femur strength. J Clin Endocrinol Metab, 2009, 94(3): 853-860.

［26］Goderie-Plomp HW, van der Klift M, de Ronde W, et al. Endogenous sex hormones, sex hormone-binding globulin, and the risk of incident vertebral fractures in elderly men and women: the Rotterdam Study. J Clin Endocrinol Metab, 2004, 89(7): 3261-3269.

［27］Devine A, Dick IM, Dhaliwal SS, et al. Prediction of incident osteoporotic fractures in elderly women using the free estradiol index. Osteoporos Int, 2005, 16(2): 216-221.

［28］Lee JS, Ettinger B, Stanczyk FZ, et al. Comparison of methods to measure low serum estradiol levels in postmenopausal women. J Clin Endocrinol Metab, 2006, 91(10): 3791-3797.

［29］Cauley JA, LaCroix AZ, Robbins JA, et al. Baseline serum estradiol and fracture reduction during treatment with hormone therapy: the Women's Health Initiative randomized trial. Osteoporos Int, 2010, 21(1): 167-177.

［30］Prince RL, Dick IM, Beilby J, et al. A cohort study of the effect of endogenous estrogenon spine fracture risk and bone structure in elderly women and an assessment of its diagnostic usefulness. Bone, 2007, 41(1): 33-38.

［31］Moberg L, Nilsson PM, Samsioe G, et al. Low androstenedione/sex hormone binding globulin ratio increases fracture risk in postmenopausal women. The Women's Health in the Lund Area study. Maturitas, 2013, 75(3): 270-275.

［32］Cauley JA, Chalhoub D, Kassem AM, et al. Geographic and ethnic disparities in osteoporotic fractures. Nat Rev Endocrinol, 2014, 10(6): 338-351.

［33］Mellstrom D, Johnell O, Ljunggren O, et al. Free testosterone is an independent predictor of BMD and prevalent fractures in elderly men: MrOS Sweden. J Bone Miner Res, 2006, 21(4): 529-535.

［34］Roddam AW, Appleby P, Neale R, et al. Association between endogenous plasma hormone concentrations and fracture risk in men and women: the EPIC-Oxford prospective cohort study. J Bone Miner Metab, 2009, 27(4): 485-493.

［35］Kuchuk NO, van Schoor NM, Pluijm SM, et al. The association of sex hormone levels with quantitative ultrasound, bone mineral density, bone turnover and osteoporotic fractures in older men and women. Clin Endocrinol (Oxf), 2007, 67(2): 295-303.

［36］Meier C, Nguyen TV, Handelsman DJ, et al. Endogenous sex hormones and incident fracture risk in older men: the Dubbo Osteoporosis Epidemiology Study. Arch Intern Med, 2008, 168(1): 47-54.

［37］Cauley JA, Parimi N, Ensrud KE, et al. Serum 25-hydroxyvitamin D and the risk of hip and nonspine fractures in older men. J Bone Miner Res, 2010, 25(3): 545-553.

［38］Bjornerem A, Ahmed LA, Joakimsen RM, et al. A prospective study of sex steroids, sex hormone-binding globulin, and non-vertebral fractures in women and men: the Tromso Study. Eur J Endocrinol 2007, 157(1): 119-125.

［39］Cawthon PM, Ensrud KE, Laughlin GA, et al. Sex hormones and frailty in older men: the osteoporotic fractures in men (MrOS) study. J Clin Endocrinol Metab, 2009, 94(10): 3806-3815.

［40］LeBlanc ES, Wang PY, Lee CG, et al. Higher testosterone levels are associated with less loss of lean body mass in older men. J Clin Endocrinol Metab, 2011, 96(12): 3855-3863.

［41］Ensrud KE, Taylor BC, Paudel ML, et al. Serum 25-hydroxyvitamin D levels and rate of hip bone loss in older men. J Clin Endocrinol Metab, 2009, 94(8): 2773-2780.

［42］Barrett-Connor E, Laughlin GA, Li H, et al. The association of concurrent vitamin D and sex hormone deficiency with bone loss and fracture risk in older men: the osteoporotic fractures in men (MrOS) study. J Bone Miner Res, 2012, 27(11): 2306-2313.

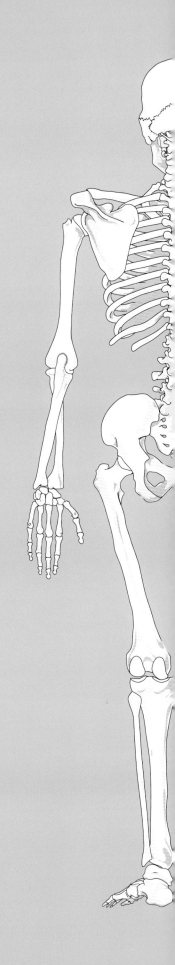

| 第 6 章 |

骨质疏松与实验
动物模型

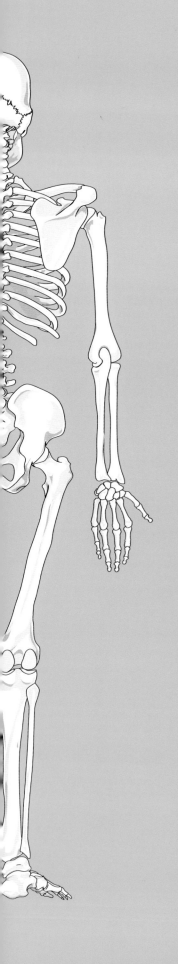

本章要点

- 大动物骨质疏松模型
- 小动物骨质疏松模型
- 微计算机断层扫描（Micro-CT）在骨质疏松研究领域的应用

第一节　概述

骨质疏松模型分为大动物模型和小动物模型两大类。大动物模型包括羊、犬、猪和非人灵长类动物；小动物即"啮齿类"，主要指大鼠和小鼠。从生物学、遗传学、解剖、生理、生物化学等多学科的角度分析，没有单一的动物模型能够精确复制人类骨质疏松的所有特征。啮齿类小动物骨质疏松模型的优势是探讨骨丢失，但涉及骨重建及预防和干预的问题只能在大动物模型中解决。如骨质疏松性骨折的"热点"："干骺端骨折愈合"属于骨科植入材料的临床前研究 [1]，重复性组织形态分析、体液生化免疫分析及髂嵴活组织检查等都需要在大动物模型中进行 [2]。

一、大动物骨质疏松模型的概况

在动物中只有人类、旧大陆猴和类人猿才有自然更年期，其他动物种属在整个生命过程中都处在发情期 [3-4]，因此无法观察到生理性雌激素缺乏导致的自然骨丢失 [2]。此外，所有四足动物的四肢和脊椎的静态和生物力学载荷都与人类不同 [4]。国际文献报道的不同种属大动物骨丢失模型分别为绵羊、山羊、犬、猪和非人灵长类动物。

1．非人灵长类与人类的骨骼结构和代谢最相似，但使用中的伦理问题和法律限制要求最高，且非人灵长类实验成本高，在世界范围内只有极少数的中心会将此类实验合法化 [5]。因此它们虽然与人类在生理功能方面非常接近，但并不适合作为骨质疏松的标准模型 [6]。

2．比格犬在过去的几十年中一直被作为人类骨骼丢失的经典模型。犬的骨多细胞单位（bone multicellular units，BMUs）重建分析显示，其皮质骨和松质骨与人的骨骼结构和新陈代谢是相似的。但是已经发表的文献中，关于犬卵巢切除术后骨骼结构和骨转换改变的数据差异很大，不同解剖位点之间的结果有显著不同。此外，西方国家高度关注使用犬模型的伦理问题，因此认为犬在未来不适合作为标准的骨质疏松模型 [6-7]。

3．绵羊在骨科研究中已经被证实具有极高的价值 [4,8-9]，在本章中将详细介绍。

4．猪和山羊等目前应用相对较少。

二、小动物骨质疏松模型的概况

小动物（大鼠和小鼠）已经成为标准的骨质疏松动物模型。啮齿类实验动物是多产繁殖种属，在整个生育年龄每年可以经历无数次自然繁育，且间隔近、每窝多胎。啮齿动物哺乳期所需要的时间相对较短，短期内断奶可调动比人类更多的骨钙[10]，并具有良好的合成代谢能力，在哺乳期迅速再吸收骨量，促进骨量转换。多胎代谢和内分泌系统的需求增加了繁育大窝哺乳动物时骨形成的内在强健性，表现出骨骼健康的特征，这一特征与人类不相匹配。与大动物模型相比，小动物模型研究的重点是骨丢失，如卵巢切除的大鼠或小鼠是绝经后骨丢失的标准动物模型[11]。此外，小型动物实验成本低，时间短，对饲养管理需求小，伦理影响也比大动物小。改变小鼠遗传背景后可研究其骨骼的新陈代谢和疾病。单基因遗传修饰技术为探索骨质疏松的特定因素（包括膜蛋白、信号转导途径或其他因素）的作用提供了良好的前景。例如，有研究首先证明跨膜受体 Krm2（Kremen-2）在一个敲除小鼠模型中对骨形成具有重要作用[12]；之后又用 Krm2 成功地改变了大鼠的遗传背景，使之成为更具有研究吸引力的骨丢失模型[13]。

本章将分别介绍大动物和小动物骨质疏松模型的特点与现况，以及分子影像学微计算机断层扫描（Micro-CT）在骨质疏松研究中的应用。

第二节　大动物骨质疏松模型

一、骨质疏松研究需要大动物模型

绝经后女性的雌激素严重缺乏是导致快速骨丢失的主要因素。但多数雌性胎生哺乳动物终生处在发情周期，仅在临终前老年动物的发情为非周期性[3]。发情期控制排卵期，排卵期的长短在不同种属之间随生殖差异而不同。动物没有自然更年期。通过外科双侧卵巢切除术（ovariectomy，OVX），可以终止发情周期，并可诱导动物出现模拟人类绝经后女性内分泌、骨骼等类似更年期的症状。

美国食品和药物管理局（Food and Drug Administration，FDA）建议将卵巢切除动物作为骨丢失研究的首选动物模型[14]。骨质疏松模型"公式化"的共性为：卵巢雌激素耗竭是评估药物或骨质疏松临床治疗效果的基础。1998 年世界卫生组织抗骨质疏松药物开发临床前研究指南规定，必须在适当的动物模型中证明药物的作用[15]。实验中大动物作为绝经后骨质疏松模型的有效性取决于如下标准。①雌激素缺乏动物模型的合理性（应该有明显的骨丢失和相似特征，如果是不完全相同的组织，则要研究由雌激素耗尽引起骨质疏松的组织机制）。②特殊的生物和生理学特征，包括骨单位的重建。③成本和实用性。④饲养空间的需求。⑤在一个实验周期内的可管理性。⑥结果的可重复性。⑦最低限度的伦理和社会意义。⑧在模拟成人骨质疏松治疗中对骨骼的潜在预测作用，如增加 BMD。如果某种动物行 OVX后在合理的时间内没有出现严重的骨丢失，则它作为骨质疏松模型的使用价值是有限的，因为其治疗效果可能无法得到充分的评估。

二、在大动物骨质疏松模型制备前需要考虑的两个问题

1. 大动物骨质疏松模型与钙摄入的关系

长期、慢性钙缺乏对骨骼健康有不利影响。1999—2000 年美国健康与营养调查数据显示，51～71 岁女性平均钙的摄入量仅为推荐摄入量的44%～56%。女性的食物或营养选择实际上低于理论上的最佳营养配置。这些女性到了中年期将出现潜在的营养不良。部分女性绝经前慢性钙缺乏导致骨丢失，绝经期雌激素不足导致骨吸收增加。现实中雌激素减少只引起部分绝经后女性发生病理性骨丢失，钙缺乏可能是致病原因。而多数实验室繁育饲养的动物和牲畜在整个生命过程中，都是饲喂营养充足的饲料，食谱配方通常包含丰富、高浓度的钙。有实验证明，降低动物饮食中的钙含量可导致骨丢失，以此推测女性围绝经期或绝经后的骨营养状况可以作为一种合理的解释。在研究设计中，饮食上必须纳入一组喂食低钙的正常动物，以区分雌激素缺乏和低钙饮食分别对骨骼产生的作用[4]。

2. 建立大动物模型要考虑雌激素的重要性

在寻找有效模拟绝经后骨质疏松关键点的动物模型中，主要模型是切除卵巢，以血雌二醇浓度下降为依据来模拟女性的更年期。非灵长类哺乳动物的自然生殖内分泌模式与人类不完全一样。在整个生育年龄中，多数健康女

性的血中雌激素浓度遵循约 28 天的周期规律。在绝经后早期，体内雌激素浓度的显著下降加速了骨代谢率，这是导致骨丢失的一个可预测原因。

不同种属动物发情周期的长度和频率不同，涉及的内源性雌激素暴露基线和峰值也不同。一般来说，小型、寿命短的物种发情周期频繁；而大型、寿命长的动物则发情周期少而有规律。在选择动物模型时需考虑发情周期这一因素。有些动物的同一个种属不同品系之间也存在差异，小型猪的子宫小，平均每窝仔数比大型猪少一半。比格犬每窝子代个数的变化较大。山羊和绵羊每胎的子代较少。人类和非人灵长类为低繁殖、妊娠期长的动物，大多数情况下是单胎。

评估大型动物模型的使用，需要考虑每个物种的如下情况。①在一个周期内雌二醇水平峰值的差异、发情周期的频率或雌二醇浓度升高的相对时间。②在周期内或非周期状态下，循环雌二醇浓度的变化程度。这对于每个物种都是骨丢失的最佳指标。对种内或种间进行比较，可行的方法是基于计算曲线下面积的雌二醇浓度，包括发情周期或月经周期时间范围内、生育期内及生育期停止后，或在相同的一段时间内，周期频率与总雌二醇暴露的正常规律。在一个卵巢切除动物模型中，对雌激素缺乏的敏感可能会增加发情周期频率。小动物的发情周期和妊娠期都短，骨重建周期通常要比大动物短（如小鼠和大鼠＜兔子＜犬＜人类）[16]。比较非人类动物系统的雌激素状态，可以判断涉及雌激素减少和骨丢失因果关系的依据是否存在合理的相似性。

不同动物种属之间发情周期不同，因此动物模型之间很难进行比较。当发生大量的外部刺激时，相同种属内的发情周期长度和（或）频率会发生变化。一些动物是诱导排卵的，它们自发地对交配产生反应。其他则是季节性繁殖，动物根据发情周期和白天的长度进行同步交配。长日照繁殖动物（如西伯利亚仓鼠及某些母马）在日照时间较短的几个月里并没有性繁殖活动；随着日照时间增加，它们进入热身状态。相反，在北半球，许多反刍动物是短日照繁殖：随着白昼变短，发情周期变得越来越多。雌二醇在动物体内的浓度随季节发生变化，在秋季和冬季随发情周期而升高，在春季和夏季由于雌激素分泌极少而进入生殖静止期。与人类或啮齿动物相比较，一年中绵羊体内雌二醇的浓度是最低的。为刺激发情周期，OVX 羊只需要 0.4g/kg E_2，而 OVX 啮齿动物需要 10g/kg E_2[17]。绵羊 OVX 后血中雌二醇减少与正常发情期或排卵期的基础浓度并无显著差异。来源于脂肪组织的性腺外雌激素有助于维持 OVX 羊血中低水平的雌激素。OVX 羊体内的雌二醇浓度是很低的[18]。山羊与绵羊在发情期雌激素峰值大约放大了一个数量级。而猪则是一种非季节性多求偶期动物。

三、选择大动物模型的原则

1. 骨骼的相似性

人类和四足动物之间骨骼属性的相似性是选择大动物模型的基础，也是首选的理由，可从知情角度解释数据。去势后很快就出现骨丢失的大动物模型是最理想的选择，骨丢失主要与松质骨有关，这种效应与人类更相似。美国 FDA 指南指出，绝经后骨质疏松动物模型，应该优先考虑对长骨和椎骨的评估。长骨内皮层吸收加速和松质骨横向骨小梁优先吸收，都集中体现了早期绝经期的骨丢失[14-15]。

2. 骨骼的重建功能

几乎所有成年人的正常皮质骨都以二次成骨为特征，从而构成了环绕中央管（哈佛氏管）改建的骨板层。而其他大型陆地哺乳动物快速增长的皮质骨都含有高百分比的丛状骨或纤维板层骨[19]。这种初级骨常见于幼年动物，构成了骨矿化区的骨膜下幼芽网，并平行于板状层、以砖状模式迅速排列到骨表面，以骨单位为横断面向各方向提供非均质的强度和硬度力学性能。丛状骨的增加为动物快速增长的体重和体型提供了高效适应机制，补偿了不断增加的张力变量和频率。而人类片状骨的增长发生在一个相对长的时间内，主要方式是哈佛氏系统骨重建，用来修复骨疲劳损伤[20]。大型动物随年龄增长最终将丛状骨改建成为哈佛氏骨；但是它们需要改造的骨通常比人类少，只限于某些长骨。人类哈佛氏系统的平均值通常比其他哺乳动物大。骨重建是大型动物模型与人类骨骼相似的另一个理想特征，弥补了啮齿动物先天缺乏内部重建的缺点。

3. 骨骼的生物力学特征

力学效率在人类和四足动物中差异很大。相对于身高，人类跌倒产生的危险更大，而且跌倒往往发生在坚硬的人造物体表面。绵羊、山羊、猪和犬的重心较低，它们的体重分布区域大，跌倒基本都发生在能吸收更多震动的自然表面上。脊椎定位和脊椎形态学也因身高而异[21]。在双足和四足动物中，都有大量由不同力学轴向产生的压缩力。人类椎体的直径比犬、猪、山羊和绵羊都要大，头侧终板和椎间盘相对较大，使表面积增加，以促进动态加载的再分配。成熟犬、绵羊和猪的椎体比例大于人类[21]，而由肌肉群支撑所产生的力，使动物处于更高的轴向压力下，导致脊椎体积的 BMDs 远远超过人类[21-22]。利用大动物建立由 OVX 诱发骨量减少的模型时，成功的关键是脊柱能否出现严重骨丢失，能否反映出人类中普遍观察到的骨质疏松特征。

4. 实用骨质疏松大动物模型的制备方法

大动物卵巢切除模型主要用犬和羊[23-24]来评估髂骨的骨质疏松和（或）骨代谢特点。大动物模型的优点之一是能活检髂骨，并在不同时间点进行双侧活检，由此可以得到纵向数据。对人类骨骼代谢疾病治疗方法的研究基本上仅限于髂骨活组织检查，这种方法提供的结果可以与人类的进行比较[25]。OVX 动物模型的髂嵴活组织检查采用体内荧光标记骨表面来定量追踪骨骼的动态变化。但是与股骨颈、下肢长骨、椎骨相比，髂骨不是解剖结构上经典的载荷位置，并在不同位点的形态计量学评价上有相当大的变异，因此，采样精度是关键问题。一个髂骨活检点能否捕捉到代谢性骨病的真实程度尚有争议。骨质疏松动物模型的理想效果是在研究终止时能更直接地评估主要承重点；而 OVX 模型所诱发的髂骨改变不一定能反映常规负重点骨密度及微结构的变化，尤其无法反映负重点上的骨质疏松性病理骨折。

四、两种国内外常用的大动物模型

1. 犬

（1）犬类骨代谢的特点。犬与人类一样，骨骼从生长期建模到成熟期改建都发生显著的变化。成熟犬的骨骼成分与人类非常相似。犬哈佛氏系统和松质骨重构系统可以外推到人类。犬哈佛氏系统的直径较小，其肋骨和长骨在骨单位群的密度上与人类匹配。犬的骨骼重建周期比人类短 25%，但是松质骨转换率是人类的 2~3 倍。有充分的生理反应证据证明比格犬是可以常规用于科学研究的犬种。

（2）犬类生理发情期的特点。母犬发情周期的时间范围变化较大，但是次数很少，通常每年 1~2 次，有长达 150 天的不动情周期。在此期间卵巢静止，血中雌二醇浓度相对较低。在骨丢失实验中，大多数犬在卵巢切除后与假手术组相比，外周血雌二醇浓度显著下降，雌酮浓度在 10 周后明显下降。

（3）犬类骨质疏松模型的现状。尽管人类和犬的骨骼很相似，但既往研究中有很多不一致的结果，致使研究人员无法判定卵巢切除术能否有效诱导出显著的骨丢失 [26]，有观点认为是由环境因素的不同所致。经分析发现主要的问题是研究设计不一致，而不是犬本身不可靠所致。对现有 OVX 和卵巢子宫切除术（ovarian hysterectomy，OHX）犬的研究 [27-28] 进行系统比较，发现如下问题。①所用动物的年龄范围通常过宽。②使用形态计量学进行终点计量法［如相对骨体积分数，即骨体积（bone volume，BV）/ 组织体积（tissue volume，TV），BV/TV］的高标准差（约 25%）需要大样本，而当实验组犬数量很少时，小样本部位无法代表其他部位的骨丢失。③实验犬的膳食钙通常过量或未知。④尸检中没有常规确认是否完整切除了卵巢组织。⑤可能没有设计好发情周期相关阶段的卵巢切除术时机，在犬孕酮浓度最高时行去势手术可能导致犬在实验早期产生激素种类的多样性或不均一性。与有蹄类或啮齿类种属相比，犬类发情周期频率低，去势手术操作可能需要更标准的设计与方法才能达到体内平衡。目前犬去势模型可能尚未被充分利用，需要进行系统性研究，最终实现标准化。

（4）犬的钙摄入与骨代谢。犬没有天生消耗大量骨或含钙骨粉的能力，也不会本能地日常食入含有植物雌激素的谷类食物。犬的消化道相对短，不具有其他杂食动物天生的发酵和消化能力。骨粉或大豆常见于商业犬粮配方中。已有研究证实，钙含量为 0.5% 的饮食适于维持犬的正常骨骼，而骨粉和其他各种副产品通常提供的钙量过多，大豆提供的过量植物雌激素也会影响骨代谢。对 OVX 犬和 OHX 犬的研究表明，在未限制钙摄入的情况下，犬饮食中矿物质含量通常都是过量的（>1%）。犬粮理想的钙磷比（Ca∶P）应为1∶1.3。用钙磷比为 1.5∶1 的犬粮喂食 OVX 犬，配方中钙含量为 2.1%，相当于人类女性同比推荐摄入量的 30～60 倍；该配方中磷含量为 1.4%，结果只出现了短暂的皮质骨丢失，可能是极高的 Ca 摄入量所致 [4]。

比格犬 OVX 术后 36 周，未发现腰椎 BMC 或力学强度有显著减少 [2]。但小样本研究（每组 $n \leq 4$）发现，将犬饮食中的钙含量从 1.4% 降低到0.1%，30 个月内自然死亡犬的定量 CT（QCT）检查发现皮质骨和松质骨的骨矿物质含量减少了 31%，力学强度显著降低，最大负荷下降 40%，对椎体松质骨核心部分压缩测试显示能量吸收下降近 50% [4]。Shen 等给犬喂食不含特殊钙量的标准犬粮，评价 8 只 4 岁比格犬 OHX 术后 6 个月骨质量发现，OHX 犬腰椎（L_2~L_4）的 BMDs 与假手术组相比没有显著差异。相反，给 3~7 岁 OVX 犬术后喂食含 2.1% 高比例的钙，在 48 周进行第 5 腰椎组织测量，发现孔隙率增加 15%。与对照组相比，比格犬的脊柱胸椎（T_{13}）和腰椎（L_3）骨量成分（如水所占百分比、有机物、灰度）并没有受到卵巢切除术的显著影响，但 OVX 组的生物力学参数 work-to-failure 和最终应力明显降低。Guesens 等用双光子吸收法比较比格犬 OVX 术后 7 个月进行低钙（0.06%）摄入和正常钙摄入发现，低钙摄入组的腰椎 BMD 呈继发性明显下降，其中全部椎体的 BMD 分别为低钙摄入组（0.340±0.026）g/cm^2、正常钙摄入组（0.397±0.021）g/cm^2，椎体中心区的 BMD 分别为低钙摄入组（0.307±0.036）g/cm^2、正常钙摄入组（0.390±0.032）g/cm^2。犬在缺乏雌激素的情况下，饮食中的钙含量可能会起到重要的作用，这一结果也许可以外推到人类绝经后的女性。

犬卵巢切除后低钙摄入对骨代谢干扰增加，可能是由营养问题引起的继发性甲状旁腺功能亢进。给犬喂食极低水平的钙可导致严重的牙槽骨质丢失和甲状旁腺功能亢进。饮食中限制钙的摄入（0.12%）可以改变雄性比格犬的免疫反应性甲状旁腺激素（i-PTH）水平，并加速骨质丢失。犬由钙摄入不足引起的病理性骨丢失最早出现在下颌骨，其次是头盖骨，此后分别为肋骨、椎骨和长骨[4]。Shih 等证明 OVX 比格犬对高钙摄入非常敏感：去势后 26 周服用 250mg 钙剂，与未补充钙剂的 OVX 组相比，股骨中段骨矿物质增高（$P<0.01$），并且 BMC 的股骨长度和股骨宽度经标准化后差异仍然显著。

犬前肢与后肢骨量减少的数据目前很少。比格犬在 OVX 与限制钙摄入 2 个实验条件下，股骨颈最大负荷和能量吸收明显低于钙正常摄入的假手术组。检查 OVX 犬的尺骨发现，骨吸收增加显著；桡骨、尺骨和肱骨的皮质区在假手术组和 OVX 组之间没有差异；股骨颈和轴区域的力学测试数据显示非连续性强度下降。犬髋部皮质骨的显微组织与人类相似，与股骨干骺端的松质骨类似。

（5）犬去势后雌激素的变化。犬被生理阻断雌激素后出现体重增加和脂肪分布改变，与很多女性更年期后体重增加相似。去势比格犬的骨重建变量与骨髓脂肪组织体积百分比（percentage of marrow adipose tissue volume，%ATV）之间存在相关性，雌酮与雌二醇浓度也分别和 %ATV 存在相关性，可以外推到骨质疏松症患者常见的骨代谢变化。OVX 犬的子宫组织也表现出对雌激素缺乏的敏感性增加（萎缩 20%～30%）。比格犬去势后骨形态计量学动静参数出现了急性骨丢失和（或）骨重建的显著变化，大量早期变化时间短暂，只有不到两个改建周期的时间 [29-31]；6 个月以后动态骨参数和生化参数相对静止，没有明显变化。比较犬与人类女性骨骼发现，比格犬的雌激素依赖成分可能会更少。

绝经后女性的肋骨骨折可以自发性愈合，以应对微创伤，人类的肋骨骨折可预测肢体骨折的发生率 [32]。由于呼吸作用，肋骨受到持续的周期性负荷，肋骨皮质骨的转换率非常高。为此，研究者对 OVX 犬的肋骨进行了研究，在长骨骨干中转换率为 <1%/ 年 ~18%/ 年，这些百分比与动物的年龄相关 [33]。与长骨生长相似，肋骨所受到的连续机械刺激预示肋骨重建受身体活动的变化影响很少。鉴于肋骨数量多，在需要监测哈佛氏系统骨重建的纵向变化时，可对犬双侧各取一根肋骨进行活检，并不会有过多伦理问题。犬的肋骨对卵巢切除反应强烈，7～9 岁犬骨骼形成指数的变化在 1～4 个月。连续中段肋骨活检显示，这些早期变化在 8 个半月时消失 [18]。同一根肋骨不同部位（如近端、远端、中间部分）的皮质骨组织测量差异显著。如果仔细设计实验条件，犬的肋骨可能是衡量皮层哈佛氏骨重建活动的良好位点。

髂骨骨皮质和松质骨样本的活检结果可预测重建动态。犬在 OHX 术后 4 个月髂骨松质骨量下降 20.3%；小梁壁厚度和密度平均值降低，小梁分离增加。这些变化与人类骨质疏松症患者相似。组织形态测量学显示，组织水平和细胞水平上的矿物沉积率（mineral apposition rate，MAR）和骨形成率（bone formation rate，BFR）对 OHX 反应强烈。尽管成骨细胞和骨细胞数量增多，但成骨细胞功能呈下降状态。犬 OHX 术后 8～22 周时骨钙蛋白水平增加，证明骨代谢率增加，类似于绝经后骨质疏松症女性的高转换率。雄性比格犬睾丸切除术后 12 个月至 2 岁前，髂骨组织形态学检查发现：相对骨体积分数（BV/TV）、骨小梁（trabecular，Tb）、骨小梁厚度（trabecular thickness，Th）及血清生化指标均下降。由此推断性激素下降可能对雌雄两种性别犬的松质骨都有影响。根据基线（SE）的百分比变化，比较不同研究中 OVX 比格犬的髂嵴活检结果，用 12 个基线与 OVX 组比较，组织形态计量学参数 MAR 和 BFR/TV 分别下降了 12.3% 和 3.8%。

OHX 是一种比 OVX 具有更大伤害的过程，是诱导犬骨丢失的首选实验。OHX 有明显的副作用，可以导致犬发生长期泌尿生殖系统并发症[34-35]。骨质疏松研究中的另一个问题是"卵巢遗迹综合征"，在实验用犬的发生率高达 43%[36]。在 OVX 或 OHX 实验的基础上，当终止确认子宫组织完全缺失时，需要对犬右侧卵巢的深层解剖位置进行尸检。如果手术是 OVX 而不是 OHX，也应该检查子宫是否有明显萎缩的迹象。假孕可以发生在卵巢完整的犬类，在犬类发情的黄体期，去势能导致医源性假孕，表现出类似于妊娠期的激素水平和生理变化，并持续数周或数月[37]。在未来骨骼研究中需要监测实验用犬发情周期各个阶段的特征，以了解内分泌系统的变化规律，确定与发情周期阶段有关的去势时机。

2. 绵羊

（1）绵羊的骨骼特征。在骨科研究中，母羊是相对成熟、有效的动物模型[8]，包括骨折愈合[38]、种植牙[39-40]、骨替代物[41-43]，以及抗骨质疏松药物方面。在牙槽骨和下颌骨骨丢失研究中，母羊一直应用广泛[44]。羊的优点是天性温顺[2]，饲养需求简单，生活成本低，可以接受训练来执行日常任务（如跑步机上走路或跑步）[2]。西方 6 岁以上的母羊数量庞大，伦理和社会影响的敏感性低[4]。羊的另一个优势是它的植入物与人体植入物的大小类似，有利于模拟人类假体植入[45]，可以对绵羊骨骼移植体和各种假体装置在骨质疏松方面的生物反应（如骨整合）进行可靠性评估，并有充分的时间来观察骨量持续减少的状态[46]。在选择绵羊和其他动物时要充分考虑动物年龄、研究时间和实验的持续时间。使用标准化绵羊将有助于进行实验室间的比较，包括生殖（即：生育和哺乳）和饮食的过程，以便更充分理解该动物模型的作用。

羊骨的显微结构和代谢与人骨相似，都有松质骨、哈佛氏系统皮质骨及由骨多细胞单位（BMUs）完成的骨重建[4,47]。羊在 4 岁之前的密质骨主要是丛状骨[8]。1 岁以上的羊显示出骨重建功能并伴有发育良好的哈佛氏系统[2]，此后大部分骨进入静止状态。在 9 岁之前[4,8]，没有观察到原始骨单位的二次重建[8]。9 岁之后，哈佛氏系统在广泛的特定位点发生二次改建，如长骨的后侧和肋骨内侧。绵羊有碱性磷酸酶、骨钙素或交联等[47-48]骨转换的生化标志物。羊的胸椎、腰椎与人类的大小极度相似[21]。羊是多求偶期及季节性短日饲养动物，雌激素缺乏所致的骨代谢敏感性随季节而发生变化[49]。

人类和绵羊的骨骼结构与代谢的不同点包括以下 3 个方面。①椎体：羊的腰椎轻度后凸，椎体数量是可变的[60]，松质骨 BMD 高（400～600mg/cm³）[22]。人类椎骨的特征是宽度大于高度的 2 倍，但是羊的椎体高度大于宽度；在羊的脊椎中，颈椎的高度、深度和宽度都是最大的，而人的颈椎则是脊椎中最小的。因此，绵羊颈椎作为人体脊椎模型有局限性[50]。受皮下脂肪与羊毛的干扰，羊体内椎体 DXA 测量时有定位问题[7]。②性激素周期：人类和绵羊之间的性周期差异显著。女性性周期长度为 28 天，母羊为 17 天；人类女性的雌激素峰值为 300～600pg/ml，而母羊的雌激素峰值只有 8～10pg/ml[4]。因此雌激素对羊骨转换的影响较小，OVX 术对羊的骨量及结构的影响相对要小。③消化系统：食草动物 / 反刍动物模型有复杂的四室胃，以促进大量植物纤维素消化。某些营养素、药物或其他口服生物活性材料在真正被腺胃吸收之前，其作用方式就已经发生了改变[51]。因此反刍动物治疗药物模型更适合于注射而非口服方式[2,4]。

（2）绵羊骨质疏松模型的制备方法。目前制备绵羊骨质疏松模型有 3 种方法，即 OVX、糖皮质激素诱导及中枢诱导骨丢失[52-54]。

1）母绵羊 OVX 骨质疏松模型的研究。OVX 是简单而安全的造模方法。绵羊 OVX 术后 12 个月后 BMD 下降[55]。骨代谢标志物变化水平最高的时间分别是骨吸收在术后 3 个月后，骨形成在术后 4 个月后。OVX 绵羊术后 6 个月后骨形态分析发现：BMD 水平和骨转换标志物稳定并恢复到 OVX 术前水平，表明骨吸收的增加是通过刺激骨形成增加来补偿的[24]。皮质骨表面孔隙度增加及皮质骨受到侵蚀，在 6 个月后对松质骨没有影响。羊的骨丢失是否能长期持续尚有争议。有研究证明 OVX 术后 12～24 个月，骨量与微结构参数和生物力学性质都发生了变化[56-58]；也有相反的结果，即 OVX 术后 12 个月上述参数没有发生显著的变化[59]。雌激素和选择性雌激素受体调节剂（selective estrogen receptor modulators，SERMs）能够显著增加羊的骨量，说明激素可影响绵羊的骨骼代谢[60]。

与人类相比，绵羊骨骼内的哈佛氏管分布密度较低，且分布不均匀[8]。老龄绵羊 OVX 术后 3～6 个月时急性骨重建和骨量变化较为明显，外周定量 CT（peripheral quantitative computed tomography，pQCT）测量显示在术后 6 个月时胫骨远端皮质骨丢失 8%～10%，但随着时间的推移，数据发生了反弹[61]。

给退役的繁育母羊［平均年龄（8±1）岁］行 OVX 术，并保证正常钙摄入量（4.5g/d）饲喂，在 6 个月时与假手术组相比发现，桡骨远端皮质骨的侵蚀和孔隙度显著增加；OVX 组股骨 BMD 明显下降，但是腰椎的 BMD 没有变化。也有研究证明，OVX 羊在术后 4 个月内松质骨出现快速丢失，平均速度为 12.7%；此后，OVX 组 BMD 的基线百分比发生变化，出现了轻微的回弹效应。分析发现这是由于对照组动物体内 BMD 基线水平轻微下降，致使术后 4~17 个月 OVX 组与对照组之间的显著差异都消失了，这可能是由于性腺外雌激素合成导致 BMD 恢复正常。另一项研究发现，卵巢切除后 3 个月和 6 个月，7~9 岁退役的繁育母羊的桡骨远端没有明显骨丢失。由此推断 OVX 术后 6 个月和 12 个月后，实验母羊并不是制备成熟绵羊胫骨近端 BMD 显著减少的有效模型[61]。绵羊胫骨活检的 3D 组织形态学分析数据显示：在 OVX 和假手术组动物之间，松质骨参数只有轻微减小；而 OVX 羊注射糖皮质激素后出现了明显的松质骨丢失。

对椎体的分析发现，OVX 羊术后椎体骨发生明显快速骨丢失和骨小梁结构改变的报道较少。OVX 组羊在术后 24 个月 L_5 椎骨出现渐进性骨量减少。比较 5~6 岁去势后 24 个月的羊，1/5 腰椎 BMD 的差异分别为：OVX 组（0.695±0.070）g/cm^2，假手术组（0.893±0.035）$g/cm^{2[62]}$。将 OVX 组羊术后 3 个月（L_4）和 6 个月（L_4，L_6，L_4~L_6/L_5~L_7）的腰椎 BMD 与假手术组进行比较，发现差异显著。但是这些差异并不一定是由骨丢失造成的。假手术组羊的 BMD 在 6 个月后有所增加，而 OVX 组羊的 BMD 基线没有改变，只下降了 0~2%。这些体内扫描结果是作为基线变化百分比来报告的。另一项研究测定了 4~7 岁 OVX 羊术后 90 天的腰椎（L_4~L_7），没有发现 BMD 的变化[50]。一项 3 个月的腰椎（L_3~L_5）静态组织形态计量学结果显示：在假手术组和 OVX 组之间松质骨的结构没有差异，但是椎体组织形态学对于 OVX 的反应有变化，破骨细胞数量/骨周长（mm^{-1}）和破骨细胞表面积/骨表面积（%）两个比值明显增加[24]。在对 6 岁的母羊行 OVX 术 24 个月之后，通过测量静态和动态组织形态学参数，发现下降的参数包括 BV/TV（下降约 30%）、骨小梁厚度（Tb.Th，下降约 13%）及激活频率（Ac.f，下降约 58%），增加的参数为骨小梁分离度（Tb.Sp，增加约 46%），这与假手术组相比微结构表现出了明显的变化。垂直压缩测试力学参数显示对这些 6 岁 OVX 组绵羊有很大的影响。这些结果表明，老龄 OVX 羊脊柱椎体中明显的骨丢失可能需要更长期（12 个月以上）的研究。总之，雌激素对羊骨代谢的影响与人类有相似之处，但是骨骼质量和（或）结构参数的显著变化，由于代偿机制不同及羊特殊的生理代谢特点，尚需要更详细的研究证明。

2）糖皮质激素诱导的绵羊骨质疏松。对绵羊行糖皮质激素疗法可导致显著的骨质丢失、结构退化和骨生物力学损伤，这与人类使用糖皮质激素治疗的情况相类似[57]。这种方法的优点是能够容易并准确地诱发皮质骨和松质骨明显的丢失[63-64]。该模型曾经是使用最广泛的羊系统性骨丢失／骨质疏松模型。这种治疗方法的主要缺点是需要持续地注射糖皮质激素以达到骨丢失效果，且严重的不良反应影响到动物福利，如大规模感染和脱毛[48,63-65]，可以通过降低糖皮质激素用量（使用总量相同），而不影响骨代谢来减少这些不良反应[66]。然而，伦理的问题限制了这个模型的价值，在多种治疗方法基础上建立的骨丢失模型，如 OVX＋糖皮质激素治疗＋饮食限制＋运动限制[65,67] 相结合的方法，所产生的严重不良反应的伦理影响是"不可忽视"的[68]。因此，这一模型现在已经被认为是过时的方法，不主张采用[9]。

此外，对母羊进行糖皮质激素诱导骨丢失后的治疗，生物力学参数证明治疗后的 DXA 结果与 BMD 不相关。这种不一致是由羊椎体后弓的解剖学特点所致。

3）中枢诱导骨丢失模型。通过分离下丘脑-垂体轴手术[69]，可制备中枢诱导型骨丢失母羊模型。这种神经外科手术方法造成了皮质骨和松质骨的严重骨丢失。组织形态学分析发现，骨丢失可能是明显的成骨细胞和破骨细胞功能都受到抑制的低转换状态所致。脑垂体与下丘脑分离的外科手术导致了几个系统的明显改变，其结果为外周血中不同的激素，如黄体生成素、FSH、三碘甲腺原氨酸（T_3）、甲状腺素（T_4）、IGF-1、皮质醇和瘦素都发生了变化。在解释该模型的结果时，需要解决这些系统的变化[9,70]。另一种母绵羊中枢骨骼调节模型是基于松果体切除所致的褪黑病[52]。褪黑素不仅由中枢的松果体分泌，而且存在于骨髓细胞中，对骨细胞的增殖、分化、活动[71-72] 及骨密度和结构都有显著的影响[73]。与对照组相比，在松果体切除术后 6 个月和 30 个月，该模型骨量显著减少。虽然报道的骨丢失有限，但它的减少达到了显著水平[7]。

瘦素是调节骨代谢的潜在候选指标，它可以调节骨代谢的高位控制系统[74-77]。重组瘦素在母绵羊脑内室的应用，导致了骨形成和骨量显著下降，可以证明该重组系统对大型动物的骨调节有重要意义[53]。但由于重组瘦素的成本高、神经外科手术复杂等因素，该模型不适合作为研究骨质疏松症的常规模型[9]。

第三节　小动物骨质疏松模型

一、绝经后小动物骨质疏松模型

1. 小动物卵巢切除骨质疏松模型的效果

小鼠卵巢切除后松质骨快速丢失，但皮质骨没有丢失现象，用 17-β 雌二醇雌激素替代疗法可预防小鼠骨丢失。大鼠 OVX 术 14 天后在近端胫骨干骺端出现明显的骨丢失，30 天后股骨颈出现骨丢失，60 天后腰椎椎体发生骨丢失。卵巢切除术后，皮质骨骨内膜处骨吸收增强，骨膜处骨形成增加，导致骨髓腔增大。卵巢切除术后第 90~120 天开始发生皮质骨厚度减少、骨髓腔扩大。

2. 小动物骨质疏松模型中雌激素受体在骨中的信使功能

目前认为导致绝经后骨质疏松的原因是雌激素的直接和间接作用。当雌激素缺乏时，机体出现如下变化。①免疫细胞分泌炎性细胞因子，激活破骨细胞基因并诱导骨吸收[9]。②垂体卵泡刺激素分泌增加。破骨细胞及其前体具有卵泡刺激素受体，卵泡刺激素通过这些受体增强破骨细胞基因的作用[78]。

在研究证实突变的雌激素受体 α（Esr1）可引起人类骨质疏松症[79]后，很多研究使用各种条件基因敲除 Esr1 小鼠，广泛探讨了雌激素直接作用于骨的机制。将 Cre 嵌入被特定 Esr1 条件基因敲除小鼠的组织蛋白酶 K（Ctsk）基因位点，可以预防基因敲除小鼠在 OVX 术后发生骨丢失。在野生型 Esr1 小鼠中，雌激素在 mRNA 和蛋白水平诱导 Fas 配体（FasL），并增强破骨细胞凋亡。因此，雌激素被认为是通过转录调控 FasL 诱导破骨细胞凋亡来维持骨量[80]。另一种 Esr1 条件基因敲除小鼠，是在破骨细胞前体细胞中使用溶菌酶 M（Lyz2）Cre 靶向删除 Esr1[93]。Esr1 条件基因敲除小鼠 OVX 术后，骨质疏松发生在松质骨，但不发生在皮质骨，因此对这些小鼠，OVX 术后骨质疏松的预防是在松质骨，而不是在皮质骨。雌激素预防松质骨丢失是通过诱导破骨细胞凋亡，间接影响成骨细胞、骨细胞及其他细胞来预防皮质骨丢失[81]。

此外，雌激素诱导破骨细胞凋亡需要 FasL 参与。雌激素可有效促进 Esr1 嵌入突变小鼠的破骨细胞凋亡。这种突变阻止 DNA 与 Esr1 连接[80]。

对 Prrx1 Cre 或 Sp7 Cre 转基因敲除 Esr1 小鼠，在骨-软骨再生基因或成骨细胞前体中敲除基因导致了皮质骨减少，骨膜内成骨减少，但松质骨不减少[82]。因此，Esr1 在骨内膜通过成骨细胞系使骨吸收减弱，并在骨膜处增加骨形成。Wnt3 增强野生型成骨细胞的增殖和分化，但不包括 Esr1 敲除型。然而，雌激素对 Wnt3 介导的野生型成骨细胞的增殖和分化没有增强作用。因此，建议通过未配对的 Esr1 成骨细胞刺激增殖和分化来调节 Wnt3 信号[82]。相比之下，使用 2.3kb Col1a1 启动子指导 Cre 表达成骨细胞的 Esr1 条件基因敲除小鼠，显示在松质骨和皮质骨都没有变化，表明 Esr1 通过成骨细胞前体在骨膜调节骨形成，在骨内膜调节骨吸收[82]。用成熟成骨细胞的 BglapCre 转基因小鼠，再对其使用靶向删除 Esr1 的条件基因敲除，这些雌性小鼠皮质骨和松质骨均减少，成骨细胞和破骨细胞都减少。而对 OVX 小鼠的观察发现，皮质骨和松质骨都没有进一步的减少[83]。使用相同 Cre 的 Esr1 条件基因敲除小鼠，皮质骨和松质骨都减少，成骨细胞数量下降，但破骨细胞数不减少[84]。因此，Esr1 对成骨细胞的功能仍然是有争议的。

使用相同的 Dmp1 Cre 转基因小鼠、骨细胞特异 Esr1 条件基因敲除小鼠[81] 发现：雄性 Esr1 条件基因敲除小鼠的骨细胞和成骨细胞标志物表达下降，骨形成减少，造成松质骨减少。相比之下，性腺完整的雌激素受体 α 敲除雌性小鼠松质骨量下降不明显，进一步卵巢切除后显示小梁骨对超生理雌二醇治疗的反应减弱，结果为骨形成下降，松质骨骨量减少。雌性与雄性小鼠的皮质骨骨量均不减少，因此得出结论：骨细胞中的雌激素受体 α 调节松质骨形成，从而调节雄性小鼠的松质骨量，但是对雌性小鼠的松质骨和两种性别小鼠皮质骨的调节并无明显作用。因此提出假设：在雄性小鼠雌激素对松质骨的生理效应是通过骨细胞中雌激素受体介导的，而在雌性小鼠则是通过破骨细胞中的雌激素受体来调节的[85]。在这两种情况中，破骨细胞的数量是正常的。因此，Esr1 在骨细胞中的功能也有争议。即使在用相同启动子的小鼠中，由于 Cre 的表达模式和水平不相同，可能引起不一致的结果。此外，由于遗传背景显著影响了骨量和骨转换，将具有嵌合体背景的敲除小鼠与对照组小鼠进行比较，往往会产生不同的结果[81]。

二、废用性小动物骨质疏松模型

1. 非负荷废用性小动物骨质疏松模型分析

在老年及卧床患者，由于非负重、制动或长期卧床休息，废用性骨质疏松症的发病率迅速增高。宇航员在太空飞行中也会由于骨吸收明显增加而发生骨丢失[86]。对长期卧床休息的患者进行 90 天研究发现，由于骨吸收增加显著，骨形成增加轻微，进而出现了骨质疏松[87]。参与太空飞行的大鼠与宇航员的结果有很大的不同：航天大鼠骨形成减少，但骨吸收并没有受到太大的影响。非负重实验是由尾部悬吊，或经坐骨神经切除术固定后肢，或对啮齿及大动物等使用石膏固定产生。尾部悬吊实验：将小鼠头朝下悬吊，头部倾斜约 30°，它们利用前肢来自由采集食物和水。在大小鼠的尾部悬吊实验中，骨形成受到抑制，而骨吸收增强或不变。使用 C57BL/6 小鼠尾部悬吊实验 2 周，骨形成轻度受到抑制，骨吸收明显增强[88]。制动减少骨形成并增加骨吸收。值得注意的是，非负重性悬吊在很大程度上取决于遗传背景，C57BL/6 背景小鼠在非负重实验中有优势，在此类实验中，骨形成减少，骨吸收增加[89]。实际上，峰值骨量也受到遗传背景的影响，推荐使用 C57BL/6 纯背景基因敲除小鼠。对于非负重的敏感性，还要考虑到另一个重要因素——年龄。通过非负重抑制骨形成在生长期啮齿动物非常明显。正常负重和非负重的大鼠之间，血浆皮质醇水平是相似的；给非负重动物行肾上腺切除术并不能防止骨丢失，表明在非负重的情况下糖皮质激素不是骨丢失的原因。

2. 受交感神经系统调节的小动物骨质疏松模型分析

已经证明交感神经系统与非负重引起的骨丢失有相关性。用非选择性 β 肾上腺素受体拮抗药普萘洛尔和（或）硫酸胍乙啶进行治疗可预防尾部悬吊时松质骨丢失，但是普萘洛尔治疗不能预防由坐骨神经切除术产生的骨丢失[90]。普萘洛尔是一种非特异性 β 肾上腺素受体拮抗药，它封闭 3 种 β 肾上腺素亚型受体。目前对这些 β 肾上腺素受体基因敲除小鼠的表型尚有争议：β 肾上腺素受体 2 敲除小鼠由于骨形成增加和骨吸收减少，脊椎中的松质骨量增加[91]。此外，肾上腺素受体 2 敲除小鼠在 OVX 术后，通过分析骨吸收标志物发现：骨量既没有减少，也没有增加。这些发现表明，肾上腺素受体 2 通过交感神经系统增强骨吸收，并且肾上腺素受体 2 通过雌激素的减少使骨量丢失。肾上腺素受体 1 敲除小鼠的椎体松质骨量降低，皮质骨厚度不变；肾上腺素受体 2 敲除小鼠的椎体松质骨量增加，皮质骨厚度不变；肾上腺素受体 1 和 2 全部敲除的小鼠，椎体的松质骨没有变化，皮质骨厚度下降[92]。肾上腺素受体 1 和 2 敲除小鼠的骨形成和骨吸收参数均减小。肾上腺素受体 1、2、3 敲除小鼠由于骨吸收减少，脊椎的松质骨出现骨体积增加[93]。肾上腺素受体 2 敲除小鼠（不包括肾上腺素受体 1 及肾上腺素受体

1 和 2 敲除小鼠）的胫骨对轴向压缩载荷的反应与野生型小鼠类似。此外，给予野生型小鼠异丙肾上腺素，其松质骨和皮质骨量都减少，但在肾上腺素受体 1 和受体 2 敲除小鼠则没有骨量的变化[92]。OVX 可引起野生型和肾上腺素受体 1、2、3 基因敲除小鼠的骨丢失[93]。这些研究结果表明，3 种 β 肾上腺素受体亚型对骨有不同的作用，肾上腺素受体 1 通过交感神经系统参与骨量调节，而受体 2 则不参与骨量调节；并且 3 种肾上腺素受体均不需要通过降低雌激素水平来减少骨量[81]。

给雌性小鼠肾上腺素受体 Adra2a 和 Adra2c 双重敲除，小鼠出现慢性交感神经过度反应，反向调节去甲肾上腺素释放，使骨吸收减少及骨形成增加，最终显示高骨量[81,94]。在椎体松质骨和皮质骨、股骨松质骨区都观察到骨量增加。交感神经激活后，释放到突触结晶的去甲肾上腺素 80%～90% 经去甲肾上腺素转运体吸收，剩下的细胞外去甲肾上腺素以扩散的方式进入循环或代谢[95]。

当中枢去甲肾上腺素细胞外水平和 Adra2a 表达上调时，小鼠由于中枢交感神经受抑制而出现交感神经外流量低。由于骨形成减少、骨吸收增加，去甲肾上腺素转运体敲除雄性小鼠出现了低骨量，提示低交感神经传出不会导致高骨量[95]。虽然骨中的去甲肾上腺素含量很低，但是在小鼠血清中，去甲肾上腺素水平较高。给予小鼠慢性稳定的应激是内源交感神经激活和焦虑或类似抑郁模型的制备方法[96]。尽管慢性稳定应激的小鼠血清内源性去甲肾上腺素水平升高，但是没有发生骨丢失[97]。然而，当去甲肾上腺素转运体被抑制时，慢性稳定应激会使骨量减少。因此，去甲肾上腺素转运体在防止由交感神经激活所诱导的骨量丢失中可能起重要作用，而高血清去甲肾上腺素水平可能会导致骨丢失。然而，高水平血清去甲肾上腺素的 Adra2a 和 Adra2c 敲除小鼠显示了高骨量。高水平的血清去甲肾上腺素水平不能解释去甲肾上腺素转运体敲除小鼠的骨丢失现象[94-95]。由交感神经系统所进行的骨量调节是复杂的，交感神经系统参与的非负重状态下骨丢失机制尚不清楚[81]。

3. 小动物骨质疏松模型中用于机械感觉和机械转运的骨细胞网

骨细胞主要感知机械应力，将机械能转化为电能和（或）生化信号，并传递给成骨细胞。成骨细胞主动分泌骨基质蛋白。成骨细胞有 3 种命运：死于细胞凋亡，留在骨表面作为内膜细胞，或被植入骨基质中成为骨细胞。

骨细胞通过许多微管形成广泛的传递网络。通过缝隙偶联细胞过程和微管，骨细胞建立了一个广泛的细胞内和细胞外通信系统，这一通信系统扩展到骨表面的成骨细胞。利用缝隙连接小分子可在细胞内的网络穿行，由骨细胞分泌的可溶性因子通过微管网络穿行，可溶性因子最终释放到骨中的血窦[97]。

尽管骨细胞的功能被认为与机械应力所诱导的骨骼调节相关，但目前尚没有准确的证据。小鼠模型证明骨细胞可消融[98]，但在研究中发现，一旦嵌入骨中的骨细胞与巨噬细胞相隔绝，死亡骨细胞就不能被吞噬，并且所有的死亡骨细胞均发生坏死。在坏死的骨细胞中，大部分细胞内容物被释放到细胞外环境。所释放的细胞内容物含有免疫刺激分子，这些分子含有被称为与损伤相关分子模式（DAMP）的分子，如 S100 家族分子、高迁移率族蛋白 1（HMGB1）、嘌呤代谢物、热休克蛋白和尿酸[99-100]。这些免疫刺激分子通过微管到达骨表面及血管通道，并可吸引和激活巨噬细胞，从而促进促炎性细胞因子（包括 TNF-α、IL-6 和 IL-1）的产生，这些是引发炎性骨丢失最重要的促炎性细胞因子[101]。因此，骨细胞消融不能作为评估小鼠骨细胞功能的适宜模式[97]。

4. 用于评价骨细胞功能的小鼠模型

用于评价骨细胞功能的小鼠模型可以通过 Gja1 骨特异性阻断而获得。Gja1（联接蛋白 43）构成缝隙连接通道和半通道。通过缝隙连接通道，小分子被转运到相邻细胞，小分子也通过半通道在通路和微管之间运输。骨特异性 Gja1 条件基因敲除小鼠显示细胞凋亡增加[102]。骨特异性转基因小鼠表达突变的 Gja1，封闭了细胞缝隙连接通道和半通道，使骨细胞凋亡增加；而转基因小鼠表达突变的 Gja1，封闭缝隙连接通道，但不封闭半通道，不显示细胞凋亡。因此，预防骨细胞凋亡必须要有半通道[103-104]。由破坏半通道而引起的骨细胞死亡诱导破骨细胞基因并诱发骨吸收。由于细胞外的通信系统是完整的，免疫刺激性分子被释放到骨表面。事实上，在 Gja1 条件基因敲除小鼠和突变 Gja1 转基因小鼠，骨内膜表面破骨细胞数量增加，骨髓腔扩大[102,104]。这些发现表明，评估骨细胞功能，必须中断细胞内和细胞外的通信系统[81]。

评价骨细胞功能的另一个模型是在 2.3kb Col1a1 启动子控制下的成骨细胞特异性 BCL2 转基因小鼠。该模型高度诱导成骨细胞中的转基因表达，但在骨细胞中的作用很弱。BCL2 转基因鼠骨细胞通道的数量明显减少[105]，可能是由于形成了一个 BCL2、肌动蛋白和凝胶蛋白复合体，降低了凝胶蛋白的活性，增加了肌动蛋白的聚合作用[106]。因为通道数量下降发生在转基因高表达的 BCL2 转基因小鼠的成骨细胞，这些成骨细胞嵌入到骨基质，变成了骨细胞。由于骨细胞通道严重减少，微管的数量也明显减少，细胞内和细胞外的通信系统受损，骨细胞以凋亡的方式逐渐死亡，末端转移酶介导的 dUTP 末端标记（TUNEL）阳性缺失频率在 4 月龄达到 80%[105]。BCL2 在年轻鼠成骨细胞中过度表达可增加成骨细胞数量，但抑制成骨细胞功能对破骨细胞基因没有影响；转基因的表达水平在生长期较高，在成年小鼠低，对 4 个月大的小鼠成骨细胞数量和功能无显著影响[88,105]。虽然 BCL2 转基因小鼠并不是一个理想的骨细胞功能评价模型，但这是唯一的小鼠模型：骨细胞网完全被阻断打乱，没有开始骨修复过程。在尾部悬吊产生的非负重条件下，由于骨吸收增加和骨形成减少，野生型小鼠发生骨质疏松。但是同样在非负重条件下，BCL2 转基因鼠不发生骨丢失，骨吸收和骨形成二者都不发生变化。因此，骨细胞网是真正的机械传感器。4 个月的 BCL2 转基因小鼠骨形成减少，骨吸收增强，表明在生理条件下骨细胞网通过进一步抑制骨形成和增加骨吸收而使骨量减少。在非负重条件下骨细胞网的真正作用是使骨量减少。骨细胞的这些功能至少是部分通过增强骨细胞中硬化蛋白的表达和非负重条件下增强成骨细胞中 RankL 表达而产生的[88,97]。

三、糖皮质激素诱导的啮齿类小动物骨质疏松模型

激素诱导骨质疏松症是最常见的继发性骨质疏松。在人类的糖皮质激素治疗中，早期骨矿密度迅速下降，可引起骨吸收增强，紧随其后的是一个缓慢、渐进的骨矿密度下降过程，这是由骨形成减少引起的。在激素性骨质疏松症中松质骨首先丢失，骨折通常发生在富含松质骨的位点，如椎体和股骨颈[107]。糖皮质激素诱导骨质疏松在动物中进行过实验，包括小鼠、大鼠、家兔、犬和羊[81]。

在啮齿动物中，经常用大鼠来研究糖皮质激素对骨的影响。表型的变化取决于年龄和糖皮质激素治疗的剂量和持续时间。给 2～3 月龄的雌性 SD 大鼠口服摄入低剂量泼尼松［0.5mg/（kg·d）］持续 6 个月，对于皮质骨和松质骨矿密度没有影响。给雄性大鼠每日注射皮质醇［32mg/（kg·d）］持续 16 天，皮质骨体积增加。给 2 月龄的雌性大鼠植入 5mg 泼尼松三周缓释丸，骨膜和骨内膜中的骨形成降低，松质骨增加，皮质骨减少。通过微型渗透泵对成年雄性 SD 大鼠连续注入地塞米松（16.25mg/d）共 19 天，松质骨

增加。将皮质甾酮颗粒（25mg、50mg、100mg、300mg）植入 7 周龄的肾上腺切除术后的雄性 SD 大鼠，这些植入物将释放 60 天以上，结果为接受超过 50mg 剂量的大鼠松质骨增加，成骨细胞表面参数和破骨细胞表面参数及骨形成率降低。给 2 月龄雌性 Wistar 大鼠注射甲基泼尼松龙［分别为 1mg/（kg·d）、3mg/（kg·d）、6mg/（kg·d）、9mg/（kg·d）］90 天发现，低剂量组皮质骨减少，高剂量组松质骨减少，皮质骨和松质骨的骨形成均减少。给 32 周龄雄性 Wistar 大鼠注入甲基泼尼松龙［7mg/（kg·w）］后发现，皮质骨和松质骨均减少。给 3 个月雄性 SD 大鼠口服泼尼松［分别为 1.5mg/（kg·d）、3.0mg/（kg·d）及 6.0mg/（kg·d）］，持续 90 天后发现，松质骨量和骨干的皮质骨量没有变化，但干骺端的皮质骨减少，松质骨的骨形成和骨吸收参数减小[81,108]。

给 3 周龄的 ICR 雌性小鼠注射地塞米松［1mg/（kg·d）］，每周 5 次，持续 4 周，结果为松质骨体积减小，皮质骨厚度不变。持续 27 天将泼尼松缓释颗粒［2.1mg/（kg·d）］注入 7 月龄雄性 SD 大鼠体内，松质骨量和骨形成标志物水平下降，骨吸收标志物没有变化。给 7 周龄雄性 C57BL/6 小鼠注入泼尼松缓释颗粒［1.25mg/（kg·d）］，持续 4 周，结果显示松质骨增加、皮质骨减少。给 8 周龄的雄性和雌性 C57BL/6 小鼠每日注射地塞米松［2mg/（kg·d）］，持续 4 周，同样发现松质骨增加、皮质骨减少。因此，由糖皮质激素诱导啮齿类骨质疏松症的主要问题是：糖皮质激素主要影响人类的松质骨，但啮齿类模型松质骨的丢失并无规律。糖皮质激素抑制生长激素、胰岛素样生长因子（IGF）-1 的产生及合成代谢生长因子 IGFBP5 的表达。一些糖皮质激素引起的骨表型与生长激素作用的结果是相反的。糖皮质激素治疗导致骨骼生长和软骨内成骨的过程延迟。因此，糖皮质激素治疗能影响生长期的松质骨和皮质骨改建，对生长期大小鼠研究所出现的争议性结果，可以部分解释为是由糖皮质激素对生长激素、IGF 和 IGFBP5 分泌的抑制作用所造成。由于老年小鼠、特别是基因敲除优选品系 C57BL/6 小鼠的松质骨量较低，因此，使用老年小鼠很难用骨组织形态计量学来评价糖皮质激素的精确效果[81]。

四、小动物骨质疏松模型的结论

在小鼠、大鼠、羊和非人灵长类动物中，通过 OVX 及其他方法，已经成功地模拟出人类绝经后骨质疏松表型。总结小动物骨质疏松模型有如下特点：当雌激素缺乏时，由于骨吸收增强和成骨细胞功能受损出现骨质疏松；雌激素信号主要通过 Esr1 起作用，Esr1 条件基因敲除小鼠显示 Esr1 通过诱导破骨细胞凋亡和增加骨形成抑制骨吸收。但是 Esr1 条件基因敲除小鼠在成骨细胞系的表型尚有争议，需要进一步的研究来阐明 Esr1 对成骨细胞和骨细胞的作用。非负重动物模型主要对啮齿动物采用尾部悬吊，或经坐骨神经切除术、肌腱切断术，或使用石膏而对后肢制动的方法制备，其表型表现为模拟人类废用性骨质疏松。非负重抑制骨形成并增加骨吸收。交感神经系统可能参与非负重引起的骨丢失。对基因敲除小鼠的 β 肾上腺素受体、α₂ 肾上腺素受体和去甲肾上腺素转运体的研究结果不一致，交感神经系统对骨的作用需要进一步探讨。当骨细胞网感受到非负重状态时，骨吸收增强，骨形成受到抑制。骨细胞网有细胞内和细胞外两种通信系统，只有将细胞内外的通信系统都阻断才能进行骨细胞功能的评价。尚没有理想的小鼠模型评价骨细胞功能，但是可以用成骨细胞特异性 BCL2 转基因小鼠阻断其细胞内外通信系统来进行研究。激素诱导的骨质疏松动物模型可以用小鼠、大鼠、家兔、犬和羊进行制备，并且已经非常成熟。人类糖皮质激素治疗的副作用主要是通过抑制骨形成和增强骨吸收而减少松质骨量，但是在啮齿动物模型中松质骨丢失的情况并不是呈规律性地出现。

第四节　微计算机断层扫描在骨质疏松研究领域的应用

一、微计算机断层扫描的定义及原理

微计算机断层扫描（micro-computed tomography，Micro-CT）又称显微 CT，是指空间分辨率达 1～10μm 的医学 CT[109]。它是一种非破坏性的 3D 成像技术，可以在不破坏样品的情况下清楚地了解样品的内部显微结构。其原理是利用高精度微焦点 X 线球管，以图像放大器作为二维探测器，通过锥形束重建技术得到样品的断层或三维图像（图 6-1）。随着 Micro-CT 技术的提高，分辨率可达几微米甚至纳米级，使其在松质骨、骨小梁的微观结构和生物力学分析中得以越来越广泛地应用。

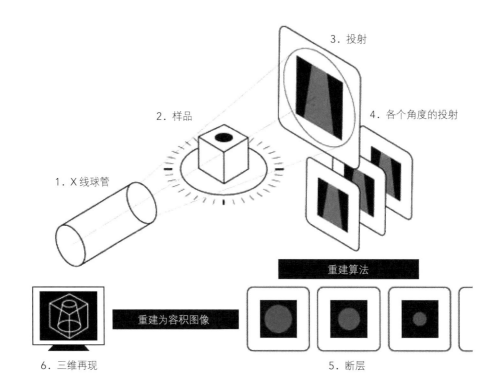

图 6-1 Micro-CT 从二维断层扫描成像到三维重组的基本原理

二、Micro-CT 的分类及特点

Micro-CT 一般分为两类，即离体（ex-vivo）Micro-CT 和活体（in-vivo）Micro-CT。

1. 离体 Micro-CT

其空间分辨率可达 0.5μm；研究对象通常为离体标本（例如骨骼、牙齿）或各种材质的样品，能多样品同批扫描，分析其内部结构、密度参数和力学特性。也可以使用凝固型造影剂灌注活体动物，对心血管系统、泌尿系统或消化系统进行精细成像。

与组织形态学测量技术相比，Micro-CT 在评估骨的微结构方面有几个明显的优势。①允许对小梁形态如小梁厚度和间隙进行直接 3D 测量，而不是像标准组织学评估那样基于 2D 立体模型计算这些值。②有更大的可供分析的兴趣区域。③与传统的非脱钙组织切片形态计量分析比较，Micro-CT 分析过程更加快速。④评估骨形态是非破坏性的，因此样品随后可用于其他测定，例如组织学或生物力学分析。⑤可提供骨组织矿化程度的分析，结合高分辨率的骨形态计量学分析数据，可以建立微有限元分析模型，进而完成生物力学分析[110]。

2. 活体 Micro-CT

其最高空间分辨率可达 10μm；研究对象通常为小鼠、大鼠等活体小动物，将其麻醉并固定后扫描。目前活体扫描成像系统只能容纳小鼠等小动物，无法进行兔等较大动物的实验扫描。活体 Micro-CT 提供了在体内小动物模型中测量骨形态的能力，可以实现生理代谢功能的纵向研究，显著减少动物实验所需要的动物数量，获取结果也更快。该技术提供了高分辨率的 Micro-CT，同时允许纵向研究形态学变化。目前的活体 Micro-CT 系统提供比离体系统更低的分辨率，但是它们仍然具有足够高的扫描分辨率以测量小动物模型中的骨小梁形态。

三、Micro-CT 在骨质疏松方面的应用

近年来，离体 Micro-CT 已成为小鼠和其他小动物模型中骨形态学离体评估的金标准。目前离体 Micro-CT 可以达到 0.5μm 的体素分辨率，这个分辨率对于厚度为 30 ~ 50μm 的小鼠骨小梁结构的研究非常合适[111]。

一些研究报道了骨形态学离体 Micro-CT 测量优异的重现性和准确性。使用动物[112-113]和人类标本[114-115]对离体 Micro-CT 与传统的 2D 组织形态学测量进行了比较。这些研究一致表明，离体 Micro-CT 的形态学测量结果与来自 2D 组织形态学测量结果高度相关。例如，Müller 等[115]发现两种方法之间有非常高的相关性（r 为 0.84~0.92）和较小的误差。有些研究显示，在测量骨小梁厚度时离体 Micro-CT 测量值略高于组织形态测量值[115]，但通过调整图像分辨率和分割阈值可以消除这种差异，以获得更一致的结果。总之，两种技术之间的高度相关性为继续使用离体 Micro-CT 评估骨骼形态测定提供了强有力的依据。

离体 Micro-CT 已被广泛用于骨量和骨形态学研究，包括生长和发育分析[116-117]、转基因小鼠中的骨骼表型、绝经后骨质疏松症和肾性骨营养不良等疾病状态的动物模型。此外，Micro-CT 也被用于评估药物干预的作用[118]、机械负荷[119]和卸载[120]，对皮质骨中的巨大裂纹进行成像[121]，并评估骨折愈合等[122-127]。离体 Micro-CT 成像结合灌注造影剂可以用于评估软组织结构的形态。Duvall 等[128]证明造影增强 Micro-CT 分析能够量化 3D

血管网络形态。这种血管 Micro-CT 成像技术已被用于研究缺血性损伤的反应、组织修复和重塑的表型鉴定、治疗性血管生成、产后生长和发育[129-130]、脑循环[131]、血管生物力学[132] 和组织工程[133-135]。Palmer 等[136] 还引入了一种技术，使用离子造影剂通过离体 Micro-CT 的阈值分割成像来定量分析软骨形态学和蛋白多糖含量。软骨的造影增强区域就可以和软骨下骨分离出来，得到关节软骨的详细厚度形态，同时可进一步分析骨骼和软骨。

活体 Micro-CT 是用于跟踪在数周或数月的时间范围内发生的骨骼变化的理想方法，例如与废用或卵巢切除术相关的骨丢失或由药理学或机械干预引起的骨量增加。通过对实验前时间点的图像分析，可以确定骨形成或再吸收的精确位置[137-138]。但是在对不同时间点进行扫描时应该谨慎，因为该技术的准确性和可重复性尚未得到充分验证。骨骼微观结构的纵向评估能力可以减少研究中所需要的动物数量，并提供关于骨骼发育、适应、修复和对疾病或治疗干预反应的新信息。目前，在研究大鼠老化[139] 和唑来膦酸或甲状旁腺激素治疗 OVX 大鼠的骨丢失时[140-141]，已经使用活体 Micro-CT 来跟踪 OVX 大鼠几周内骨小梁的快速丢失[142-143]，以及在膝关节失稳手术[144] 或关节内注射促进关节软骨丧失的糖酵解抑制剂[145] 的研究中大鼠髌骨的变化。

尽管活体 Micro-CT 具有明显的优势，但是这种成像方法存在潜在的局限性。人们对扫描过程中产生的电离辐射量感到担忧，特别是在整个实验期间多次扫描动物。这种辐射可能会对感兴趣的组织与进程或动物产生不必要的影响。年幼的和生长中的动物及增殖性生物过程（如骨折愈合或肿瘤生长）特别容易受到辐射的影响。Waarsing 等[146] 报道，辐射剂量为 0.4Gy 的大鼠单侧后肢 20 分钟（10mm 体素体积）Micro-CT 扫描未对骨细胞产生明显的有害作用[147]，但多次暴露的影响尚未深入研究。Klinck 等[148] 对 12 周龄的 OVX 和假卵巢切除（Sham OVX）大鼠的胫骨近端进行了每周体内 Micro-CT 扫描。他们发现辐射对动物的健康没有显著影响。然而与对侧非照射肢体相比，被照射肢体的小梁骨体积减少了 8%～20%。这些观察证实，需要进一步的研究来确定重复体内 Micro-CT 扫描的潜在影响，并在研究设计中加上对非照射肢体的测量以提供强有力的依据。

四、总结和展望

随着科学技术的发展，Micro-CT 已成为骨科学中一种快速、无损地进行高分辨三维成像的重要工具，将来可能会成为实验室中一种标准的测量仪器。在生物医学方面，最重要的是对活体小动物进行纵向的活体检查，以便对疾病机制、基因显性和药物治疗效果进行研究。

为了把 Micro-CT 真正用于临床人体扫描，需要解决大吸收剂量的问题。可以通过局部化的扫描、自动曝光强度调节的扫描、不完整投影数据的扫描、高灵敏度的 X 线成像探测器及相位增强的 CT 成像等技术降低吸收剂量。新型微焦点 X 线源的出现，新的重构算法、硬件加速技术和计算机性能的提高，以及同时获取生物体各种结构、功能、分子信息的驱动，必将促使 Micro-CT 向着高对比度、超高分辨率、快速、实时及多模态成像方向发展，在科研及临床方面的应用将有更广阔的天地。

（赵丹慧　阎国强　吴成爱）

参考文献

[1] Borsari V, Fini M, Giavaresi G, et al. Osteointegration of titanium and hydroxyapatite rough surfaces in healthy and compromised cortical and trabecular bone: in vivo comparative study on young, aged, and estrogen-deficient sheep. J Orthop Res, 2007, 25(9): 1250-1260.

[2] Turner AS. The sheep as a model for osteoporosis in humans. Vet J, 2002, 163(3): 232-239.

[3] Sone K, Yamamoto-Sawamura T, Kuwahara S, et al. Changes of estrous cycles with aging in female F344/n rats. Exp Anim, 2007, 56(2): 139-148.

[4] Reinwald S, Burr D. Review of nonprimate, large animal models for osteoporosis research. J Bone Miner Res, 2008, 23(9): 1353-1368.

[5] Smith SY, Jolette J, Turner CH. Skeletal health: primate model of postmenopausal osteoporosis. Am J Primatol, 2009, 71(9): 752-765.

[6] Oheim R, Schinke T, Amling M, et al. Can we induce osteoporosis in animals comparable to the human situation? Injury, 2016, 47 Suppl 1: S3-9.

[7] Allen MR, Reinwald S, Burr DB. Alendronate reduces bone toughness of ribs without significantly increasing microdamage accumulation in dogs following 3 years of daily treatment. Calcif Tissue Int, 2008, 82(5): 354-360.

[8] Pearce AI, Richards RG, Milz S, et al. Animal models for implant biomaterial research in bone: a review. Eur Cell Mater, 2007, 13(1): 1-10.

[9] Oheim R, Amling M, Ignatius A, et al. Large animal model for osteoporosis in humans: the ewe. European Cells and Materials, 2012, 24(7): 372-385.

[10] Nespolo RF. A simple adaption to cycling selection: a complex population dynamic explained by a single-locus Mendelian model for litter size. Heredity (Edinb), 2007, 98(2): 63-64.

[11] Cortet B. Bone repair in osteoporotic bone: postmenopausal and cortisone-induced osteoporosis. Osteoporos Int, 2011, 22(6): 2007-2010.

[12] Schulze J, Seitz S, Saito H, et al. Negative regulation of bone formation by the transmembrane Wnt antagonist Kremen-2. PLoS One, 2010, 5(4): e10309.

[13] Zheng S, Geghman K, Shenoy S, et al. Retake the center stage--new development of rat genetics. J

Genet Genomics, 2012, 39(6): 261-268.

[14] Thompson DD, Simmons HA, Pirie CM, et al. FDA Guidelines and animal models for osteoporosis. Bone, 1995, 17(4 Suppl): 125S-133S.

[15] Bonjour JP, Ammann P, Rizzoli R. Importance of preclinical studies in the development of drugs for treatment of osteoporosis: a review related to the 1998 WHO guidelines. Osteoporos Int, 1999, 9(5): 379-393.

[16] Robling AG, Castillo AB, Turner CH. Biomechanical and molecular regulation of bone remodeling. Annu Rev Biomed Eng, 2006, 8(1): 455-498.

[17] Fabre-Nys C, Gelez H. Sexual behavior in ewes and other domestic ruminants. Horm Behav, 2007, 52(1): 18-25.

[18] Sigrist IM, Gerhardt C, Alini M, et al. The long-term effects of ovariectomy on bone metabolism in sheep. J Bone Miner Metab, 2007, 25(1): 28-35.

[19] Hillier ML, Bell LS. Differentiating human bone from animal bone: a review of histological methods. J Forensic Sci, 2007, 52(2): 249-263.

[20] Lieberman DE, Pearson OM, Polk JD, et al. Optimization of bone growth and remodeling in response to loading in tapered mammalian limbs. J Exp Biol, 2003, 206(Pt 18): 3125-3138.

[21] McLain RF, Yerby SA, Moseley TA. Comparative morphometry of L_4 vertebrae: comparison of large animal models for the human lumbar spine. Spine (Phila Pa 1976), 2002, 27(8): E200-E206.

[22] Gluer CC, Scholz-Ahrens KE, Helfenstein A, et al. Ibandronate treatment reverses glucocorticoid-induced loss of bone mineral density and strength in minipigs. Bone, 2007, 40(3): 645-655.

[23] Newton BI, Cooper RC, Gilbert JA, et al. The ovariectomized sheep as a model for human bone loss. J Comp Pathol, 2004, 130(4): 323-326.

[24] Pogoda P, Egermann M, Schnell JC, et al. Leptin inhibits bone formation not only in rodents, but also in sheep. J Bone Miner Res, 2006, 21(10): 1591-1599.

[25] Fox J, Miller MA, Newman MK, et al. Treatment of skeletally mature ovariectomized rhesus monkeys with PTH(1-84) for 16 months increases bone formation and density and improves trabecular architecture and biomechanical properties at the lumbar spine. J Bone Miner Res, 2007, 22(2): 260-273.

[26] Newton BI, Cooper RC, Gilbert JA, et al. The ovariectomized sheep as a model for human bone loss. J Comp Pathol, 2004, 130(4): 323-326.

[27] He Y, Sun XC, Chen HQ, et al. Bone histomorphometry study on lumbar vertebrae microstructure of ovariectomized goats. Zhonghua Fu Chan Ke Za Zhi, 2003, 38(7): 405-408.

[28] Siu WS, Qin L, Cheung WH, et al. A study of trabecular bones in ovariectomized goats with micro-computed tomography and peripheral quantitative computed tomography. Bone, 2004, 35(1): 21-26.

[29] Kohn F, Sharifi AR, Simianer H. Modeling the growth of the Goettingen minipig. J Anim Sci, 2007, 85(1): 84-92.

[30] Borah B, Dufresne TE, Chmielewski PA, et al. Risedronate preserves trabecular architecture and increases bone strength in vertebra of ovariectomized minipigs as measured by three-dimensional microcomputed tomography. J Bone Miner Res, 2002, 17(7): 1139-1147.

[31] Mackie RI, Koike S, Krapac I, et al. Tetracycline residues and tetracycline resistance genes in groundwater impacted by swine production facilities. Anim Biotechnol, 2006, 17(2): 157-176.

[32] Ismail AA, Silman AJ, Reeve J, et al. Rib fractures predict incident limb fractures: results from the European prospective osteoporosis study. Osteoporos Int, 2006, 17(1): 41-45.

[33] Allen MR. Animal models of osteonecrosis of the jaw. J Musculoskelet Neuronal Interact, 2007, 7(4):

358-360.

[34] van Goethem B, Schaefers-Okkens A, Kirpensteijn J. Making a rational choice between ovariectomy and ovariohysterectomy in the dog: a discussion of the benefits of either technique. Vet Surg, 2006, 35(2): 136-143.

[35] Angioletti A, De Francesco I, Vergottini M, et al. Urinary incontinence after spaying in the bitch: incidence and oestrogen-therapy. Vet Res Commun, 2004, 28 Suppl 1: 153-155.

[36] Mahmood I, Martinez M, Hunter RP. Interspecies allometric scaling. Part I: prediction of clearance in large animals. J Vet Pharmacol Ther, 2006, 29(5): 415-423.

[37] Lee WM, Kooistra HS, Mol JA, et al. Ovariectomy during the luteal phase influences secretion of prolactin, growth hormone, and insulin-like growth factor-I in the bitch. Theriogenology, 2006, 66(2): 484-490.

[38] Manjubala I, Liu Y, Epari DR, et al. Spatial and temporal variations of mechanical properties and mineral content of the external callus during bone healing. Bone, 2009, 45(2): 185-192.

[39] Thomas KA, Toth JM, Crawford NR, et al. Bioresorbable polylactide interbody implants in an ovine anterior cervical discectomy and fusion model: three-year results. Spine (Phila Pa 1976), 2008, 33(7): 734-742.

[40] Ferguson SJ, Langhoff JD, Voelter K, et al. Biomechanical comparison of different surface modifications for dental implants. Int J Oral Maxillofac Implants, 2008, 23(6): 1037-1046.

[41] Fini M, Giavaresi G, Greggi T, et al. Biological assessment of the bone-screw interface after insertion of uncoated and hydroxyapatite-coated pedicular screws in the osteopenic sheep. J Biomed Mater Res A, 2003, 66(1): 176-183.

[42] Stadelmann VA, Gauthier O, Terrier A, et al. Implants delivering bisphosphonate locally increase periprosthetic bone density in an osteoporotic sheep model. A pilot study. Eur Cell Mater, 2008, 16: 10-16.

[43] Verron E, Gauthier O, Janvier P, et al. In vivo bone augmentation in an osteoporotic environment using bisphosphonate-loaded calcium deficient apatite. Biomaterials, 2010, 31(30): 7776-7784.

[44] Johnson RB, Gilbert JA, Cooper RC, et al. Effect of estrogen deficiency on skeletal and alveolar bone density in sheep. J Periodontol, 2002, 73(4): 383-391.

[45] Rocca M, Fini M, Giavaresi G, et al. Osteointegration of hydroxyapatite-coated and uncoated titanium screws in long-term ovariectomized sheep. Biomaterials, 2002, 23(4): 1017-1023.

[46] Borsari V, Fini M, Giavaresi G, et al. Osteointegration of titanium and hydroxyapatite rough surfaces in healthy and compromised cortical and trabecular bone: in vivo comparative study on young, aged, and estrogen-deficient sheep. J Orthop Res, 2007, 25(9): 1250-1260.

[47] Arens D, Sigrist I, Alini M, et al. Seasonal changes in bone metabolism in sheep. Vet J, 2007, 174(3): 585-591.

[48] Ding M, Cheng L, Bollen P, et al. Glucocorticoid induced osteopenia in cancellous bone of sheep: validation of large animal model for spine fusion and biomaterial research. Spine (Phila Pa 1976), 2010, 35(4): 363-370.

[49] Healy C, Kennedy OD, Brennan O, et al. Structural adaptation and intracortical bone turnover in an ovine model of osteoporosis. J Orthop Res, 2010, 28(2): 248-251.

[50] MacLeay JM, Olson JD, Enns RM, et al. Dietary-induced metabolic acidosis decreases bone mineral density in mature ovariectomized ewes. Calcif Tissue Int, 2004, 75(5): 431-437.

[51] Vandamme TF, Ellis KJ. Issues and challenges in developing ruminal drug delivery systems. Adv Drug

Deliv Rev, 2004, 56(10): 1415-1436.

[52] Egermann M, Gerhardt C, Barth A, et al. Pinealectomy affects bone mineral density and structure--an experimental study in sheep. BMC Musculoskelet Disord, 2011, 12: 271.

[53] Zhang Z, Ren H, Shen G, et al. Animal models for glucocorticoid-induced postmenopausal osteoporosis: an updated review. Biomed Pharmacother, 2016, 84: 438-446.

[54] Beil FT, Oheim R, Barvencik F, et al. Low turnover osteoporosis in sheep induced by hypothalamic-pituitary disconnection. J Orthop Res, 2012, 30(8): 1254-1262.

[55] Wu ZX, Lei W, Hu YY, et al. Effect of ovariectomy on BMD, micro-architecture and biomechanics of cortical and cancellous bones in a sheep model. Med Eng Phys, 2008, 30(9): 1112-1118.

[56] Johnson RB, Gilbert JA, Cooper RC, et al. Effect of estrogen deficiency on skeletal and alveolar bone density in sheep. J Periodontol, 2002, 73(4): 383-391.

[57] Holland JC, Brennan O, Kennedy OD, et al. Subchondral trabecular structural changes in the proximal tibia in an ovine model of increased bone turnover. J Anat, 2011, 218(6): 619-624.

[58] Kennedy OD, Brennan O, Mahony NJ, et al. Effects of high bone turnover on the biomechanical properties of the L_3 vertebra in an ovine model of early stage osteoporosis. Spine (Phila Pa 1976), 2008, 33(23): 2518-2523.

[59] Oheim R, Simon MJK, Steiner M, et al. Sheep model for osteoporosis: the effects of peripheral hormone therapy on centrally induced systemic bone loss in an osteoporotic sheep model. Injury, 2017, 48(4): 841-848.

[60] Augat P, Schorlemmer S, Gohl C, et al. Glucocorticoid-treated sheep as a model for osteopenic trabecular bone in biomaterials research. J Biomed Mater Res A, 2003, 66(3): 457-462.

[61] Rocca M, Fini M, Giavaresi G, et al. Osteointegration of hydroxyapatite-coated and uncoated titanium screws in long-term ovariectomized sheep. Biomaterials, 2002, 23(4): 1017-1023.

[62] Lill CA, Fluegel AK, Schneider E. Effect of ovariectomy, malnutrition and glucocorticoid application on bone properties in sheep: a pilot study. Osteoporos Int, 2002, 13(6): 480-486.

[63] Schorlemmer S, Gohl C, Iwabu S, et al. Glucocorticoid treatment of ovariectomized sheep affects mineral density, structure, and mechanical properties of cancellous bone. J Bone Miner Res, 2003, 18(11): 2010-2015.

[64] Goldhahn J, Jenet A, Schneider E, et al. Slow rebound of cancellous bone after mainly steroid-induced osteoporosis in ovariectomized sheep. J Orthop Trauma, 2005, 19(1): 23-28.

[65] Klopfenstein BM, Schawalder P, Rahn B, et al. Optimization of corticosteroid induced osteoporosis in ovariectomized sheep. A bone histomorphometric study. Vet Comp Orthop Traumatol, 2007, 20(1): 18-23.

[66] Goldhahn J, Neuhoff D, Schaeren S, et al. Osseointegration of hollow cylinder based spinal implants in normal and osteoporotic vertebrae: a sheep study. Arch Orthop Trauma Surg, 2006, 126(8): 554-561.

[67] Egermann M, Goldhahn J, Holz R, et al. A sheep model for fracture treatment in osteoporosis: benefits of the model versus animal welfare. Lab Anim, 2008, 42(4): 453-464.

[68] Beil FT, Oheim R, Barvencik F, et al. Low turnover osteoporosis in sheep induced by hypothalamic-pituitary disconnection. J Orthop Res, 2012, 30(8): 1254-1262.

[69] Oheim R, Beil FT, Kohne T, et al. Sheep model for osteoporosis: sustainability and biomechanical relevance of low turnover osteoporosis induced by hypothalamic-pituitary disconnection. J Orthop Res, 2013, 31(7): 1067-1074.

[70] Cardinali DP, Ladizesky MG, Boggio V, et al. Melatonin effects on bone: experimental facts and clinical

perspectives. J Pineal Res, 2003, 34(2): 81-87.

[71] Radio NM, Doctor JS, Witt-Enderby PA. Melatonin enhances alkaline phosphatase activity in differentiating human adult mesenchymal stem cells grown in osteogenic medium via MT2 melatonin receptors and the MEK/ERK (1/2) signaling cascade. J Pineal Res, 2006, 40(4): 332-342.

[72] Koyama H, Nakade O, Takada Y, et al. Melatonin at pharmacologic doses increases bone mass by suppressing resorption through down-regulation of the RANKL-mediated osteoclast formation and activation. J Bone Miner Res, 2002, 17(7): 1219-1229.

[73] Mathey J, Horcajada-Molteni MN, Chanteranne B, et al. Bone mass in obese diabetic Zucker rats: influence of treadmill running. Calcif Tissue Int, 2002, 70(4): 305-311.

[74] Tamasi JA, Arey BJ, Bertolini DR, et al. Characterization of bone structure in leptin receptor-deficient Zucker (fa/fa) rats. J Bone Miner Res, 2003, 18(9): 1605-1611.

[75] Thomas T. Leptin: a potential mediator for protective effects of fat mass on bone tissue. Joint Bone Spine, 2003, 70(1): 18-21.

[76] Martin A, de Vittoris R, David V, et al. Leptin modulates both resorption and formation while preventing disuse-induced bone loss in tail-suspended female rats. Endocrinology, 2005, 146(8): 3652-3659.

[77] Sun L, Peng Y, Sharrow AC, et al. FSH directly regulates bone mass. Cell, 2006, 125(2): 247-260.

[78] Quaynor SD, Stradtman EJ, Kim HG, et al. Delayed puberty and estrogen resistance in a woman with estrogen receptor alpha variant. N Engl J Med, 2013, 369(2): 164-171.

[79] Martin-Millan M, Almeida M, Ambrogini E, et al. The estrogen receptor-alpha in osteoclasts mediates the protective effects of estrogens on cancellous but not cortical bone. Mol Endocrinol, 2010, 24(2): 323-334.

[80] Komori T. Animal models for osteoporosis. Eur J Pharmacol, 2015, 759: 287-294.

[81] Almeida M, Iyer S, Martin-Millan M, et al. Estrogen receptor-alpha signaling in osteoblast progenitors stimulates cortical bone accrual. J Clin Invest, 2013, 123(1): 394-404.

[82] Maatta JA, Buki KG, Gu G, et al. Inactivation of estrogen receptor alpha in bone-forming cells induces bone loss in female mice. FASEB J, 2013, 27(2): 478-488.

[83] Melville KM, Kelly NH, Khan SA, et al. Female mice lacking estrogen receptor-alpha in osteoblasts have compromised bone mass and strength. J Bone Miner Res, 2014, 29(2): 370-379.

[84] Windahl SH, Borjesson AE, Farman HH, et al. Estrogen receptor-alpha in osteocytes is important for trabecular bone formation in male mice. Proc Natl Acad Sci U S A, 2013, 110(6): 2294-2299.

[85] LeBlanc AD, Spector ER, Evans HJ, et al. Skeletal responses to space flight and the bed rest analog: a review. J Musculoskelet Neuronal Interact, 2007, 7(1): 33-47.

[86] Watanabe Y, Ohshima H, Mizuno K, et al. Intravenous pamidronate prevents femoral bone loss and renal stone formation during 90-day bed rest. J Bone Miner Res, 2004, 19(11): 1771-1778.

[87] Moriishi T, Fukuyama R, Ito M, et al. Osteocyte network; a negative regulatory system for bone mass augmented by the induction of Rankl in osteoblasts and Sost in osteocytes at unloading. PLoS One, 2012, 7(6): e40143.

[88] Amblard D, Lafage-Proust MH, Laib A, et al. Tail suspension induces bone loss in skeletally mature mice in the C57BL/6J strain but not in the C3H/HeJ strain. J Bone Miner Res, 2003, 18(3): 561-569.

[89] Marenzana M, De Souza RL, Chenu C. Blockade of beta-adrenergic signaling does not influence the bone mechano-adaptive response in mice. Bone, 2007, 41(2): 206-215.

[90] Elefteriou F, Ahn JD, Takeda S, et al. Leptin regulation of bone resorption by the sympathetic nervous

system and CART. Nature, 2005, 434(7032): 514-520.

［91］Pierroz DD, Bonnet N, Bianchi EN, et al. Deletion of beta-adrenergic receptor 1, 2, or both leads to different bone phenotypes and response to mechanical stimulation. J Bone Miner Res, 2012, 27(6): 1252-1262.

［92］Bouxsein ML, Devlin MJ, Glatt V, et al. Mice lacking beta-adrenergic receptors have increased bone mass but are not protected from deleterious skeletal effects of ovariectomy. Endocrinology, 2009, 150(1): 144-152.

［93］Fonseca TL, Jorgetti V, Costa CC, et al. Double disruption of alpha2A- and alpha2C-adrenoceptors results in sympathetic hyperactivity and high-bone-mass phenotype. J Bone Miner Res, 2011, 26(3): 591-603.

［94］Ma Y, Krueger JJ, Redmon SN, et al. Extracellular norepinephrine clearance by the norepinephrine transporter is required for skeletal homeostasis. J Biol Chem, 2013, 288(42): 30105-30113.

［95］Joo Y, Choi KM, Lee YH, et al. Chronic immobilization stress induces anxiety- and depression-like behaviors and decreases transthyretin in the mouse cortex. Neurosci Lett, 2009, 461(2): 121-125.

［96］Komori T. Functions of the osteocyte network in the regulation of bone mass. Cell Tissue Res, 2013, 352(2): 191-198.

［97］Tatsumi S, Ishii K, Amizuka N, et al. Targeted ablation of osteocytes induces osteoporosis with defective mechanotransduction. Cell Metab, 2007, 5(6): 464-475.

［98］Lotze MT, Tracey KJ. High-mobility group box 1 protein (HMGB1): nuclear weapon in the immune arsenal. Nat Rev Immunol, 2005, 5(4): 331-342.

［99］Zong WX, Thompson CB. Necrotic death as a cell fate. Genes Dev, 2006, 20(1): 1-15.

［100］O'Brien CA. Control of RANKL gene expression. Bone, 2010, 46(4): 911-919.

［101］Bivi N, Condon KW, Allen MR, et al. Cell autonomous requirement of connexin 43 for osteocyte survival: consequences for endocortical resorption and periosteal bone formation. J Bone Miner Res, 2012, 27(2): 374-389.

［102］Plotkin LI, Manolagas SC, Bellido T. Transduction of cell survival signals by connexin-43 hemichannels. J Biol Chem, 2002, 277(10): 8648-8657.

［103］Xu H, Gu S, Riquelme MA, et al. Connexin 43 channels are essential for normal bone structure and osteocyte viability. J Bone Miner Res, 2015, 30(3): 436-448.

［104］Moriishi T, Maruyama Z, Fukuyama R, et al. Overexpression of Bcl2 in osteoblasts inhibits osteoblast differentiation and induces osteocyte apoptosis. PLoS One, 2011, 6(11): e27487.

［105］Ke H, Parron VI, Reece J, et al. BCL2 inhibits cell adhesion, spreading, and motility by enhancing actin polymerization. Cell Res, 2010, 20(4): 458-469.

［106］Canalis E, Mazziotti G, Giustina A, et al. Glucocorticoid-induced osteoporosis: pathophysiology and therapy. Osteoporos Int, 2007, 18(10): 1319-1328.

［107］Lin S, Huang J, Zheng L, et al. Glucocorticoid-induced osteoporosis in growing rats. Calcif Tissue Int, 2014, 95(4): 362-373.

［108］雷霆，刘傥，禹晓东，等．显微 CT 在骨科学中的应用．中国矫形外科杂志，2010(08): 652-653.

［109］Fajardo RJ, Cory E, Patel ND, et al. Specimen size and porosity can introduce error into micro CT-based tissue mineral density measurements. J Bone, 2009, 44(1): 176-184.

［110］Martin-Badosa E, Amblard D, Nuzzo S, et al. Excised bone structures in mice: imaging at three-dimensional synchrotron radiation micro CT. J Radiology, 2003, 229(3): 921-928.

［111］Waarsing JH, Day JS, Weinans H. An improved segmentation method for in vivo microCT imaging. J

Bone Miner Res, 2004,19(10): 1640-1650.

［112］Bonnet N, Laroche N, Vico L, et al. Assessment of trabecular bone microarchitecture by two different X-ray microcomputed tomographs: a comparative study of the rat distal tibia using Skyscan and Scanco devices. J Med Phys, 2009, 36(4): 1286-1297.

［113］Fanuscu MI, Chang TL. Three-dimensional morphometric analysis of human cadaver bone: microstructural data from maxilla and mandible. J Clin Oral Implants Res, 2004,15(2): 213-218.

［114］Chappard D, Retailleau-Gaborit N, Legrand E, et al. Comparison insight bone measurements by histomorphometry and microCT. J Bone Miner Res, 2005, 20(7): 1177-1184.

［115］Müller R, Van Campenhout H, Van Damme B, et al. Morphometric analysis of human bone biopsies: a quantitative structural comparison of histological sections and micro-computed tomography. J Bone, 1998, 23(1): 59-66.

［116］Hankenson KD, Hormuzdi SG, Meganck JA, et al. Mice with a disruption of the thrombospondin 3 gene differ in geometric and biomechanical properties of bone and have accelerated development of the femoral head. J Mol Cell Biol, 2005, 25(13): 5599-5606.

［117］von Stechow D, Zurakowski D, Pettit AR, et al. Differential transcriptional effects of PTH and estrogen during anabolic bone formation. J Cell Biochem, 2004, 93(3): 476-490.

［118］Christiansen BA, Silva MJ. The effect of varying magnitudes of whole-body vibration on several skeletal sites in mice. J Ann Biomed Eng, 2006, 34(7): 1149-1156.

［119］Squire M, Donahue LR, Rubin C, et al. Genetic variations that regulate bone morphology in the male mouse skeleton do not define its susceptibility to mechanical unloading. J Bone, 2004, 35(6): 1353-1360.

［120］Uthgenannt BA, Silva MJ. Use of the rat forelimb compression model to create discrete levels of bone damage in vivo. J Biomech, 2007, 40(2): 317-324.

［121］Naik AA, Xie C, Zuscik MJ, et al. Reduced COX-2 expression in aged mice is associated with impaired fracture healing. J Bone Miner Res, 2009, 24(2): 251-264.

［122］Gardner MJ, Ricciardi BF, Wright TM, et al. Pause insertions during cyclic in vivo loading affect bone healing. J Clin Orthop Relat Res, 2008, 466(5): 1232-1238.

［123］Duvall CL, Taylor WR, Weiss D, et al. Impaired angiogenesis, early callus formation, and late stage remodeling in fracture healing of osteopontin-deficient mice. J Bone Miner Res, 2007, 22(2): 286-297.

［124］Shen X, Wan C, Ramaswamy G, et al. Prolyl hydroxylase inhibitors increase neoangiogenesis and callus formation following femur fracture in mice. J Orthop Res, 2009, 27(10): 1298-1305.

［125］Gerstenfeld LC, Sacks DJ, Pelis M, et al. Comparison of effects of the bisphosphonate alendronate versus the RANKL inhibitor denosumab on murine fracture healing. J Bone Miner Res, 2009, 24(2): 196-208.

［126］Morgan EF, Mason ZD, Chien KB, et al. Micro-computed tomography assessment of fracture healing: relationships among callus structure, composition, and mechanical function. J Bone, 2009, 44(2): 335-344.

［127］Duvall CL, Weiss D, Robinson ST, et al. The role of osteopontin in recovery from hind limb ischemia. J Arterioscler Thromb Vasc Biol, 2008, 28(2): 290-295.

［128］Chen RR, Snow JK, Palmer JP, et al. Host immune competence and local ischemia affects the functionality of engineered vasculature. J Microcirculation, 2007, 14(2): 77-88.

［129］Guldberg RE, Lin AS, Coleman R, et al. Microcomputed tomography imaging of skeletal development and growth. J Birth Defects Res C Embryo Today, 2004, 72(3): 250-259.

［130］Wang Y, Wan C, Deng L, et al. The hypoxia-inducible factor alpha pathway couples angiogenesis to osteogenesis during skeletal development. J Clin Invest, 2007, 117(6): 1616-1626.

［131］Abruzzo T, Tumialan L, Chaalala C, et al. Microscopic computed tomography imaging of the cerebral circulation in mice: feasibility and pitfalls. J Synapse, 2008, 62(8): 557-565.

［132］Suo J, Ferrara DE, Sorescu D, et al. Hemodynamic shear stresses in mouse aortas: implications for atherogenesis. J Arterioscler Thromb Vasc Biol, 2007, 27(2): 346-351.

［133］Rai B, Oest ME, Dupont KM, et al. Combination of platelet-rich plasma with polycaprolactone-tricalcium phosphate scaffolds for segmental bone defect repair. J Biomed Mater Res A, 2007, 81(4): 888-899.

［134］Awad HA, Zhang X, Reynolds DG, et al. Recent advances in gene delivery for structural bone allografts. J Tissue Eng, 2007, 13(8): 1973-1985.

［135］Palmer AW, Guldberg RE, Levenston ME. Analysis of cartilage matrix fixed charge density and three-dimensional morphology via contrast-enhanced microcomputed tomography. J Proc Natl Acad Sci U S A, 2006, 103(51): 19255-19260.

［136］Waarsing JH, Day JS, van der Linden JC, et al. Detecting and tracking local changes in the tibiae of individual rats: a novel method to analyse longitudinal in vivo micro-CT data. J Bone, 2004, 34(1): 163-169.

［137］Boyd SK, Moser S, Kuhn M, et al. Evaluation of three-dimensional image registration methodologies for in vivo micro-computed tomography. J Ann Biomed Eng, 2006, 34(10): 1587-1599.

［138］Buie HR, Moore CP, Boyd SK. Postpubertal architectural developmental patterns differ between the L_3 vertebra and proximal tibia in three inbred strains of mice. J Bone Miner Res, 2008, 23(12): 2048-2059.

［139］Brouwers JE, Lambers FM, Gasser JA, et al. Bone degeneration and recovery after early and late bisphosphonate treatment of ovariectomized wistar rats assessed by in vivo micro-computed tomography. J Calcif Tissue Int, 2008, 82(3): 202-211.

［140］Brouwers JE, van Rietbergen B, Huiskes R, et al. Effects of PTH treatment on tibial bone of ovariectomized rats assessed by in vivo micro-CT. J Osteoporos Int, 2009, 20(11): 1823-1835.

［141］Boyd SK, Davison P, Müller R, et al. Monitoring individual morphological changes over time in ovariectomized rats by in vivo micro-computed tomography. J Bone, 2006, 39(4): 854-862.

［142］Campbell GM, Buie HR, Boyd SK. Signs of irreversible architectural changes occur early in the development of experimental osteoporosis as assessed by in vivo micro-CT. J Osteoporos Int, 2008, 19(10): 1409-1419.

［143］McErlain DD, Appleton CT, Litchfield RB, et al. Study of subchondral bone adaptations in a rodent surgical model of OA using in vivo micro-computed tomography. J Osteoarthritis Cartilage, 2008, 16(4): 458-469.

［144］Morenko BJ, Bove SE, Chen L, et al. In vivo micro computed tomography of subchondral bone in the rat after intra-articular administration of monosodium iodoacetate. J Contemp Top Lab Anim Sci, 2004, 43(1): 39-43.

［145］Waarsing JH, Day JS, van der Linden JC, et al. Detecting and tracking local changes in the tibiae of individual rats: a novel method to analyse longitudinal in vivo micro-CT data. J Bone, 2004, 34(1): 163-169.

［146］Dare A, Hachisu R, Yamaguchi A, et al. Effects of ionizing radiation on proliferation and differentiation of osteoblast-like cells. J Dent Res, 1997, 76(2): 658-664.

［147］Klinck RJ, Campbell GM, Boyd SK. Radiation effects on bone architecture in mice and rats resulting from in vivo micro-computed tomography scanning. J Med Eng Phys, 2008, 30(7): 888-895.

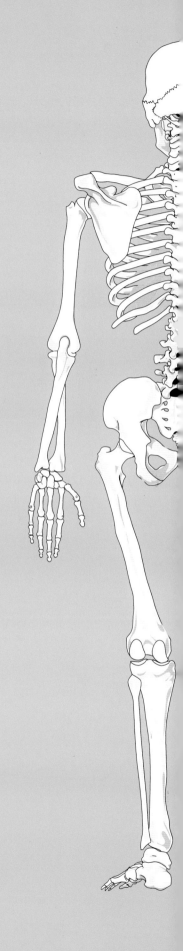

| 第 7 章 |

高龄人群骨质疏
松症的遗传学

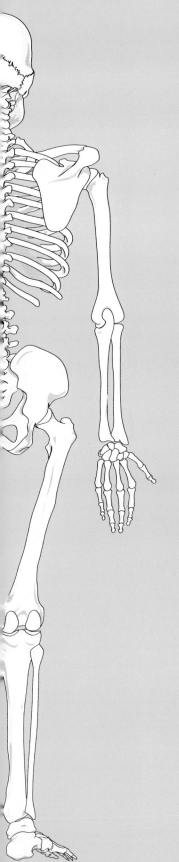

本章要点

- 骨质疏松症的遗传学研究方法主要包括候选基因策略及全基因组关联研究（genome-wide association study，GWAS）
- 老年人的候选基因可以大致分为5类：调节钙磷代谢的激素及受体基因、性激素受体基因、骨基质蛋白基因、细胞因子基因及其他候选基因
- GWAS研究通过对人类全基因组进行扫描分析，不仅有潜力发现新的骨骼信号通路，并且可以结合传统生活方式风险评估来预测骨质疏松性骨折的发生风险
- 表观遗传学是指所有不通过DNA序列改变就能影响基因表达的可遗传的调控方式，包括DNA甲基化、组蛋白修饰、染色质重塑和微小RNA（miRNA）等。表观遗传学影响骨骼发育、骨转换及骨质疏松症的易感性，但机制尚未完全明确，有待更多深入的研究

第一节　骨质疏松症的遗传学研究方法

　　骨质疏松症的遗传学一直是众多研究者关注的问题，相关基因研究的分析检测主要包括候选基因策略及全基因组关联研究。候选基因策略是从骨质疏松症的发病机制、骨转换的分子机制出发，在这些机制的相关基因中选取候选基因作为研究对象，对上述候选基因的遗传学分析主要采取家系连锁分析及群体关联研究两种形式。家系连锁分析需要获得家系样本及完整的家系信息，在实际操作中具有一定局限性。关联研究有两种常见类型，即病例对照研究（case-control study）及传递不平衡检验（transmission disequilibrium test，TDT）。群体关联研究检出相关位点的能力优于连锁分析，但无亲缘关系的群体易受到群体分层的干扰。TDT 不受群体分层的干扰，检出率高于连锁分析，可用于定量性状的研究分析。候选基因策略只能分析已知基因，对未知基因无法检测。骨质疏松症是复杂的多因素疾病，因此近年来 GWAS 研究逐渐成为热点。GWAS 研究是应用人类基因组中数以百万计的单核苷酸多态性（single nucleotide polymorphism，SNP）为标记进行病例对照关联分析，来寻找复杂疾病发生的遗传特征的一种新策略。其原理是通过比较 SNP 的最小等位基因频率在病例组和对照组之间有无显著性差异，从而判定该 SNP 与疾病有无统计学关联。

第二节　老年人骨质疏松症的主要候选基因

　　骨质疏松症作为典型的多基因遗传疾病，其表型如骨密度、骨质疏松性骨折及跌倒等受多种基因调控。根据基因编码的产物不同，候选基因可以大致分为 5 类：调节钙磷代谢的激素及受体基因、性激素受体基因、骨基质蛋白基因、细胞因子基因及其他候选基因。目前研究较多的基因包括：维生素 D 受体（vitamin D receptor，VDR）基因、雌激素受体（estrogen receptor，ER）基因、甲状旁腺激素受体（parathyroid hormone receptor，PTHR）基因、降钙素受体（calcitonin receptor，CTR）基因、Ⅰ型胶原（collagen type Ⅰ，COL）基因、低密度脂蛋白受体相关蛋白（low density lipoprotein receptor related protein，LRP）基因等，其中 ER1、VDR 及 COL1A1 基因与老年人骨密度变异的关系得到了最为广泛深入的研究。

一、VDR 基因

维生素 D 是调节钙磷代谢和骨骼矿化的重要激素。VDR 基因在调节机体钙平衡中起着重要作用，通过与 $1,25\text{-}(OH)_2D_3$ 配体的结合增加钙的吸收。VDR 基因位于 12q13.11，目前包括 Bsm1、Apa1、Taq1、Cdx、Fok1 五种限制性片段长度多态性（restriction fragment length polymorphism，RFLP），其中限制性内切酶 Bsm1 及 Apa1 的识别部位位于第 8 和第 9 外显子之间的内含子内，Taq1 的识别部位位于第 9 外显子内。在若干候选基因中，编码细胞核激素受体的 VDR 基因作为一个主要位点首先被提出与骨密度相关。1994 年，Morrison 等报道了 VDR 基因中的单核苷酸多态性与骨密度相关，这项研究建立在双生子及正常人群基础上，可以被 Bsm1 限制性内切酶切断的 VDR 等位基因分为 BB、Bb、bb 三种类型。本研究中 bb 表型的存在与高骨密度值相关，骨密度由高至低的表型依次为 bb>Bb>BB，而具有 BB 表型且骨密度达到阈值以下的女性，其骨质疏松性骨折风险更高[5]。维生素 D 在老年人的多个器官系统中均起到了非常重要的作用，包括维持肌力及平衡，预防跌倒，从而减小骨质疏松性骨折风险，而 VDR 基因与认知状态、抑郁、骨密度、肌少症等导致跌倒风险增加的因素相关。一项纳入 259 名意大利老年人的研究中，有 172 名女性，平均年龄为（85±4.5）岁，测定限制性内切酶 Bsm1 和 Fok1 处理的 VDR 等位基因，结果校正后发现 bb 型比 BB 型跌倒风险明显降低，OR 值为 0.14（95%CI，0.03~0.66），而 FF、Ff、ff 型跌倒风险则无显著差异（FF 型为 14.4%，Ff 型为 11.9%，ff 型为 9.1%；P=0.43）[6]。另有两项独立的绝经后女性人群队列研究显示，VDR 的五种限制性片段长度多态性（Bsm1、Apa1、Taq1、Cdx 和 Fok1）与跌倒风险相关，携带 Bsm1 等位基因的个体总跌倒风险（P=0.047）及再次跌倒风险（P=0.043）均增加，而 Bsm1 等位基因与机体平衡及肌肉力量均有相关性[7]。

二、ER 基因

雌激素在骨骼发育过程中发挥着非常重要的作用，绝经后雌激素替代疗法可以显著改善骨密度及降低骨质疏松性骨折的发生率。ER 基因包括 ERα 和 ERβ 两种类型，其中 ERα 是介导雌激素作用于骨骼的主要受体。ERα 基因位点的筛查揭示了该基因多态性的存在，ERα 基因存在内含子 I 的 Pvu II（T397C）、Xba I（C351G）限制性内切酶片段多态性和基因启动子区域（TA）$_n$ 可变重复序列（VNTR）多态性。Kobayashi 首次报道了

ERα 基因 Pvu Ⅱ 和 Xba Ⅰ 多态性与绝经后女性的骨密度相关，等位基因 Px 型女性的骨密度明显低于其他基因型[8]。Ioannidis 等对 22 项纳入 5000 余例白人及亚洲女性的研究进行 meta 分析显示：Xba Ⅰ 基因多态性与骨密度及骨折相关，XX 纯合子与高骨密度及低骨折风险相关[9]。2005 年我国的一项 meta 分析发现，Pvu Ⅱ 和 Xba Ⅰ 多态性均与骨密度相关，启动子区域（TA）$_n$ 可变重复序列（VNTR）大于 20 者骨密度较低，骨折风险增加[10]。

三、COL 基因

Ⅰ 型胶原是重要的骨基质蛋白，占骨基质的 90%，是由 2 条 α_1 链和 1 条 α_2 链组成的异二聚体，分别由 COL1A1 和 COL1A2 基因编码。COL1A1 基因第一个内含子 Sp1 结合位点的多态性与骨密度降低及骨折风险增高有关系。Navarro 等通过检测 199 名绝经后白人女性的 COL1A1 基因 Sp1 位点多态性与骨密度和骨折的关系，显示 T 等位基因与骨质疏松性骨折明显相关，但与低骨密度无关[11]。西班牙学者通过对有骨折史的女性和无骨折史的女性进行 COL1A1 基因位点多态性检测发现，有骨折史的女性 T 等位基因频率较高，COL1A1 基因是独立于骨密度的椎体骨折风险预测因子[12]。

四、其他候选基因

低密度脂蛋白受体相关蛋白 5（LRP5）是低密度脂蛋白受体家族成员之一，LRP5 作用于 Wnt 通路，是调节成骨细胞功能的重要因子。LRP5 基因多态性与骨密度及骨折风险相关。LRP5 基因的失活突变导致峰值骨量获得受限，骨密度减低，骨折风险增高；而 LRP5 基因的激活突变则导致骨密度增高。有研究显示，LRP5 基因多态性与老年男性和绝经后女性骨质疏松风险相关，但各项研究结果并不一致，有待未来更多研究明确该基因和老年性骨质疏松症的遗传学关系。

第三节　全基因组关联研究（GWAS 研究）

虽然应用连锁分析及关联研究等遗传学方法已经找到很多骨质疏松症及骨质疏松性骨折的候选基因，但由于骨质疏松症是一种复杂多因素遗传性疾病，其主要基因易感性和分子生物学机制仍不明确，而找到那些影响骨质疏松症易感性的新的候选基因对疾病的诊断及治疗意义重大。随着人类遗传技术的迅猛发展，2005年，《科学》（Science）杂志首次报道了人类年龄相关性黄斑病变的 GWAS 研究，此后关于冠心病、阿尔茨海默病及骨质疏松症等复杂疾病的 GWAS 研究被陆续报道，由此开启了人类第一次 GWAS 浪潮。

第一个针对骨质疏松症相关表型的 GWAS 研究由 Kiel 等在 2007 年完成，研究者对 1141 名高加索人进行 SNPs 全基因组扫描，发现了 40 个 SNPs 与骨表型相关，但没有发现达到基因组显著性的 SNP[13]。随后，一系列关于骨质疏松症表型的 GWAS 研究及关于 GWAS 研究的 meta 分析纷纷开展，其中欧美人群偏多，亚洲地区及中国人群较少。骨质疏松症的常见表型包括骨密度及骨质疏松性骨折。2014 年有学者发表了一项关于椎体骨折风险的 GWAS 研究。该研究是在鹿特丹研究的基础上收集 329 例病例及 2666 例对照，对其进行全基因组分析，记录椎体的放射学评分，在第 16 号染色体上发现一个 SNP 与椎体骨折风险相关。随后遍布欧洲、美国、澳大利亚和亚洲的 15 个独立研究对这个 SNP 位点进行验证，纳入 5720 例病例及 21 791 例对照，其结果具有高度异质性[14]。由于单一的 GWAS 研究样本量较小，需要较大样本才能达到统计学效应。GWAS 研究的 meta 分析对同一研究内容的多个独立的 GWAS 结果进行系统、定量的综合统计分析，从而达到较大样本量，可以较好地解决上述问题。进行 meta 分析需要多个研究中心或者特定机构的合作，目前国际上用来进行骨质疏松症及相关表型研究的机构主要有骨质疏松的遗传因素（Genetic Factors of Osteoporosis consortium，GEFOS）团队和 GENOMOS 团队。2012 年，GEFOS 发表了 GWAS 研究的 meta 分析，是针对 80 000 余名个体进行的全基因组分析，发现 56 个位点与骨密度相关，包括 32 个新位点，其中 14 个位点与骨质疏松性骨折相关，其中有 6 个位点（FAM210A、SLC25A13、LRP5、MEPE/IBSP、SPTBN1、DKK1）达到了基因组规模显著水平。但是需要注意在这项研究中，纳入的骨折类型并未分组，包括髋部骨折、脊柱骨折、前臂骨折、腕部骨折及任何其他部位的骨折[15]。

目前发现的骨质疏松症易感基因和遗传变异中，一部分易感基因可以归类到多条骨代谢通路，包括 OPG/RANK/RANKL 信号通路、Wnt/β-catenin 信号通路及 BMP/Smads 信号通路。多项 GWAS 研究证实下列候选基因与 Wnt/β-catenin 信号通路相关：Catenin β1（CTNNB1）、Sclerostin（SOST）、LRP4、LRP5、GPR177、WNT4、WNT5、WNT16 及 dikkopf1（DKK1）[13,16-18]。

GWAS 研究除了有潜力发现新的骨骼信号通路外，人们也希望基因风险评估可以结合传统生活方式风险评估来预测骨质疏松性骨折风险。Estrada 等应用 meta 分析对 63 个与骨密度相关的 SNPs 进行验证。其中 16 个 SNPs 与骨质疏松性骨折风险相关，根据测算得出 2 个基因风险评分 GRS63 和 GRS16，并应用于 2 个以老年男性为研究对象和 1 个以老年女性为研究对象的前瞻性大型人群试验，得出结论：GRS63 和 GRS16 都与骨折风险相关，但是经过骨密度的校正，效应值会降低[19]。因此，目前基因风险评估对老年人骨折风险的预测仅有有限的作用，还有待更多研究来进一步证实。

近年来 GWAS 研究发现了很多骨质疏松症及相关表型的易感基因，让我们对骨质疏松症这种复杂遗传疾病的分子机制有了深层次的认识。然而，对于疾病风险的预测则需要更多的基因研究的积累，目前临床危险因素对骨质疏松症及骨折的风险评估价值要大于单一易感基因风险评估。随着 GWAS 技术的更新发展，可以测定基因的三维空间结构，由此可以更准确地研究骨质疏松症相关表型易感基因组的表达及远程调控。

第四节　骨质疏松症与表观遗传学

鉴于骨质疏松症是一种复杂遗传疾病，受多种因素影响，其遗传规律不遵循传统的孟德尔遗传定律，类似某些肿瘤、心血管疾病及神经系统慢性疾病，与表观遗传学（epigenetics）相关。表观遗传学的概念在 1942 年由 Waddinglon 提出，当时将其定义为研究生物发育机制的学科。到了 20 世纪 70 年代，Holliday 将表观遗传学再次定义为研究非 DNA 序列变化所致的可遗传的基因变化表达，接近目前的定义。现阶段表观遗传学是指所有不通过 DNA 序列改变就能影响基因表达的可遗传的调控方式，包括 DNA 甲基化、组蛋白修饰、染色质重塑和微小 RNA（miRNA）等，所起的调节效应包括基因组印记、母性效应、基因沉默、核仁显性等。表观遗传学与骨质疏松症的关系主要表现在以下几个方面。

一、DNA 甲基化与骨质疏松症

DNA 甲基化（DNA methylation）是将甲基添加到 DNA 分子上的一个

过程，哺乳动物细胞内的 DNA 分子甲基化主要发生在胞嘧啶和鸟苷酸结合部分（CpG）的胞嘧啶（C）上[20]。真核生物中，DNA 甲基化可分为持续的低甲基化、诱导的去甲基化及高度甲基化 3 种状态。在基因组中 CpG 是维持甲基化的位点，大部分均位于结构基因的转录起点和启动子中。DNA 高度甲基化首先引起 DNA 双链在三维结构上的变化，阻碍甲基化敏感的转录因子（包括 E2F、CREB、AP2、cMyc/Myn、NF-κB、cMyb、ETS 等）的 DNA 结合活性从而引起基因沉默。

硬化蛋白（sclerostin，SOST）是骨形成的负性调节因子，由骨细胞特异性地表达。SOST 基因在邻近启动子和外显子 1 区域存在 2 个 CpG 富集区，上述区域的 DNA 甲基化程度高于其他区域，这种甲基化阻碍了蛋白结合到启动子区。SOST 基因去甲基化后表达显著上调，提示 SOST 基因甲基化在成骨细胞和骨细胞转变过程中起重要作用[21]。

骨髓间充质干细胞（mesenchymal stem cells，MSCs）在体外被不同诱导因子诱导后可以分化为骨、软骨、肌肉、脂肪细胞。张晓蕾等通过建立 MSCs 成骨分化模型研究 DNA 甲基化对成骨分化过程的影响，在诱导前用 DNA 甲基化抑制剂 5- 氮胞苷预处理 24 小时，其成骨分化率明显提高，伴随基因组整体水平上的 DNA 甲基化修饰减少[22]。

二、组蛋白修饰与骨质疏松症

绝大多数真核细胞在生长状态下，DNA 以染色质为载体存在。染色质的基本单位是核小体，每个核小体包括一个八聚体的组蛋白及缠绕其上的 DNA，八聚体组蛋白的氨基端游离出一条氨基端尾巴，被称为组蛋白尾巴。组蛋白氨基端残基上的各种修饰可以形成不同的信号，被各种蛋白识别，进而影响基因表达。参与组蛋白修饰的酶包括组蛋白甲基转移酶（histone methyl transferase，HMT）、组蛋白乙酰转移酶（histone acetyl transferase，HAT）、组蛋白泛素化酶（histone ubiquitylase）和组蛋白激酶（histone kinase）等。

KDM4B 是一种组蛋白去甲基化酶，有研究发现 KDM4B 受到骨骼 BMP 信号通路调控，可以通过调节 DLX 基因促进 MSCs 成骨分化，提示 KDM4B 与骨质疏松症相关[23]。

三、miRNA 与骨质疏松症

miRNA 是非编码单链 RNA，长度为 20~25bp 的高度保守小分子 RNA，广泛存在于真核生物中。miRNA 通过与靶 mRNA 特异性碱基互补配对，引起靶 mRNA 降解或抑制其翻译，从而对基因进行转录后的表达调控。虽然 miRNA 不编码蛋白质，但是其编码的 RNA 在生命过程中发挥极其重要的作用。

成骨细胞及破骨细胞可以互相影响，其机制可能均涉及 miRNA 的调控。miRNA 的表达异常，与靶 mRNA 的亲和力降低会影响其调控的下游途径，增加骨质疏松症易感性[24]。

局部黏附激酶（focal adhensive kinase，FAK）信号通路是成骨分化中骨力学信号转导的一个关键环节，miRNA138 可以抑制 FAK 的表达，阻碍成骨分化过程，从而增加骨质疏松症易感性[25]。

综上所述，表观遗传学影响骨骼发育、骨转换及骨质疏松症易感性，但机制尚未完全明确，有待更多深入研究。

第五节　问题和展望

骨质疏松症是一种复杂疾病，受环境和遗传等因素影响，其遗传决定作用又受到激素、环境、营养及合并疾病等多种因素影响，因此，一些具有遗传易感性的个体可能不会发生骨质疏松症，而另一些不具备易感基因的个体却随着年龄增长发生骨质疏松症，不同人种、身高、体型、生活习惯等均可能对骨质疏松症的遗传造成影响。对骨质疏松症的易感基因进行筛查主要是为了确定具有不利遗传背景的高危人群。但是目前发现的骨质疏松症易感基因不能脱离环境的影响，特别是老年人受环境因素的影响更为突出，因此还没有能明确作为老年人骨质疏松症遗传标志的易感基因。随着遗传分析技术的不断完善，对骨质疏松症的遗传学病因及发病机制的研究不断取得突破，相信未来遗传分析技术将会在疾病预测及药物靶点方面做出很大贡献，最终实现精准的个体化治疗。

（陈　佳）

参考文献

［1］Burger H, de Laet CE, van Dacle PL, et al. Risk factors for increased bone loss in an elderly population: the Rotterdam Study. Am J Epidemiol, 1998, 147(9): 871-879.

［2］夏维波. 骨质疏松症的现状和防治策略. 中国医学前沿杂志电子版，2015, 7(10): 1-3.

［3］Flicker L, Hopper JL, Rodgers L, et al. Bone density determinants in elderly women: a twin study. J Bone Miner Res, 1995, 10(11): 1607-1613.

［4］Young D, Hopper JL, Nowson CA, et al. Determinants of bone mass in 10-to-26-year-old females: a twin study. J Bone Miner Res, 1995, 10(4): 558-567.

［5］Morrison NA, Qi JC, Tokita A, et al. Prediction of bone density from vitamin D receptor alleles. Nature, 1994, 367(6460): 284-287.

［6］Onder G, Capoluongo E, Danese P, et al. Vitamin D receptor polymorphis and falls among older adults living in the community: results from the ilSIRENTE study. J Bone Mine Res, 2008, 23(7): 1031-1036.

［7］Barr R, Macdonald H, Stewart A, et al. Association between vitamin D receptor gene polymorphisms, falls, balance and muscle power: results from two indepent studies (APOSS and OPUS). Osteoporosis Int, 2010, 21(3): 457-466.

［8］Kobayashi S, Inoue S, Hosoi T, et al. Association of bone mineral density with polymorphism of the estrogen receptor gene. J Bone Mine Res, 1996, 11(3): 306-311.

［9］Ionanidis JP, Stavrou I, Trikalinos TA, et al. Association of polymorphisms of the estrogen receptor alpha gene with bone mineral density and fracture risk in women: a meta-analysis. J Bone Mine Res, 2002, 17(11): 2048-2060.

［10］Xiao SM, Lei SF, Deng HW. Genetic determination of osteoporosis in Chinese. Chin Med J (Engl), 2005, 118(24): 2077-2088.

［11］Navarro MC, Sosa M, del Pino-Montes J, et al. Collagen type 1 (COL1A1) Sp1 binding site polymorphism is associated with osteoporotic fractures but not with bone density in post-menopausal women from the Canary Island: a preliminary study. Aging Clin Exp Res, 2007, 19(1): 4-9.

［12］Mezquita-Raya P, Munoz-Torres M, de Dios luna J, et al. Performance of COL1A1 polymorphism and bone turnover markers to identify postmenopausal women with prevalent vertebral fractures. Osteoporos Int, 2002, 13(6): 506-512.

［13］Kiel DP, Demissie S, Dupuis J, et al. Genome-wide association with bone mass and geometry in the Framingham Heart study. BMC Med Genet, 2007, 8 Suppl 1: S14.

［14］Oci L, Estrada K, Duncan EL, et al. Genome-wide association study for radiographic vertebral fractures: a potential role for the 16q24 BMD locus. Bone, 2014, 59: 20-27.

［15］Estrada K, Strykarsdottir U, Evangclou E, et al. Genome-wide meta-analysis identifies 56 bone mineral density loci and reveals 14 loci associated with risk of fracture. Nat Genet, 2012, 44(5): 491-501.

［16］Cho YS, Go MJ, Kim YJ, et al. A large-scale genome-wide association study of Asian populations uncovers genetic factors influencing eight quantitative traits. Nat Genet, 2009, 41(5): 527-534.

［ 17 ］ Rivadeneira F, Strykarsdottir U, Estrada K, et al. Twenty bone-mineral-density loci identified by large-scale meta-analysis of genome-wide association studies. Nat Genet, 2009, 41(11): 1199-1206.

［ 18 ］ Kung AW, Xiao SM, Cherny S, et al. Association of JAG1 with bone mineral density and osteoporotic fractures: a genome-wide association study and follow-up replication studies. Am J Hum Genet, 2010, 86(2): 229-239.

［ 19 ］ Urano Y, Shiraki M, Ezura M, et al. Association of a single-nucleotide polymorphism in low-density lipoprotein receptor-related protein 5 gene with bone mineral density. J Bone Miner Metab, 2004, 22(4): 341-345.

［ 20 ］ Nakao M. Epigenetics: interaction of DNA methylation and chromatin. Gene, 2001, 278(1-2): 25-31.

［ 21 ］ Delgado-Calle J, Sañudo C, Bolado A, et al. DNA methylation contributes to the regulation of sclerostin expression in human osteocytes. J Bone Miner Res, 2012, 27(4): 926-937.

［ 22 ］ 张晓蕾 . DNA 甲基化对骨髓间充质干细胞成骨分化的作用 . 杭州：浙江大学 , 2010: 1-36.

［ 23 ］ Ye L, Fan Z, Yu B, et al. Histone demethylases KDM4B and KDM4B promote osteogenic differentiation of human MSCs. Cell Stem Cell, 2012, 11(1): 50-61.

［ 24 ］ Bae Y, Yang T, Zeng HC, et al. MiRNA-34c regulates Notch signaling during bone development. Hum Mol Genet, 2012, 21(13): 2991-3000.

［ 25 ］ Eskildsen T, Taipaleenmaki H, Stenvang J, et al. MicroRNA-138 regulates osteogenic differentiation of human stromal (mesenchymal) stem cells in vivo. Proc Natl Acad Sci USA, 2011, 108(15): 6139-6144.

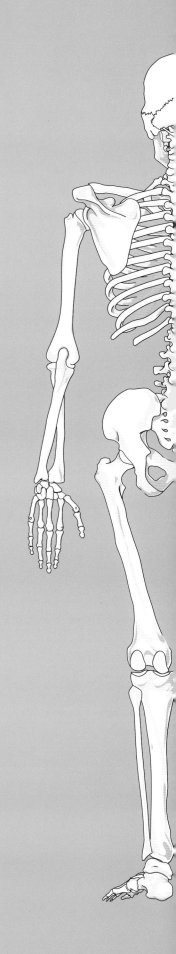

| 第 8 章 |

老年人群骨质疏松
症和骨质疏松性骨
折的流行现状

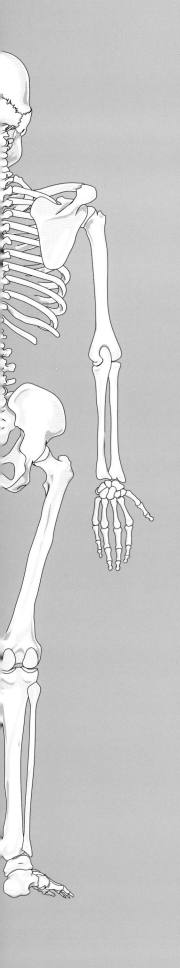

本章要点

- 骨质疏松症的患病率高，患病人群庞大
- 女性是骨质疏松症及相关骨折的高危人群
- 骨质疏松症及相关骨折的疾病负担重

第一节　骨质疏松症的流行病学

骨质疏松症（osteoporosis，OP）是一种以骨量低下、骨骼微结构损坏，导致骨脆性增加，较易发生骨折为特征的进行性骨代谢性疾病（metabolic bone disease，MBD）[1]。骨质疏松症是一种退化性疾病，随年龄增长，患病风险增加。据报道，目前全球 OP 的患者人数已经达到 2 亿多，其发病率已位居世界常见病、多发病的第 7 位 [2]。随着人类寿命的延长和老龄化社会的到来，骨质疏松症越来越成为困扰老年人的疾病之一，骨质疏松症已经成为人类的重要健康问题。

原发性骨质疏松症是以骨质强度（bone strength，BS）下降为特点的一种全身性骨骼代谢性疾病。骨质强度主要由骨密度和骨质量两方面所决定 [3-4]。骨密度可用单位面积（或体积）内矿物质的含量来表示，任何个体的骨密度是峰值骨量和骨丢失量两者的综合；骨质量则是骨骼构筑、骨代谢转换、骨骼积累性破坏（显微骨折）和骨矿化程度的总称。骨矿密度可反映骨强度的 70%[4]。骨质疏松症的影像学特征为骨皮质变薄，骨小梁数目减少、体积减小，髓腔增宽。这些患者在遭受低能量的冲击下，可能会发生较为严重的骨折。跌倒是老年人骨质疏松性骨折最常见的原因。最常见的与骨质疏松症相关的骨折部位是脊柱、桡骨远端及髋部。其中，髋部骨折以股骨颈骨折及股骨粗隆间骨折多见，而且后果严重。

一、骨质疏松症的患病率高，且女性的患病率高于男性

骨质疏松症在全球范围内患病率较高，患病人群数量庞大，且女性患病率高于男性。一项在北美、欧洲、日本和澳大利亚的研究发现，50 岁以上人群中骨质疏松症患者人数达 4900 万 [5]。加拿大的一项骨质疏松症多中心研究随机调查了 10 061 名超过 50 岁的女性和男性，采用 WHO 骨质疏松症的诊断标准，用双能 X 线吸收测定仪分别测量腰椎和股骨颈的骨矿密度，结果显示，女性腰椎骨质疏松症和股骨颈骨质疏松症的患病率分别为 12.1% 和 7.9%，总患病率为 15.8%；男性腰椎骨质疏松症和股骨颈骨质疏松症的患病率分别为 2.9% 和 4.8%，总患病率为 6.6%[6]。2002 年李宁华等采用分层多阶段整群抽样方法对我国华北、华南、中南、西南、东北地区中老年人群原发性骨质疏松症的调查显示，40 岁以上骨质疏松症的总患病率为 12.4%，其中男性为 8.5%，女性为 15.7%[7]。2003—2006 年卫生部（现

称国家卫生健康委员会）科技教育司组织的全国大规模流行病学[8]调查结果显示，50岁以上人群以椎体和股骨颈骨密度值为基础的骨质疏松症总患病率女性为20.7%，男性为14.4%。按此结果推算，2006年我国50岁以上人群中骨质疏松症患者约有6944万例，骨量减少患者约2.1亿例[9]。根据我国一项2010—2016年老年人骨质疏松症患病率的meta分析结果，我国60岁以上人群骨质疏松症总体患病率为36%，其中男性人群中的患病率为23%，女性人群中为49%[10]。一项包含我国91项研究的meta分析[11]显示，50岁以上人群中，女性腰椎和股骨近端骨质疏松症的患病率分别为23.9%和12.5%，男性腰椎和股骨近端骨质疏松症的患病率分别为3.2%和5.3%。对陕西省西安市区一般人群骨质疏松症患病率的调查研究显示，60岁以上男性骨质疏松症的患病率为17.6%，60岁以上女性骨质疏松症的患病率为31.8%，约为男性的2倍[12]。以上研究均表明，在老年人群中，女性骨质疏松症的患病率要高于男性。

二、围绝经期女性是骨质疏松症的高危人群

围绝经期女性是骨质疏松症的高危人群。意大利的一项50岁以上绝经期女性的模型预测，绝经期骨质疏松症的患病人数将从2010年的330万上升到2020年的380万[13]。一项韩国的回顾性研究显示，到医疗机构就诊的绝经期女性骨量减少和骨质疏松症的检出率分别为45.9%和19.5%[14]。日本千叶市的一项多中心横断面调查显示，在纳入的64 809名40岁以上女性中，骨量减少和骨质疏松症的患病率分别为36.04%和15.79%[15]。泰国的一项研究显示，绝经期女性骨质疏松症的总患病率为19.7%，其中腰椎骨质疏松症的患病率为18.8%，股骨近端骨质疏松症的患病率为2.3%，全髋骨质疏松症的患病率为2%[16]。我国香港的一项横断面调查研究显示，在绝经期女性中，骨量减少和骨质疏松症的患病率分别为51.6%和25.7%，患者的平均年龄分别为58.0岁和59.7岁[17]。杨秀琳等[18]对藏族成人骨强度的调查结果显示，女性骨强度在50~59岁出现一次显著下降。有研究报道，在巴西的绝经期女性中，骨质疏松症的患病率是15%~33%[19]。一项对印度北部的绝经期女性的横断面研究显示，通过DXA法测量腰椎和股骨近端的骨矿密度，腰椎和股骨近端的骨质疏松症患病率分别为26.4%和13.2%[20]。根据以上调查结果，由于测量方法或使用的数据不同，绝经期女性的骨质疏松症患病率最低为13.2%，最高为33%。

三、骨质疏松症的患病率随年龄增长而升高

随着年龄的增长，骨质疏松症的患病率呈上升趋势。我国一项中老年人骨质疏松症患病率的 meta 分析结果显示[21]，男性骨质疏松症患病率在 50~59 岁人群中为 6.8%，在 60~69 岁人群中为 13.1%，在 70~79 岁人群中为 36.1%，在 80 岁以上人群中高达 75.7%；女性骨质疏松症患病率在 50~59 岁人群中为 10.6%，在 60~69 岁人群中为 42.7%，在 70~79 岁人群中为 67%，在 80 岁以上人群中高达 90.3%。该结果表明，随着年龄的增长，骨质疏松症几乎已无法避免发生。在我国的北方和南方人群中，随着年龄的升高，骨质疏松症的发病率升高。研究显示，50~59 岁年龄段男性骨质疏松症的发病率为 7.7%，女性为 6.97%；60~69 岁年龄段男性骨质疏松症的发病率为 18.13%，女性为 35.97%；70~79 岁年龄段男性骨质疏松症的发病率为 36.41%，女性为 59.55%；80 岁以上男性骨质疏松症的发病率为 57.53%，女性为 75.56%[22]。除骨质疏松症的发病率和患病率较高外，骨量减少的患病率也较高，特别是 50~69 岁女性，提示老年人群中存在较多的骨质疏松症亚临床期患者，且可转化为骨质疏松症患者。四川绵阳一项包含城市、郊区及农村的 5039 例 50 岁以上人群的研究结果显示，女性骨量减少的患病率为 35%，其中 70~79 岁以上骨量减少的患病率为 19%；男性骨量减少的患病率为 10%，70 岁以下无骨量减少者，70~79 岁以上骨量减少的患病率为 8%，80 岁以上骨量减少的患病率为 22%[23]。陈巧聪等[24]对广州地区中老年人骨密度变化的研究结果显示，60 岁以上老年人骨量减少的患病率为 28.3%，其中老年男性为 41.1%，老年女性为 17%。

四、骨质疏松症的患病率存在地区差异

骨质疏松症的患病率存在地区差异。一项多中心研究发现，在 50 岁以上人群中，英国女性骨质疏松症的患病率为 9%，法国和德国为 15%，美国为 16%，日本 38%；英国男性骨质疏松症的患病率为 1%，日本为 4%，加拿大为 3%，法国、德国、意大利和西班牙为 8%[5]。我国不同地区骨质疏松症的患病率也不同。根据一项对我国华北、华南、中南、西南和东北地区中老年人群的抽样调查研究结果，在男性人群中，不同地区的患病率由高至低依次为吉林（13.6%）、四川（8.4%）、广东（6.4%）、北京与河北（3.1%）、上海（1.9%），女性的患病率依次为广东（20.1%）、吉林（16.8%）、四川（15.6%）、北京与河北（6.5%）、上海（4.0%）（图 8-1）。在男性人群中，未发现农村和城镇地区的差异；但在女性中发现，农村人口患病率高于城镇

人口（图 8-2）。我国不同民族的骨质疏松症患病率亦有所不同。广西南宁的一项研究结果显示，60 岁以上骨质疏松症的患病率汉族男性为 23.36%，壮族男性为 25.0%，汉族女性为 31.69%，壮族女性为 44.44%[25]。

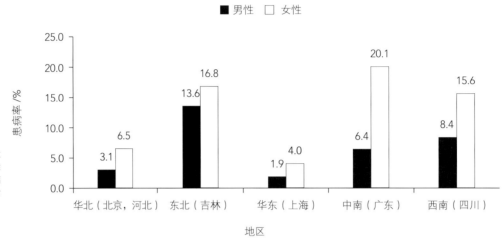

图 8-1 我国不同性别、不同地区中老年人群骨质疏松症的患病率（数据未包括台湾省）

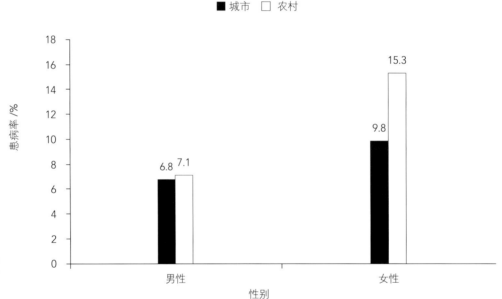

图 8-2 我国农村和城镇地区不同性别中老年人群骨质疏松症的患病率

五、骨质疏松症可带来较重的疾病负担

Svedbom 等[26] 报道，欧盟在 2010 年有 2200 万女性和 550 万男性患有骨质疏松症，骨质疏松性骨折的经济负担为 370 亿欧元，骨质疏松性骨折导致的质量调整生命年（QALYs）损失为 118 万年。另有一项包括欧盟 27 个国家的研究报道，骨质疏松性骨折的经济负担为 370 亿欧元，其中新

发骨折占 66%，长期骨折治疗占 29%，预防药物占 5%；该研究报道的质量调整生命年损失为 118 万年[27]。根据德国联邦统计局的报告，2008 年骨质疏松症相关疾病的费用约为 19 亿欧元，占肌肉骨骼系统疾病的 7%[28]。德国一项骨质疏松症相关疾病费用的研究报道，50 岁以上男性骨质疏松症的直接费用在 2010 年为 7.28 亿欧元，其中 71% 是骨质疏松性骨折的住院治疗费用[28]。一项在瑞士的研究预测，2050 年骨质疏松性骨折的经济负担为 2.05 亿瑞郎，其中长期骨折所需费用占 21%，预防药物占 3%，其余为新发生的骨折的相关费用；另外，该研究显示，2010 年由骨质疏松性骨折引起的质量调整生命年损失为 2.4 万年[29]。Tarride 等 [30] 报道，加拿大 2007—2008 年男性骨质疏松性骨折的总经济负担为 5.7 亿美元 / 年，其中直接医疗费用占 86%。另外一项加拿大的研究报道，2007—2008 年 50 岁以上人群中，骨质疏松症相关骨折的急性治疗费用为 12 亿美元，当加上门诊治疗、处方药物和间接费用时，骨质疏松症每年的总费用超过 23 亿美元[31]。Becker 等 [32] 报道，美国有 1 亿骨质疏松症患者，每年的直接医疗费用为 170 亿 ~200 亿美元，主要是骨质疏松性骨折（尤其是髋部骨折）的治疗费用。为了避免高额的治疗费用并减轻个人与社会的经济负担，骨质疏松症和骨质疏松性骨折的预防尤为重要。

作为退化性疾病，骨质疏松症是在很多因素综合作用下缓慢发展的结果。目前骨质疏松症的危险因素包括不可控因素和可控因素。不可控因素包括人种（白种人和黄种人患骨质疏松症的风险高于非洲人）、老龄化、女性绝经、骨质疏松性骨折家族史；可控因素包括体力活动少、吸烟、过量饮酒、过多饮用含咖啡因的饮料、营养失衡、蛋白质摄入过多或不足、高钠饮食、钙和（或）维生素 D 缺乏、体重过低、存在影响骨代谢的疾病和应用影响骨代谢的药物等[1]。

随着世界各国经济的发展，人民生活水平及医疗水平不断提高，人均寿命迅速增加，老龄化的问题日趋严重。根据联合国的统计数字，2002 年全世界 60 岁以上人口占世界人口总数的 10%，到 2050 年，老年人数量将增加到世界人口总数的 21%[33]。骨质疏松症的发病率随着世界老龄人口的增加而逐步上升，已跃居世界常见病的第 7 位[2]。因此，对骨质疏松症的预防与控制刻不容缓。

第二节　骨质疏松性骨折的流行病学

骨质疏松症的严重后果是发生骨质疏松性骨折（osteoporotic fracture，OF），后者又称脆性骨折，是指受到轻微创伤或日常活动中即发生的骨折，常是骨质疏松症患者的首发症状和就诊原因。骨质疏松性骨折的常见部位是椎体、髋部、前臂远端、肱骨近端和骨盆等[34]。骨质疏松性骨折的危害巨大，是老年人致残和致死的最常见原因之一，也是造成医疗支出的主要原因[35-36]。

一、椎体骨折

椎体骨折是最常见的骨质疏松性骨折，但由于缺乏特异性的临床症状，仅有 23%~30% 的新发病例得到临床诊断[37-40]。椎体骨折通常累及中段胸椎（T_7~T_8）和脊柱的胸腰段（T_{12}~L_1），典型临床表现为骨折节段的局部背痛，休息后有所缓解，但在负重或剧烈运动后会加重。椎体的反复塌陷会合并不同程度的脊柱后凸畸形及身高变矮等，严重影响患者的生活质量[41]。既往椎体骨折的流行病学研究主要集中在影像学的椎体骨折方面，而关于临床诊断的椎体骨折研究较少[42]。发病率方面，既往研究中仅有澳大利亚[43]、中国香港[44]、匈牙利[45]、瑞典[46]、瑞士[47]和美国[48]报道了临床诊断的椎体骨折的发病率。结果显示，不同国家和地区的 50 岁以上人群中，临床诊断的椎体骨折发病率存在性别和地区差异，且各国发病率均随着年龄的增长而升高。男性中，瑞士的年龄标准化发病率最高，为 222/10 万人年[47]；女性中，中国香港的年龄标准化发病率最高，为 667/10 万人年[44]。形态学椎体骨折的发病率远高于髋部骨折的发病率，尤其是既往发生过椎体骨折时。欧洲骨质疏松症前瞻性研究报道了男性和女性的形态学椎体骨折发病率，其中斯堪的纳维亚半岛的发病率分别为 730/10 万人年和 1170/10 万人年，南欧的发病率分别为 360/10 万人年和 1380/10 万人年，东欧的发病率分别为 430/10 万人年和 920/10 万人年，西欧的发病率分别为 640/10 万人年和 1020/10 万人年[49]。美国白人女性中形态学椎体骨折的年发病率随年龄增加而升高，65~69 岁年龄组的发病率为 0.5%，70~74 岁年龄组的发病率为 1.0%，75~79 岁年龄组的发病率为 1.3%，80 岁以上年龄组的发病率为 1.7%[50]。美国骨质疏松性骨折研究显示，65 岁以上的白人女性中，15 年内形态学椎体骨折的发病率为 18.2%，既往存在椎体骨折时 15 年内形态学椎体骨折的发病率高达 41%[51]。发病率的时间变化趋势方面，不同研究的结果不一致。冰岛 1989—2008 年间的发病率呈现下降趋势[52]，1986—2006 年间加拿大曼尼托巴省的年龄别发病率未见明显变化[53]，而 1989—2009 年美国明尼苏达州的发病率却呈上升趋势[54]。在患病率方面，基于人群的队列研究显示，全球范围内，影像学椎体骨折的患病率随年龄升高而增加。不同地区的患病率存在差别。年龄别患病率以高加索人最高，而拉丁美洲人和亚洲人较低，但亚洲人中越南人的影像学椎体骨折患病率较高[42]。国内基于人群的骨质疏松性骨折发病和患病情况的研究较少，尤其是发病率方面。袁路等在贵州省贵阳市云岩区的研究显示，对 60 岁及以上的社区居民随访 3 年，其骨质疏松性骨折的发病率为 5.47%，其中椎体骨折的发病率为 0.71%[55]。患病率方面，2000 年国内基于影像学的流行病学调查显示，北京市 50 岁以上女性椎体骨折的患病率约为 15%，50 岁以后椎体骨折的患病率随年龄增长而上升，80 岁以上女性椎体骨折的患病率可高达 36.6%[56]。2017 年，夏维波等的研究显示，北京市绝经后女性的椎体骨折患病率随年龄升高而升高，其中 50~59 岁年龄组为 13%，80 岁以上年龄组的患病率高达 58.1%[57]。需要注意的是，不同的影像学椎体骨折的定义对该病的发病率和患病率具有重要影响[42]。如在欧洲椎体骨质疏松症研究中，应用 McCloskey Kanis 的影像学标准与改良的 Eastell 标准相比，影像学椎体骨折的患病率将会降低近 50%[58]。使用 Genant 半定量方法得到影像学椎体骨折的患病率高于定性方法得到的患病率[59-60]。

椎体骨折相关的不良结局和后续的不良健康事件严重影响老年人的生命和生活质量[42]。研究显示，临床诊断的椎体骨折可引起至少 6 个月的疼痛[61]，急性椎体骨折 2 年后仍有 1/3 的个体存在持续性背痛[62]，且椎体骨折引起的疼痛、疼痛相关的残疾失能和活动功能下降风险随骨折数量和严重程度的增加而升高[63-66]。椎体骨折与驼背相关，继而引起患者发生肺功能下降、胃食管反流和生理功能下降或者跌倒的风险升高[67-73]。大量前瞻性研究显示，椎体骨折与后续的骨折风险相关[42]。在绝经后的女性中，调整 BMD 和其他临床危险因素后，患有影像学椎体骨折者发生任意临床骨折的风险升高 1.7~2.3 倍[74]。Black 等通过对 9704 名 65 岁以上老年女性的随访观察发现，患有影像学椎体骨折的老年女性在平均随访 3.7 年后，新的影像学椎体骨折的发生率为 14.7%，而在平均 8.3 年的临床骨折随访期内，髋部骨折的发生率为 9.7%，与基线时未患椎体骨折的老年女性相比，基线时患有椎体骨折的老年女性发生后续影像学椎体骨折的风险升高 3.8 倍，发生髋部骨折的风险升高 1.5~2 倍[75]。调整年龄因素后，新发的临床椎体骨折可使患者死亡风险升高 2~8 倍[76-77]。尽管大部分椎体骨折的患者可在门诊接受治疗，只有少数患者需要住院治疗，但由此带来的经济负担仍非常巨大[78-80]。英国 2006 年的调查显示，绝经后女性中每名椎体骨折患者的住院和门诊治疗及家庭护理的总体成本是 2180 英镑[81]。瑞典政府每年需要投入 7 亿美元用于椎体骨折的治疗和护理[82]。

二、髋部骨折

髋部骨折主要包括股骨转子间骨折和股骨颈骨折，是最严重的骨质疏松性骨折[83]。因为其导致的死亡、残疾失能风险较高，康复过程依赖长期的专业机构，造成的医疗费用更高[84-85]。发病率方面，髋部骨折的发病率存在显著的地区、种族和性别差异。全球范围内年龄标准化发病率最高和最低的地区差别巨大，女性相差 200 倍以上，男性相差 140 倍以上，中位年龄标准化发病率在北美和欧洲最高，之后依次是亚洲、中东、大洋洲、拉丁美洲和非洲；女性发病率高于男性，平均性别比为 2∶1[86]。发病率的时间变化趋势方面，美国 65 岁以上的老年人中，男性和女性髋部骨折的年龄别发病率从 1986 年至 1995 年呈上升趋势，从 1995 年至 2005 年呈下降趋势；女性年龄调整发病率由 1986 年的 964.2/10 万上升至 1995 年的 1050.9/10 万，而后下降至 2005 年的 793.5/10 万；男性年龄调整发病率由 1986 年的 392.4/10 万上升至 1995 年的 456.6/10 万，而后下降至 2005 年的 369.0/10 万[87]。2005 年后，美国 65 岁以上女性人群中髋部骨折的年龄调整发病率继续下降，到 2012 年降至 741/10 万，随后进入平台期[88]。不同种族之间髋部骨折发病率的变化趋势不同。对美国加利福尼亚州住院数据的分析发现，1983—2000 年非西班牙裔白人女性的髋部骨折年发病率显著下降，非洲裔女性中未见显著下降，而西班牙裔女性的髋部骨折年发病率显著上升[89]。Nicole 等在全美医保数据中随机选取 5% 的样本分析发现，2000—2009 年 65 岁以上老年人的髋部骨折发病率在白人女性和男性中呈显著上升趋势，而非洲裔和亚裔人群中的下降并不显著，西班牙裔老年人的整体和年龄别发病率变化最小[90]。韩国 50 岁以上人群中 2002—2011 年的髋部骨折粗发病率显著升高，由 2002 年的 126.6/10 万上升至 2011 年的 183.7/10 万，但病死率未见明显变化[91]。我国髋部骨折的发病率也呈显著上升趋势。1990—1992 年，我国 50 岁以上人群髋部骨折的发病率男性为 83/10 万，女性为 80/10 万[92]；2002—2006 年，髋部骨折的发病率增高，其中男性为 129/10 万，女性为 229/10 万，分别增加了 1.61 倍和 2.76 倍[93-95]。随着我国老龄化进程的加剧，预计在未来几十年髋部骨折的发病率仍将处于增长期。

　　髋部骨折的危害巨大，是老年人致死、致残的主要原因之一，也给患者和社会造成了沉重的经济负担。髋部骨折的病死率高，发生髋部骨折后 1 年内，20%~30% 的患者会死于各种并发症[87,96-97]，存活的患者也很难恢复到其骨折前的生理功能状态[98]，约 50% 的髋部骨折患者需要帮助才可以走动，25% 的患者需要长期照料[99]。髋部骨折后二次骨折的风险升高，弗明翰研究中对既往发生髋部骨折的老年人随访观察，发现在 4.2 年的中位随访期内二次髋部骨折的发生率为 14.8%，1 年内二次髋部骨折的发生率为 2.5%，5 年内二次髋部骨折的发生率为 8.2%[100]。2016 年，我国台湾地区的研究发现，50 岁以上人群中髋部骨折后二次骨折的发生率高于普通人群，男性和女性髋部骨折后 6 年内二次髋部骨折的发生率分别为 6.2% 和 8.0%[101]。2017 年 CHANCES 研究报道了其对 50 岁以上队列人群随访 13 年的结果，发现髋部骨折造成的伤残调整生命年（disability-adjusted life years，DALYs）高达 5964（27DALYs/1000 人），其中 69.6% 是由骨折引起的残疾失能所致[83]。髋部骨折造成的经济负担沉重，2005 年美国 50 岁以上人群中髋部骨折只占骨质疏松性骨折的 14%，但由髋部骨折导致的医疗费用却占骨折相关医疗费用的 72%，约为 120.6 亿美元[102]。髋部骨折后 6 个月的平均直接医疗费用为 34 509~54 054 美元，不同的骨折类型和手术方式费用不同[103]。2010 年英国 50 岁以上人群中新发髋部骨折 79 000 例，造成的花费（不含骨折预防性治疗和监测的费用）约为 20.39 亿英镑[27]。曾有研究估计，2015 年、2035 年、2050 年我国用于主要骨质疏松性骨折（腕部、椎体和髋部骨折）的医疗费用分别高达 108.7 亿美元、199.2 亿美元和 254.3 亿美元[104]。

（吕艳伟　王立芳　段芳芳）

参考文献

［1］中华医学会骨质疏松和骨矿盐疾病分会. 原发性骨质疏松症诊疗指南（2017）. 中华骨质疏松和骨矿盐疾病杂志，2017, 10(5): 413-443.

［2］Brynin R. Soy and its isoflavones: a review of their effects on bone density. Altern Med Rev, 2002, 7(4): 317-327.

［3］Link TM, Majumdar S. Osteoporosis imaging. Radiol Clin North Am, 2003, 41(4): 813-839.

［4］NIH Consensus Development Panel. NIH Consensus Development Panel on Osteoporosis Prevention, Diagnosis, and Therapy, March 7-29, 2000: highlights of the conference. South Med J, 2001, 94(6): 569-573.

［5］Wade SW, Strader C, Fitzpatrick LA, et al. Estimating prevalence of osteoporosis: examples from industrialized countries. Arch Osteoporos, 2014, 9: 182.

［6］薛延. 骨质疏松症的流行病学概况. 新医学，2007, 38(1): 7-8.

［7］李宁华，朱汉民，区品中，等. 中国部分地区中老年人群原发性骨质疏松症患病率研究. 中华骨科杂志，

2001, 21(5): 18-21.

[8] 李宁华，区品中，朱汉民，等. 中国中老年人群骨折患病率调查（英文）. 中国临床康复，2003, 7(8): 1284-1285.

[9] 中华医学会骨质疏松和骨矿盐疾病分会. 原发性骨质疏松症诊治指南（2011 年）. 中华骨质疏松和骨矿盐疾病杂志，2011, 4(1): 2-17.

[10] 贺丽英，孙蕴，要文娟，等. 2010—2016 年中国老年人骨质疏松症患病率 Meta 分析. 中国骨质疏松杂志，2016, 22(12): 1590-1596.

[11] Zhang ZQ, Ho SC, Chen ZQ, et al. Reference values of bone mineral density and prevalence of osteoporosis in Chinese adults. Osteoporos Int, 2014, 25(2): 497-507.

[12] 曾玉红，张斌，丘红，等. 西安市区一般人群骨质疏松患病率的调查研究. 中华临床医师杂志（电子版），2012(15): 4449-4450.

[13] Piscitelli P, Brandi M, Cawston H, et al. Epidemiological burden of postmenopausal osteoporosis in Italy from 2010 to 2020: estimations from a disease model. Calcif Tissue Int, 2014, 95(5): 419-427.

[14] Jeon YJ, Kim JW, Park JS. Factors associated with the treatment of osteoporosis in Korean postmenopausal women. Women Health, 2014, 54(1): 48-60.

[15] Tatsuno I, Terano T, Nakamura M, et al. Lifestyle and osteoporosis in middle-aged and elderly women: Chiba bone survey. Endocr J, 2013, 60(5): 643-650.

[16] Panichyawat N, Tanmahasamut P. Comparison of OSTA index and KKOS scoring system for prediction of osteoporosis in postmenopausal women who attended Siriraj Menopause Clinic. J Med Assoc Thai, 2012, 95(11): 1365-1371.

[17] Lo SS. Bone health status of postmenopausal Chinese women. Hong Kong Med J, 2015, 21(6): 536-541.

[18] 杨秀琳，海向军，何烨，等. 藏族成人骨强度与体成分关系研究. 中国骨质疏松杂志，2016, 22(3): 358-361.

[19] Baccaro LF, Conde DM, Costa-Paiva L, et al. The epidemiology and management of postmenopausal osteoporosis: a viewpoint from Brazil. Clin Interv Aging, 2015, 10: 583-591.

[20] Kaur M. Association between ABO blood group and osteoporosis among postmenopausal women of North India. Homo, 2014, 65(6): 516-521.

[21] 韩亚军，帖小佳，伊力哈木·托合提. 中国中老年人骨质疏松症患病率的 Meta 分析. 中国组织工程研究，2014, 18(7): 1129-1134.

[22] 张萌萌，李亚刚，刘颖，等. 长春市 16019 例汉族人群骨密度调查及骨质疏松发病率分析. 中国骨质疏松杂志，2009, 15(7): 534-537.

[23] 黄昶荃，冯友，程燕，等. 绵阳地区中老年人骨量减少和骨质疏松患病状况分析. 中国骨质疏松杂志，2016, 22(8): 1044-1046.

[24] 陈巧聪，楼慧玲，彭程，等. 中老年人骨密度变化及骨质疏松症患病率分析. 广东医学，2011, 32(5): 620-622.

[25] 颜晓东，王风，黄忠，等. 广西南宁地区汉壮族人群骨密度及骨质疏松患病率研究. 中国骨质疏松杂志，2003, 9(3): 268-270.

[26] Svedbom A, Hernlund E, Ivergard M, et al. Osteoporosis in the European Union: a compendium of country-specific reports. Arch Osteoporos, 2013, 8(1-2): 137.

[27] Hernlund E, Svedbom A, Ivergård M, et al. Osteoporosis in the European Union: medical management, epidemiology and economic burden: a report prepared in collaboration with the International Osteoporosis Foundation (IOF) and the European Federation of Pharmaceutical Industry

Associations (EFPIA). Arch Osteoporos, 2013, 8(1-2): 136.

[28] Berghaus S, Müller D, Gandjour A, et al. Osteoporosis in German men: a cost-of-illness study. Expert Rev Pharmacoecon Outcomes Res, 2015, 15(3): 531-537.

[29] Svedbom A, Ivergard M, Hernlund E, et al. Epidemiology and economic burden of osteoporosis in Switzerland. Arch Osteoporos, 2014, 9(1): 187.

[30] Tarride JE, Guo N, Hopkins R, et al. The burden of illness of osteoporosis in Canadian men. J Bone Miner Res, 2012, 27(8): 1830-1838.

[31] Tarride JE, Hopkins RB, Leslie WD, et al. The burden of illness of osteoporosis in Canada. Osteoporos Int, 2012, 23(11): 2591-2600.

[32] Becker DJ, Kilgore ML, Morrisey MA. The societal burden of osteoporosis. Curr Rheumatol Rep, 2010, 12(3): 186-191.

[33] 张平 , 向卫娥 . 国内外养老机构护理人员的现状研究 . 中国老年学杂志 , 2015, 35(19): 5662-5665.

[34] Siris ES, Adler R, Bilezikian J, et al. The clinical diagnosis of osteoporosis: a position statement from the National Bone Health Alliance Working Group. Osteoporos Int, 2014, 25(5): 1439-1443.

[35] Cummings SR, Melton LJ. Epidemiology and outcomes of osteoporotic fractures. Lancet, 2002, 359(9319): 1761-1767.

[36] Johnell O, Kanis JA. An estimate of the worldwide prevalence and disability associated with osteoporotic fractures. Osteoporos Int, 2006, 17(12): 1726-1733.

[37] Cooper C, O'Neill T, Silman A. The epidemiology of vertebral fractures. European Vertebral Osteoporosis Study Group. Bone, 1993, 14 Suppl 1: S89-S97.

[38] Fink HA, Milavetz DL, Palermo L, et al. What proportion of incident radiographic vertebral deformities is clinically diagnosed and vice versa? J Bone Miner Res, 2005, 20(7): 1216-1222.

[39] Lindsay R, Silverman SL, Cooper C, et al. Risk of new vertebral fracture in the year following a fracture. JAMA, 2001, 285(3): 320-323.

[40] Kanis JA, Johnell O, Oden A, et al. The risk and burden of vertebral fractures in Sweden. Osteoporos Int, 2004, 15(1): 20-26.

[41] Papaioannou A, Watts NB, Kendler DL, et al. Diagnosis and management of vertebral fractures in elderly adults. Am J Med, 2002, 113(3): 220-228.

[42] Schousboe JT. Epidemiology of vertebral fractures. J Clin Densitom, 2016, 19(1): 8-22.

[43] Sanders KM, Seeman E, Ugoni AM, et al. Age-and gender-specific rate of fractures in Australia: a population-based study. Osteoporos Int, 1999, 10(3): 240-247.

[44] Bow CH, Cheung E, Cheung CL, et al. Ethnic difference of clinical vertebral fracture risk. Osteoporos Int, 2012, 23(3): 879-885.

[45] Péntek M, Horváth C, Boncz I, et al. Epidemiology of osteoporosis related fractures in Hungary from the nationwide health insurance database, 1999-2003. Osteoporos Int, 2008, 19(2): 243-249.

[46] Kanis JA, Johnell O, Oden A, et al. Long-term risk of osteoporotic fracture in Malmö. Osteoporos Int, 2000, 11(8): 669-674.

[47] Lippuner K, Johansson H, Kanis JA, et al. Remaining lifetime and absolute 10-year probabilities of osteoporotic fracture in Swiss men and women. Osteoporos Int, 2009, 20(7): 1131-1140.

[48] Ettinger B, Black DM, Dawson-Hughes B, et al. Updated fracture incidence rates for the US version of FRAX®. Osteoporos Int, 2010, 21(1): 25-33.

[49] Ismail AA, Silman AJ, Reeve J, et al. Incidence of vertebral fracture in Europe: results from the European Prospective Osteoporosis Study (EPOS). J Bone Miner Res, 2002, 17(4): 16-18.

［50］ Nevitt MC, Cummings SR, Stone KL, et al. Risk factors for a first-incident radiographic vertebral fracture in women ≥65 years of age: the study of osteoporotic fractures. J Bone Miner Res, 2005, 20(1): 131-140.

［51］ Cauley JA, Hochberg MC, Lui LY, et al. Long-term risk of incident vertebral fractures. JAMA, 2007, 298(23): 2761-2767.

［52］ Siggeirsdottir K, Aspelund T, Jonsson BY, et al. Epidemiology of fractures in Iceland and secular trends in major osteoporotic fractures 1989–2008. Osteoporos Int, 2014, 25(1): 211-219.

［53］ Leslie WD, Sadatsafavi M, Lix LM, et al. Secular decreases in fracture rates 1986–2006 for Manitoba, Canada: a population-based analysis. Osteoporos Int, 2011, 22(7): 2137-2143.

［54］ Amin S, Achenbach SJ, Atkinson EJ, et al. Trends in fracture incidence: a population-based study over 20 years. J Bone Miner Res, 2014, 29(3): 581-589.

［55］ 袁路, 张巧, 时立新, 等. 贵阳市 40 岁及以上社区居民骨质疏松性骨折的发病率及危险因素调查. 中国骨质疏松杂志, 2017, 23(1): 97-101.

［56］ Ling X, Cummings SR, Mingwei Q, et al. Vertebral fractures in Beijing, China: the Beijing Osteoporosis Project. J Bone Miner Res, 2000, 15(10): 2019-2025.

［57］ Cui L, Chen L, Xia W, et al. Vertebral fracture in postmenopausal Chinese women: a population-based study. Osteoporos Int, 2017(1): 1-8.

［58］ O'Neill TW, Felsenberg D, Varlow J, et al. The prevalence of vertebral deformity in European men and women: the European Vertebral Osteoporosis Study. J Bone Miner Res, 1996, 11(7): 1010-1018.

［59］ Ferrar L, Jiang G, Cawthon PM, et al. Identification of vertebral fracture and non-osteoporotic short vertebral height in men: the MrOS study. J Bone Miner Res, 2007, 22(9): 1434-1441.

［60］ Ferrar L, Jiang G, Schousboe JT, et al. Algorithm-based qualitative and semiquantitative identification of prevalent vertebral fracture: agreement between different readers, imaging modalities, and diagnostic approaches. J Bone Miner Res, 2008, 23(3): 417-424.

［61］ Nevitt MC, Thompson DE, Black DM, et al. Effect of alendronate on limited-activity days and bed-disability days caused by back pain in postmenopausal women with existing vertebral fractures. Arch Intern Med, 2000, 160(1): 77-85.

［62］ Klazen CA, Verhaar HJ, Lohle PN, et al. Clinical course of pain in acute osteoporotic vertebral compression fractures. J Vas Interv Radiol, 2010, 21(9): 1405-1409.

［63］ Nevitt MC, Ettinger B, Black DM, et al. The association of radiographically detected vertebral fractures with back pain and function: a prospective study. Ann Intern Med, 1998, 128(10): 793-800.

［64］ Silverman SL, Minshall ME, Shen W, et al. The relationship of health-related quality of life to prevalent and incident vertebral fractures in postmenopausal women with osteoporosis: results from the Multiple Outcomes of Raloxifene Evaluation Study. Arthritis Rheum, 2001, 44(11): 2611-2619.

［65］ Oleksik A, Paul LM, Dawson A, et al. Health-related quality of life in postmenopausal women with low BMD with or without prevalent vertebral fractures. J Bone Miner Res, 2000, 15(7): 1384-1392.

［66］ Crans GG, Silverman SL, Genant HK, et al. Association of severe vertebral fractures with reduced quality of life: reduction in the incidence of severe vertebral fractures by teriparatide. Arthritis Rheum, 2004, 50(12): 4028-4034.

［67］ Kado DM, Huang MH, Karlamangla AS, et al. Factors associated with kyphosis progression in older women: 15 years' experience in the study of osteoporotic fractures. J Bone Miner Res, 2013, 28(1): 179-187.

［68］ Culham EG, Jimenez HA, King CE. Thoracic kyphosis, rib mobility, and lung volumes in normal women and women with osteoporosis. Spine, 1994, 19(11): 1250-1255.

[69] Schlaich C, Minne HW, Bruckner T, et al. Reduced pulmonary function in patients with spinal osteoporotic fractures. Osteoporos Int, 1998, 8(3): 261-267.

[70] Cortet B, Houvenagel E, Puisieux F, et al. Spinal curvatures and quality of life in women with vertebral fractures secondary to osteoporosis. Spine, 1999, 24(18): 1921-1925.

[71] Kado DM, Huang MH, Barrettconnor E, et al. Hyperkyphotic posture and poor physical functional ability in older community-dwelling men and women: the Rancho Bernardo Study. J Gerontol A Biol Sci Med Sci, 2005, 60(5): 633-637.

[72] Kado DM, Huang MH, Nguyen CB, et al. Hyperkyphotic posture and risk of injurious falls in older persons: the Rancho Bernardo Study. J Gerontol A Biol Sci Med Sci, 2007, 62(6): 652-657.

[73] Kado DM, Prenovost K, Crandall C. Narrative review: hyperkyphosis in older persons. Ann Intern Med, 2007, 147(5): 330-338.

[74] Chen P, Krege JH, Adachi JD, et al. Vertebral fracture status and the world health organization risk factors for predicting osteoporotic fracture risk. J Bone Miner Res, 2009, 3(24): 495-502.

[75] Black DM, Arden NK, Palermo L, et al. Prevalent vertebral deformities predict hip fractures and new vertebral deformities but not wrist fractures. J Bone Miner Res, 1999, 14(5): 821-828.

[76] Cauley JA, Thompson DE, Ensrud KC, et al. Risk of mortality following clinical fractures. Osteoporos Int, 2000, 11(7): 556-561.

[77] Morin S, Lix LM, Azimaee M, et al. Mortality rates after incident non-traumatic fractures in older men and women. Osteoporos Int, 2011, 22(9): 2439-2448.

[78] Johnell O, Kanis JA, Jonsson B, et al. The burden of hospitalised fractures in Sweden. Osteoporos Int, 2005, 16(2): 222-228.

[79] Finnern HW, Sykes DP. The hospital cost of vertebral fractures in the EU: estimates using national datasets. Osteoporos Int, 2003, 14(5): 429-436.

[80] Gehlbach SH, Burge RT, Puleo E, et al. Hospital care of osteoporosis-related vertebral fractures. Osteoporos Int, 2003, 14(1): 53-60.

[81] Gutiérrez L, Roskell N, Castellsague J, et al. Clinical burden and incremental cost of fractures in postmenopausal women in the United Kingdom. Bone, 2012, 51(3): 324-331.

[82] Borgström F, Zethraeus N, Johnell O, et al. Costs and quality of life associated with osteoporosis-related fractures in Sweden. Osteoporos Int, 2006, 17(5): 637-650.

[83] Papadimitriou N, Tsilidis KK, Orfanos P, et al. Burden of hip fracture using disability-adjusted life-years: a pooled analysis of prospective cohorts in the CHANCES consortium. Lancet Public Health, 2017, 2(5): e239-e246.

[84] Johnell O, Kanis JA. An estimate of the worldwide prevalence, mortality and disability associated with hip fracture. Osteoporos Int, 2004, 15(11): 897-902.

[85] Tajeu GS, Delzell E, Smith W, et al. Death, debility, and destitution following hip fracture. J Gerontol A Biol Sci Med Sci, 2014, 69(3): 346-353.

[86] Cauley JA, Chalhoub D, Kassem AM, et al. Geographic and ethnic disparities in osteoporotic fractures. Nat Rev Endocrinol, 2014, 10(6): 338-351.

[87] Brauer CA, Coca-Perraillon M, Cutler DM, et al. Incidence and mortality of hip fractures in the United States. JAMA, 2009, 302(14): 1573-1579.

[88] Michael Lewiecki E, Wright NC, Curtis JR, et al. Hip fracture trends in the United States, 2002 to 2015. Osteoporos Int, 2018, 29(3): 717-722.

［89］Zingmond DS, Melton LR, Silverman SL. Increasing hip fracture incidence in California Hispanics, 1983 to 2000. Osteoporos Int, 2004, 15(8): 603-610.

［90］Wright NC, Saag KG, Curtis JR, et al. Recent trends in hip fracture rates by race/ethnicity among older US adults. J Bone Miner Res, 2012, 27(11): 2325-2332.

［91］Ha YC, Park YG, Nam KW, et al. Trend in hip fracture incidence and mortality in korea: a prospective cohort study from 2002 to 2011. J Korean Med Sci, 2015, 30(4): 483-488.

［92］Ling X, Lu A, Zhao X, et al. Very low rates of hip fracture in Beijing, People's Republic of China: the Beijing Osteoporosis Project. Am J Epidemiol, 1996, 144(9): 901-907.

［93］Xia WB, He SL, Xu L, et al. Rapidly increasing rates of hip fracture in Beijing, China. J Bone Miner Res, 2012, 27(1): 125-129.

［94］Tian FM, Zhang L, Zhao HY, et al. An increase in the incidence of hip fractures in Tangshan, China. Osteoporos Int, 2014, 25(4): 1321-1325.

［95］Wang J, Wang Y, Liu WD, et al. Hip fractures in Hefei, China: the Hefei osteoporosis project. J Bone Miner Metab, 2014, 32(2): 206-214.

［96］Keene GS, Parker MJ, Pryor GA. Mortality and morbidity after hip fractures. BMJ, 1993, 307(6914): 1248-1250.

［97］Mundi S, Pindiprolu B, Simunovic N, et al. Similar mortality rates in hip fracture patients over the past 31 years. Acta Orthop, 2014, 85(1): 54-59.

［98］Dyer SM, Crotty M, Fairhall N, et al. A critical review of the long-term disability outcomes following hip fracture. BMC Geriatr, 2016, 16(1): 158.

［99］Riggs BL, Melton LJ 3rd. The worldwide problem of osteoporosis: insights afforded by epidemiology. Bone, 1995, 17(5 Suppl): 505S-511S.

［100］Berry SD, Samelson EJ, Hannan MT, et al. Second hip fracture in older men and women: the Framingham Study. Arch Intern Med, 2007, 167(18): 1971-1976.

［101］Lee SH, Chen IJ, Li YH, et al. Incidence of second hip fractures and associated mortality in Taiwan: a nationwide population-based study of 95, 484 patients during 2006-2010. Acta Orthop Traumatol Turc, 2016, 50(4): 437-442.

［102］Burge R, Dawson-Hughes B, Solomon DH, et al. Incidence and economic burden of osteoporosis-related fractures in the United States, 2005-2025. J Bone Miner Res, 2007, 22(3): 465-475.

［103］Qian G, Koenig L, Mather RC 3rd, et al. Surgery for hip fracture yields societal benefits that exceed the direct medical costs. Clin Orthop Relat Res, 2014, 472(11): 3536-3546.

［104］Si L, Winzenberg TM, Jiang Q, et al. Projection of osteoporosis-related fractures and costs in China: 2010-2050. Osteoporos Int, 2015, 26(7): 1929-1937.

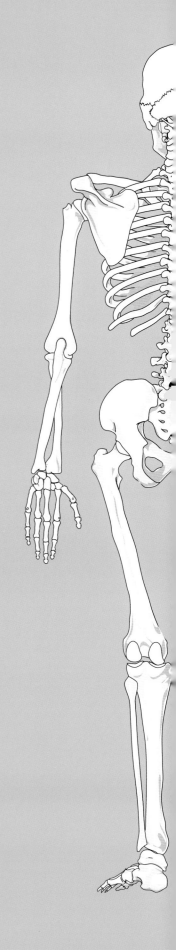

| 第 9 章 |

骨质疏松症的
影像学检查

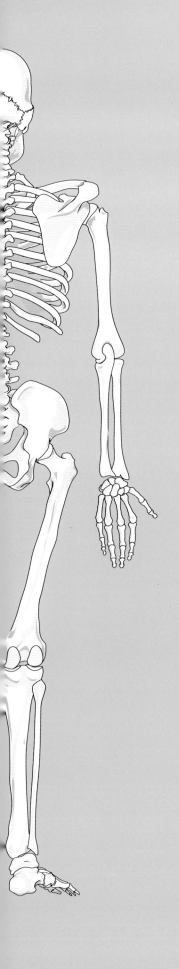

本章要点

- 骨质疏松症的影像学检查方法
- X线在骨质疏松症中的应用
- 定量CT在骨质疏松症中的应用

第一节　概述

骨质疏松症（osteoporosis）可以分为 3 种类型。①原发性骨质疏松症，无确定的发病原因。②继发性骨质疏松症，有明确的发病原因（如使用类固醇）。③罕见的疾病形式，如青少年、妊娠相关和产后骨质疏松症。

原发性骨质疏松症由与年龄相关的过度骨丢失发展而来。骨质疏松症被定义为以骨矿密度（BMD）下降，骨组织微结构吸收、破坏以及易发生骨折为特征的进行性系统性骨骼疾病。1994 年，世界卫生组织（World Health Organization，WHO）根据 BMD 测量提出了骨质疏松症的临床定义。根据 WHO 的定义，如果患者的 BMD 低于年轻健康白人女性典型峰值骨量的 2.5 个标准差，则诊断为骨质疏松症。这种利用峰值质量标准差的测量方法被称为 T 评分。T 评分可以用于骨质疏松症的早期筛查，从而降低髋部或脊柱骨折的风险。

一、骨密度的测量方法

BMD 通过测量每单位体积骨组织中骨矿物质（羟基磷灰石钙）的含量来确定。X 射线或 γ 射线通常可用于量化 BMD。在定量方面，BMD 是检查部位每单位体积骨组织中羟基磷灰石钙或 $Ca_{10}(PO_4)_6(OH)_2$ 的含量。常用的方法包括常规 X 线摄影、定量 CT（quantitative CT，QCT）、单光子吸收测量（single photon absorptiometry，SPA）、双光子吸收测量（dual photon absorptiometry，DPA）、定量超声检查（quantitative ultrasound，QUS）和双能 X 线吸收测定法（DXA）[1-6]。

诊断骨质疏松症最准确的方法是测量骨量。DXA 扫描通过将患者的 BMD 与健康成人（T 评分）和年龄匹配的成年人（Z 评分）进行比较，可用于检测骨量的微小变化。许多体内测量 BMD 的方法都可以用来评估骨质疏松症的风险。常用的 QUS 法是测量电磁辐射束或超声波在通过骨骼时的衰减幅度，或者测量超声波通过骨的速度。

目前，DXA 是推荐用于 BMD 测量的最准确方法。DXA 是一种敏感的技术，可以用于定期监测 BMD 的变化。DXA 完成一次脊柱或髋部 BMD 的测量需要 20~30 分钟，辐射照射量低至约 0.025mSv（2.5mrem）。

骨活检用于"不合常理"的骨质疏松症，例如年轻成人的骨质疏松症。活检可以提供骨转换率和继发性骨质疏松症原发疾病（如骨髓瘤、系统性肥大细胞增多症）的相关信息。高转换率的患者通常对拮抗吸收药物的反应优于其他治疗。骨转换率也可以通过某些生物化学标志物如骨钙蛋白和脱氧吡啶啉来评估。生物化学标志物可能比 BMD 更适合用于监测治疗效果，因为短期内可能检测不到 BMD 的变化[7-8]。

二、技术的局限性

X 线片应用广泛，但并不作为优选，因为它不适合早期发现骨质疏松症。只有大约 30% 的骨丢失后才能在 X 线平片上显示出来。然而，普通 X 线片可用于排除骨质疏松性骨折和其他疾病，如骨髓瘤等。X 线片的平均辐射照射量约为 0.5mSv（50mrem）。

BMD 测量不是监测治疗反应的有效方法，因为 BMD 的变化在短期内可能检测不到。测量 BMD 的辐射技术，如 SPA 和 DPA，有一些局限性。最主要的局限性是由软组织的不均匀性造成的，因为机体的不同组分具有不同的衰减系数。脂肪具有最低的衰减系数，并且通常在 BMD 的测量部位呈不均匀分布，因此，它对测量精度有着不同的影响。骨矿物质和软组织成分的密度和衰减系数对测量准确性的影响也不确定，尽管直接通过 DPA 和 DXA 测量可以部分克服这种局限性。

光子吸收测量的准确性分别为 4%~8%（SPA）和 4%~6%（DXA）。然而，与前后投影相比，准确性低 11%，与侧向投影相比更差。SPA 仅用于测量前臂的 BMD，并不能准确评估脊柱或髋部的 BMD。完成一次光子吸收测量大约需要 0.5 小时，SPA 的辐射照射量约为 0.05mSv（5mrem）。DPA 可以用于测量脊柱或髋部的 BMD。DPA 的精确度可以保证用于诊断骨质疏松症，但不足以监测个体患者的动态变化。DPA 的辐射照射量约为 0.05mSv（5mrem）。

软组织的不均匀性会影响 QCT 的测量准确性。椎体中黄色骨髓的含量可能对 BMD 测量的准确性有重要影响。与机器相关的扫描伪影可能影响其准确性。QCT 的精确度和准确性都很好，但是其辐射照射量相对较高（2~3mSv，即 200~300mrem）。因此，当其他方法可用时，QCT 不是首选技术。

超声波在骨和周围组织的传播过程中会被减弱。在小梁骨中，小梁间隙中的脂肪性骨髓会影响宽带超声的衰减幅度和传导速度。QUS 是通过跟骨的超声波检查来测量。一份有关骨质疏松症的共识指出，QUS 用于诊断骨质疏松症缺乏可接受的测量精确度和长期稳定性。如果 QUS 结果显示 BMD 减低，还应该再做 DXA 检查，因为后者具有较高的准确性和精确度。

第二节　X 线

传统的 X 线片对于诊断骨质疏松症相对不敏感。至少有 30% 的骨量丢失才能在 X 线片上显示出来。在这个阶段，骨质疏松症在中轴骨的影像学变化比其他部位更显著。

在脊柱中，椎体中的主要结构骨小梁表现为垂直条纹。骨质疏松症时，小梁骨的丢失导致骨皮质增厚，这被形象地描述为椎体"画框"。椎体可能发生双凹形或者楔形的压缩性骨折。在管状骨中，小梁骨的丢失可能导致干骺端射线可透过性增加。管状骨中，可以在骨内膜、皮质内和骨膜 3 个部位来区分骨吸收，这些部位骨吸收的变化可以用放大照相来显示，用放射线测量法进行定量。

骨质疏松症的其他影像学表现包括下胸椎、腰椎、肱骨近端、股骨颈和肋骨（这些部位最常受到影响）的射线可透性增加，骨小梁数目减少，骨皮质变薄，相邻关节骨量减低、骨小梁显著，骨条纹（由于横向骨小梁明显变薄，垂直骨小梁相对突出，导致椎骨在垂直方向出现条纹），不全骨折，椎体楔形骨折，鱼椎骨，施莫尔结节（Schmorl 结节），椎体高度降低，皮质轮廓突出（也被称为"画框"），没有骨赘，椎体压缩畸形等。

一、辛格指数（Singh 指数）

骨小梁在 X 线片上的显示按照一定的模式分布，骨质疏松症会导致这种模式出现一些特征性的变化。为了强调健康骨骼和骨质疏松骨骼的独特差异及这种差异在骨质疏松症诊断中的应用价值，20 世纪 60 年代有学者应用股骨近端 X 线片设计了 Singh 指数分级系统。Singh 指数用于评估骨小梁丢失的模式，但是现在已很少使用。Singh 指数分级系统一直被认为对于骨质疏松症的诊断或流行病学研究来说变量太大。然而，图像处理技术的最新进展已经表明，Singh 指数可以作为一种克服观察者分级限制的方法。尽管有越来越多的证据表明，这种技术可能有用，但迄今为止的所有结果均无定论，仍然没有提供可以用于研究骨质疏松症的工具 [9]。

二、射线吸收测定

吸收测定法是确定 BMD 的半定量方法。射线吸收测定法用于周围几乎没有软组织覆盖的部位，如手部。用铝制楔块和手部同时进行射线照相，然后使用密度计比较骨骼密度和阶梯楔块密度。计算机辅助分析在不同的曝光条件下获得的成对图像可以产生更准确的结果。

三、SPA 研究

1963 年 SPA 开始用于四肢骨骼的 BMD 测定。SPA 使用 γ 射线（^{125}I，光子能量为 27.3keV；或 ^{241}Am，光子能量为 60keV）的单能源来产生准直的笔形光束，该光束在整个测量位置被跟踪测量。^{125}I 的半衰期约为 60 天，其使用寿命约为 6 个月。透射光子通过使用 NaI 晶体和（或）光电倍增管对轨道上的每个点进行计数。

由于光子通量和能量来源较低，该技术通常应用于外围的骨骼部位，如前臂，但不常用于足跟。为了校正软组织对测量的影响，必须将前臂置于水浴中。将水中没有插入肢体的情况下通过水浴的平均光子计数作为基线值，假设光子计数低于这个基线的原因是由于骨骼。前臂的肌肉具有类似于水的衰减效果，因此不同肌肉质量的影响可以认为能被水浴消除。

尽管 SPA 和 DPA 都被广泛使用，它们也提供了有价值的研究数据，但放射性核素的来源相对短缺是其缺点之一。能量来源会衰减，必须定期更换，否则低光子通量可能导致扫描时间很长（达 40 分钟），并且空间分辨率往往很差。此外，SPA 测量部位仅限于可以浸入水中或嵌入具有等同于软组织吸收特性的材料中的骨骼部位。

四、DPA 研究

DPA 是 SPA 的延伸，被开发用于补偿 SPA 测量 BMD 过程中的误差。

SPA 测量的准确性容易受周围软组织不同的组成成分和厚度影响，这种不足通过使用 2 种不同的光子能量克服，光子能量的来源通常是 ^{153}Gd。不同能量的光子被骨骼和软组织差异性吸收和衰减，因此可以通过测量每个透射光束的百分比，再应用简单的联立方程来计算骨对它们的吸收及 BMD。光子的来源是 ^{153}Gd，它发射 2 个离散能量（44keV 和 100keV）的光子，骨与软组织之间对光子吸收的差异可以用来计算扫描路径中的骨矿物质的含量。DPA 扫描方法与 SPA 相似。

DPA 代表了对 SPA 的改进，因为它可以直接测量椎骨或股骨的 BMD。DPA 消除了扫描路径上软组织厚度不变的要求（允许其在诸如脊柱和股骨的区域中使用），可用于量化患有代谢性骨病或接受影响骨代谢相关药物治疗的患者 BMD 的变化。DPA 可用来评估椎体、股骨近端或全身其他部位的骨骼，不受骨髓脂肪和其他软组织的影响，并且其辐射剂量相对较低。但是，它比其他技术更昂贵，扫描时间更长，不如 SPA 应用广泛。

五、单能量 X 线吸收测定研究

单能量 X 线吸收测定（single-energy X-ray absorptiometry，SXA）是基于 X 射线且与 SPA 等效的方法，使用具有 k 边滤波和固态检测器的滤波 X 射线光谱（55keV，300μA）。与 SPA 一样，被测量的手臂必须放置在水浴中，以便对覆盖的软组织进行校正。放射源和计数器一起在被检查的身体部位上移动，从而形成图像。SXA 仅用于桡骨和跟骨的测量。测量的感兴趣区域必须位于组织等效材料中以产生均匀的软组织摄取，然后可以从图像中减去用于计算 BMD 的软组织摄取。骨矿物质含量表示为每平方厘米范围内骨矿物质的总克数。桡骨远端在大多数疾病过程中都是测量 BMD 最敏感的区域，因为该部位的小梁骨具有较高的转换率。

SXA 设备相对可移动，扫描通常需要大约 5 分钟，前臂处于标准位置。其准确性为 3%，前臂远端的测量精确度高于 1%，辐射剂量小于 0.1μSv。

六、DXA 研究

DXA 与 DPA 非常相似，只是放射性核素源由 X 射线源所替代。光谱用不同的滤光片进行了严格过滤，给出了一个具有 2 个窄光子分布的光谱，可以模拟放射性核素光源的光谱。这种技术消除了像 SPA 一样不断减去软组织厚度的需要，可以用于脊柱和臀部的测量。DXA 在脊柱常规前后位投影中的不足是测量结果中包含了由皮质骨组成的后柱中骨矿物质的含量，而椎骨的机械强度主要取决于椎体内的小梁骨量。尽管存在这个缺点，辐射剂量低、成本低和检查速度快已经使其成为骨质疏松症常用的临床筛选工具。DXA 克服了 DPA 的许多问题，其价格低廉、精确度高、分辨率高。与 DPA 相比，DXA 具有许多优势，如小于 0.02mSv 的辐射剂量（相对于 0.1~0.2mSv）和小于 5 分钟的检查时间（相对于 20~30 分钟）。由于其具有较高的精确度，DXA 被认为非常适合用于多次连续测量以监测治疗效果。目前，DXA 是测量 BMD 最精确的方法。

七、假阳性和假阴性

传统的放射照相术对诊断骨质疏松症不敏感。在识别出骨质疏松之前，至少 30% 的骨量已经丢失。SPA 的精确度误差为 1%。精确度误差不仅受技术测量的影响，还受患者特征的影响。老年人或骨质疏松症人群检查的精确度误差趋于增大，这是因为复位难度较大和平均 BMD 较低等因素。SXA 不能区分骨小梁和皮质骨。该方法的精确度为 1%~2%，准确性为 2%~4%。使用 DPA 时，精确度和准确性的误差为 2%~3%。DXA 的精确度为 2%~6%，准确性一般为 ±5%。双光子技术中一个不可避免的误差来源是脂肪在辐射束路径中的不均匀分布。在扫描路径上可以校正均匀分布的脂肪层，但分布不均匀的脂肪势必会在测量中导致误差。DXA 有一些局限性，包括老年人脊柱退行性椎间盘疾病和骨赘等因素都可能导致 BMD 测量值比实际值高，容易出现假阴性。

第三节　CT 检查

使用 CT 扫描仪进行 BMD 测量的主要优点是可以识别骨小梁，因此测量可以只局限于松质骨。对于单能和双能 CT 检查，都必须仔细校准 CT 单元。另外，小梁的脱钙和脂肪替代不仅影响 BMD，而且影响该区域的原子组成。因此，BMD 可以通过勾画被研究骨骼部位的骨小梁来计算，通过计算该区域的平均 Hounsfield 数值，用校准方程校正测量值。对于双能 CT，测量涉及在不同千伏峰值处的 2 次扫描，测量的 Hounsfield 数值应用于更复杂的校准方程。

另一种有前景的方法是测量由骨组织散射的单能 γ 射线源的相干和非相干（康普顿）辐射量。因为相干散射的量取决于 Z^3（其中 Z 是原子序数），并且因为非相干散射的量取决于 Z，所以相干与非相干散射的比率对 BMD 敏感。通过使用定义良好的辐射源和检测器，所研究的体积可以很好地定义并定位在所研究骨骼的骨小梁部分[10]。

CT 方法的优点在于结果是真正的 BMD［单位体积羟基磷灰石的质量（mg）］，并且仅在感兴趣的骨组织（小梁骨）中测量。CT 方法的精确度很高：单能法为 1%~2%，双能法为 3%~5%；准确性也很高，单能法为 4%~7%，双能法为 3%~5%。

QCT 通常用于测量腰椎的 BMD，尽管它也可以应用于其他骨骼部位，如前臂。准确性和扫描时间取决于所使用的 CT 扫描仪的类型。该技术是唯一实现真实体积测量 BMD（以 mg/cm^3 为单位）和能够单独测量骨小梁和皮质骨 BMD 的方法。QCT 已被用于评估椎体骨折的风险，是优于其他评估年龄相关骨丢失，区分骨折和诊断分类的方法。

CT 技术的最新发展实现了股骨近端的三维体积 BMD 分析，高分辨率 CT 可用于分析小梁结构。QCT 可以在标准 CT 扫描仪上使用专业软件测量 BMD，并且可以在专门设计的小口径 CT 扫描仪上获得外围 QCT 的测量结果。与标准 CT 诊断程序相比，后者的测量结果更准确、更精确，辐射剂量更低。由于 CT 可以避免退行性疾病和外部钙化的影响，QCT 测量 BMD 理论上比 DXA 更准确，特别是对老年人群的脊柱进行测量时。最近，三维 QCT 技术的发展使其可以用于髋关节和脊柱复杂情况下的评估，如同时存在脊柱侧弯和椎体骨折。QCT 的一个主要缺点是伪影可妨碍 CT 数据，降低其准确性。常见的误差来源包括射束硬化、可以检测到的散射和系统漂移。仔细把控操作细节可以提高 QCT 结果的准确性。患者应该保持位于扫描野的中心，并使用一致的设置进行扫描。可以扫描质控模型，用结果来纠正确定性错误。QCT 的另一个限制是比 DXA 具有更高的辐射剂量。对大多数临床目的而言，DXA 仍然是筛查骨质疏松症的首选方法。老龄化人群骨髓中过量脂肪的存在导致每 10% 脂肪产生 7%~15% 的骨密度测量误差。这个问题可以通过使用双能量来解决，但是却是以患者的辐射照射剂量为单能量的 2 倍为代价。QCT 的准确性误差和精确度为 5%~8%。

第四节　磁共振成像

BMD 是与骨强度和骨折风险相关的最重要因素。然而，有研究表明，影响骨强度和个体骨折风险的骨质量和结构的变化却与 BMD 无关。而这些因素的影响至少部分地解释了无骨质疏松性骨折患者骨矿物质含量测量结果的合理性，而与测量部位或技术无关。设计评估骨质量和量化骨小梁结构的方法可能是评估骨折风险的重要因素。

磁共振成像（magnetic resonance imaging，MRI）在骨质疏松症的诊断中尚未成为主流诊断方法，并且其高昂的费用和较长的扫描时间也使其不太可能成为主流方法。尽管如此，最近开发的几种非侵入性 MRI 技术可以提供很多骨显微结构的相关信息，这些却是简单 BMD 测量术无法提供的。2002 年，Newitt 描述了一种在高分辨率 MRI 上显示骨小梁结构的方法 [11]。随着近年来 MRI 技术的进步，其空间分辨率可达到 80~150μm，切片厚度可达到 300~700μm，从而可以解决小梁结构问题。1997 年，Majumdar 和 Genant 在体内和体外都使用 MRI 来量化骨小梁结构和骨密度 [12]。他们的结论是，结合三维图像处理和对图像形成机制的理解，这些高分辨率图像可能用于骨小梁结构的量化。除了标准的体视测量之外，其他参数可以从这些图像中获得，这些参数包括小梁骨量、平均小梁宽度、平均小梁间距、作为角度函数的平均截距长度、由欧拉数测量的 3D 连通性参数、三维结构张量及纹理相关的参数。MRI 对于评估椎体骨折、非脊柱不全骨折，测量骨量和骨强度及评价骨髓水肿均有价值。骨髓的信号强度特征可以用于区分肿瘤性骨折和骨质疏松性骨折。但是因为其他浸润过程引起的骨折和骨质疏松性骨折会出现部分重叠的特征，所以也可能出现假阳性和假阴性结果。

第五节　超声

1984 年，Langton 首次将宽频超声衰减（broadband ultrasound attenuation，BUA）测量跟骨作为髋部骨折风险的潜在指标 [13]。这一概念的基础是声音的速度和声波衰减受其所穿过材料的密度、可压缩性、黏性、弹性和结构的影响。该技术与传统使用电离辐射的 BMD 测定法不同，电离辐射在原子水平处衰减，而超声波在宏观结构水平处衰减。因此，一些学者建议除了通过使用电离辐射技术评估 BMD 之外，还可以利用 BUA 测量来反映松质骨的宏观结构[14]。跟骨 BUA 测量需要 1 个换能器和 2 个宽频超声波换能器组件：一个用作发射机，另一个用作接收机。对于给定的材料，超声衰减总是相同的，这就是所谓的 BUA 指数。为了确定任何材料（包括骨）的衰减指数，超声频率的宽频需要穿过材料的整个厚度，然后将接收到的信号的幅度谱与参考材料（水）的幅度谱进行比较。通过在有和没有跟骨的情况下通过水记录频谱，实现衰减与频率的关系图。然后将两个频谱之间的差异与频率作图，得到一条直线图，其斜率是 BUA 指数（以每兆赫兹的分贝数表示）。BUA 测量所使用的超声频率在 0.1~1MHz 范围内。BUA 指数与 BMD 之间的关系并不简单，BUA 指数受骨骼结构的影响很大，不仅与骨小梁的数量和厚度相关，而且与超声波束的方向有关。

用于骨骼分析的 QUS 是一种非电离方法，其中跟骨是其测量部位。这种技术对于需要评估骨质疏松性骨折风险的患者来说，既具有较高的成本效益，又有很高的精确度。QUS 已经在体外基础研究和临床体内研究中得到了科学验证。临床研究表明，QUS 参数对与年龄相关的变化很敏感，它们可能有助于筛查骨质疏松症患者，并且实现了与 DXA 相当的对骨折风险的前瞻性预测。QUS 比传统的 BMD 测量法更加多样化，并且可以分别评估皮质骨和松质骨，提示不同的病理生理学行为。衰减和速度这两个基本参数通常是特定于器件的，并被实现或组合到专有参数中。相同受试者使用 BUA 方法获得的 BMD 与使用其他更成熟的技术所测量的 BMD 相比，相关性相对较差，r 值在骨质疏松症中为 0.36（BUA 相对于 SPA 或 QCT），在类风湿患者中为 0.8（BUA 相对于 SPA）。相关性较差可能部分是因为测量位点不同和 2 种技术测量的物理量不同。

QUS 是否可用于监测疗效尚未得到明确的证实。在监测治疗反应时，QUS 可以可靠地显示个体之间的反应差异。这些差异可以预测骨量的长期差异，而且这些差异不仅仅是由测量误差造成的。

许多因素会影响 BUA 的准确性和精确度，产生假阳性或假阴性结果。测量区域不正确的摆位是其中一个因素。其他因素是患者特异性的，可能会影响骨骼测量，包括骨宽度、软组织厚度或组成、骨髓成分和温度。测量中的误差可以通过衍射来引入，这会影响衰减和速度测量，并且是设备特异性的。

第六节　核素成像

如上所述，除了 SPA 和 DPA，核医学不用于测量 BMD。然而，骨扫描可能有助于诊断普通 X 线片上不可见的不全骨折。2002 年，Schmitz 及其同事使用 ^{18}F- 脱氧葡萄糖（fluorodeoxyglucose，FDG）正电子发射断层扫描来区分骨质疏松症或临床前骨质疏松症患者与其他病理性骨折患者。他们的初步结果表明，源自骨质疏松症或骨质疏松症临床前期的急性椎骨骨折，其 FDG 的摄取倾向于没有病理性增加。因为高 FDG 摄取是恶性和炎症过程的特征，所以 FDG 正电子发射断层扫描可能有助于区分骨质疏松性椎体骨折和病理性骨折。

放射性核素骨扫描对于筛查骨质疏松性骨折部位的异常活动特别有用。放射性核素扫描对骶骨功能不全性骨折的诊断特别有用，其表现具有特征性。

尽管放射性核素骨扫描具有较高的敏感性，但它们的特异性较低，因为在骨折、感染、代谢性骨病和转移灶部位都可能出现摄取增加的区域。老年骨质疏松性骨折患者和服用类固醇的患者中，放射性核素骨扫描检测骨质疏松性骨折的敏感性急剧下降。

（程晓光　程克斌）

参考文献

[1] Griffith JF. Identifying osteoporotic vertebral fracture. Quant Imaging Med Surg, 2015, 5 (4): 592-602.

[2] Arokoski MH, Arokoski JP, Vainio P, et al. Comparison of DXA and MRI methods for interpreting femoral neck bone mineral density. J Clin Densitom, 2002, 5(3): 289-296.

[3] Gangi A, Dietemann JL. Computed tomography (CT) and fluoroscopy-guided vertebroplasty: results and complications in 187 patients. Semin Intervent Radiol, 1999, 16(2): 137-142.

[4] Wehrli FW, Hopkins JA, Hwang SN. Cross-sectional study of osteopenia with quantitative MR imaging and bone densitometry. Radiology, 2000, 217(2): 527-538.

[5] Karjalainen JP, Riekkinen O, Töyräs J, et al. New method for point-of-care osteoporosis screening and diagnostics. Osteoporos Int, 2016, 27(3): 971-977.

[6] Wang KC, Amirabadi A, Cheung E, et al. Evidence-based outcomes on diagnostic accuracy of quantitative ultrasound for assessment of pediatric osteoporosis-a systematic review. Pediatr Radiol, 2014, 44 (12): 1573-1587.

[7] Greenfield MA. Current status of physical measurements of the skeleton. Med Phys, 1992, 19(6): 1349-

1357.

[8] Laib A, Newitt DC, Lu Y, et al. New model-independent measures of trabecular bone structure applied to in vivo high-resolution MR images. Osteoporos Int, 2002, 13(2): 130-136.

[9] Klatte TO, Vettorazzi E, Beckmann J, et al. The Singh Index does not correlate with bone mineral density (BMD) measured with dual energy X-ray absorptiometry (DXA) or peripheral quantitative computed tomography (pQCT). Arch Orthop Trauma Surg, 2015, 135 (5): 645-650.

[10] Wan SY, Lei W, Wu ZX, et al. Micro-CT evaluation and histological analysis of screw-bone interface of expansive pedicle screw in osteoporotic sheep. Chin J Traumatol, 2008, 11(2): 72-77.

[11] Newitt DC, van Rietbergen B, Majumdar S. Processing and analysis of in vivo high-resolution MR images of trabecular bone for longitudinal studies: reproducibility of structural measures and micro-finite element analysis derived mechanical properties. Osteoporos Int, 2002, 13(4): 278-287.

[12] Majumdar S, Genant HK. Assessment of trabecular structure using high resolution magnetic resonance imaging. Stud Health Technol Inform, 1997, 40: 81-96.

[13] Langton CM, Palmer SB, Porter RW. The measurement of broadband ultrasonic attenuation in cancellous bone. Eng Med, 1984, 13(2): 89-91.

[14] Schmitz A, Risse JH, Textor J. FDG-PET findings of vertebral compression fractures in osteoporosis: preliminary results. Osteoporos Int, 2002, 13(9): 755-761.

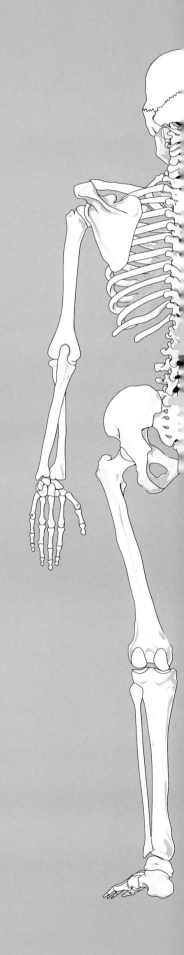

| 第 10 章 |

骨质疏松症的
实验室检查

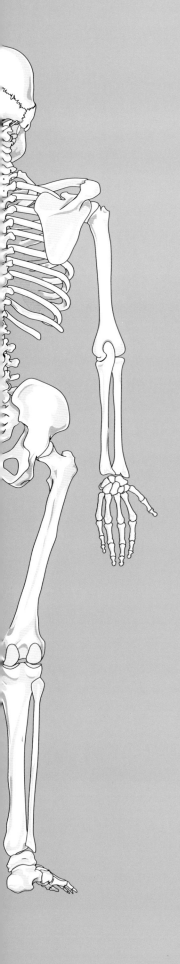

本章要点

第一节 概述

　　《原发性骨质疏松症诊治指南（2011 年）》中提到 [1]，临床上诊断骨质疏松症的完整内容应包括两个方面：首先确定存在骨质疏松，接下来排除其他影响骨代谢的疾病。因为很多影响骨代谢的疾病也会出现骨折、BMD 低下等表现，如果不能及时、正确地诊断，不仅其骨质疏松不能得到很好的治疗，也贻误了原发病的诊断和治疗。

　　《原发性骨质疏松症诊治指南（2011 年）》将相关的实验室指标大致分成了三部分：基本检查项目、酌情检查项目、有条件可检测的项目。为了帮助进行鉴别诊断，对已诊断或临床怀疑骨质疏松的患者除了做相关影像学检查外，实验室检查还应包括以下"基本检查项目"：血、尿常规，肝、肾功能，钙、磷、碱性磷酸酶及血清蛋白电泳等，其中钙、磷等指标除了用于鉴别诊断，也用于骨质疏松症的疾病管理等环节。原发性骨质疏松症患者通常血钙、血磷和碱性磷酸酶水平在正常参考范围内，当发生骨折时血液中碱性磷酸酶水平有轻度升高。如以上检查发现异常，需要进一步检查，做进一步鉴别诊断。

　　为了进一步鉴别诊断，可酌情进行以下实验室检查，即"酌情检查项目"：血沉、性激素、25- 羟维生素 D、$1,25\text{-}(OH)_2D$、甲状旁腺激素、尿钙、尿磷、甲状腺功能、皮质醇、血气分析、血尿轻链、肿瘤标志物等。

　　有条件的单位可以选择进行骨转换标志物的检测，以指导临床决策。

　　而 2017 年 9 月发布的《原发性骨质疏松症诊疗指南（2017）》[2] 对上述实验室检查指标进行了重新梳理，2017 版指南将实验室的检验指标分成两大类：基本实验室检查（相较于 2011 版，增加"尿钙、钠、肌酐和骨转换标志物"）和酌情检查项目（相较于 2011 版，增加"C 反应蛋白、血清催乳素等"，去掉了"$1,25\text{-}(OH)_2D$、肿瘤标志物等"），其中最大的变化是将骨转换标志物列入了"基本实验室检查"。

　　接下来，本章将对临床常用的与骨质疏松症的辅助诊断、鉴别诊断、疗效监测等方面相关的实验室指标进行详细的介绍。

第二节 常规检查项目

人体内钙、磷主要分布在骨骼和牙齿中，是骨组织中的主要无机物，在组织及体液中分布较少，在血液中以游离、与蛋白质结合或与其他阴离子形成复合物等形式存在 [3]。

一、钙

1. 血钙

血液中的钙几乎全部存在于血浆中，血浆（血清）钙分为可扩散钙和非扩散钙。后者是指与蛋白质（主要是白蛋白）结合的钙，约占血浆总钙的40%，不具有生理功能。可扩散钙占血浆总钙的60%，其中一部分是复合钙，占血浆总钙的15%，主要是指与柠檬酸等形成的不解离的钙；剩下的45%是发挥生理作用的游离钙，这部分钙能更准确地反映钙的代谢状态。正常成人血清总钙浓度的参考区间为2.25~2.75mmol/L，游离钙浓度的参考区间为1.13~1.23mmol/L。当血液中白蛋白含量减少时，可导致血清总钙含量下降，但游离钙含量正常；而当血液中蛋白含量增高时（如多发性骨髓瘤等可引起球蛋白水平增高），血清总钙含量也增高 [3]。

2. 尿钙

（1）骨吸收的过程中钙盐从骨骼中释放出来，如果不被成骨细胞重新利用用于新骨合成，即会进入血液循环，最终被肾脏代谢清除，因此骨转换率增加通常伴随着尿钙排出量增加。在骨转换标志物检测应用于临床诊疗之前，尿钙排出量是唯一的用于评估骨转换率的指标，但是这个指标显然只是对骨重建过程进行粗略估计。

（2）尿钙的排出量受血钙浓度的直接影响，临床上常用24小时尿钙排出量或尿钙/尿肌酐比值反映尿钙排泄水平。通常情况下，24小时尿钙排出量大于7.5mmol（300mg）为高钙尿症。低钙尿症的判断需要同时考虑钙摄入量、尿钙排出量和血钙水平等因素，目前尚无公认的诊断标准 [4]。

二、磷

1. 血磷

血液中的磷通常是指血浆中的无机磷，大部分以 HPO_4^{2-} 的形式存在，其余为 $H_2PO_4^-$，PO_4^{3-} 含量甚微。血浆磷浓度不如血浆钙浓度稳定，儿童期由于成骨旺盛，血磷水平高于成年人，正常成年人血清磷浓度的参考区间为 0.97~1.45mmol/L。

2. 尿磷

临床上常用 24 小时尿磷排出量、尿磷 / 尿肌酐比值反映尿磷的排泄水平。

第三节　骨代谢调控激素

甲状旁腺激素（parathyroid hormone，PTH）、活性维生素 D、降钙素等参与人体血液中钙、磷、镁的调节，其中 PTH 参与调控骨重建，降钙素抑制骨吸收，活性维生素 D 及其代谢产物具有双向调节作用（增强破骨细胞的活性，促进溶骨；同时促进肠道对钙、磷的吸收，使血钙、血磷水平增高，有助于骨骼的矿化），共同参与协调成骨细胞和破骨细胞的功能[3]。

一、活性维生素 D

人体所需维生素 D（vitamin D，VD）的主要来源包括皮肤的日光照射和从食物中摄取，前者是 VD 的主要来源。皮肤中合成的 VD 及从食物中摄取的 VD 要依次经过肝脏 25- 羟化酶、肾脏 25- 羟维生素 D 1α- 羟化酶的催化作用，最终生成 1,25-(OH)$_2$D，此为 VD 活性最强的代谢产物，主要起到升高血钙和血磷浓度的作用，维持骨盐溶解和沉积的相对平衡，其作用的靶器官主要是小肠、骨骼和肾脏。由于 VD 受体在人体有核细胞中广泛存在，近年来也发现了 VD 许多新的生物学作用，扩展了人们对于 VD 的认识。

二、25- 羟维生素 D(25-hydroxyvitamin D，25OHD)

是体内 VD 的主要贮存形式，由肝脏 25- 羟化酶催化合成，在血液中与 VD 结合蛋白结合，半衰期为 2～3 周，检测不受进食和生理节律的影响，因此便于检测。25OHD 是反映体内 VD 水平的理想指标，25OHD 的检测有助于了解患者 VD 的营养状况，指导 VD 的补充。而 1,25-(OH)$_2$D 不能反映 VD 的营养状况。当 VD 缺乏时，其水平甚至是升高的，并且浓度是 25OHD 的 1/1000。1,25-(OH)$_2$D 的半衰期短（4～6 小时），检测难度大，故不推荐常规检测，仅用于某些代谢性骨病的鉴别诊断。

三、甲状旁腺激素

PTH 是由甲状旁腺主细胞合成和分泌的一种含有 84 个氨基酸的单链多肽，它的合成和分泌受细胞外液钙离子浓度的负反馈调节，是维持血钙在正常水平的最重要的调节激素，具有升高血钙水平、降低血磷水平、酸化血液等作用，其主要的靶器官是骨骼和肾小管，其次是小肠等。PTH 受生理节律和饮食的影响，故标本的采集要标准化，减少昼夜节律和饮食对结果的影响。

第四节　骨转换标志物

在 20 世纪末，人们对于骨质疏松症的认识基本停留在骨量这个概念上。随着研究的深入，人们逐渐认识到骨质量的重要意义。2001 年美国国立卫生研究院（NIH）提出，骨质疏松症是以骨强度下降、骨折风险增加为特征的骨骼系统疾病。而骨强度同时反映了骨骼两个方面的主要特征：一个是骨的量，即骨矿密度（BMD，简称骨密度），反映大约 70% 的骨强度；一个是骨的质，即骨质量，反映大约 30% 的骨强度。后者受很多方面因素的影响，如骨的显微结构、骨的代谢转换、骨矿化的程度、骨基质的特性及微小损伤等。

目前尚缺乏较为理想的直接测量或评估骨强度的方法，临床上主要采用双能 X 线吸收测定法（DXA）或者定量 CT（quantitative computed tomography，QCT）等方法测定 BMD，作为诊断骨质疏松症、预测骨质疏松性骨折风险、疗效监测的定量指标。但是 BMD 的高低不能反映骨转换的状态；用于疗效监测时，需要至少半年、甚至一年的时间才能观察到最小有意义变化（least significant change，LSC）；同时不能为骨质疏松症的鉴别诊断提供更多的临床信息。而骨质量的检测手段多为有创性的，检测耗时并且价格昂贵，很难在临床广泛开展。而骨转换标志物（bone turnover markers，BTMs）的检测可以反映部分骨质量的信息，无创、检测方便、可重复检测、价格相对便宜，并且在以下几个方面可以弥补 BMD 检测的不足。首先，BTMs 的检测能够提供骨骼的动态信息，反映全身骨骼的代谢状态，在作用和功能上独立于 BMD。其次，在治疗开始后 3 个月甚至更短的时间内，BTMs 就可以给临床医生和患者提供关于疗效的信息。因此，BTMs 与 BMD 作为互为补充的监测手段，两者结合起来使用将具有更高的临床应用价值[8]。

一、概念

1. 骨转换标志物

BTMs 是在骨转换过程（分解与合成）中骨组织自身的代谢产物，分布于骨骼、血液、尿液或其他体液中，简称骨标志物。它反映的是全身骨骼的动态状况，代表骨转换的总体速率。

2. 骨代谢指标

严格地讲，骨转换标志物不完全等同于骨代谢指标，骨代谢指标还应包括调节骨代谢的一些主要激素，如甲状旁腺激素、活性维生素 D 和降钙素等[5]。

二、骨转换标志物的分类及介绍

骨转换标志物主要分为骨形成标志物和骨吸收标志。前者代表成骨细胞活动和骨形成时的代谢产物，是反映成骨细胞功能状态的直接或间接产物，主要包括两大类：成骨细胞分泌的酶和骨基质形成产物。后者代表破骨细胞活动和骨吸收时的代谢产物，也主要包括两大类：破骨细胞分泌的酶和骨基质降解产物。

1. 骨形成标志物

（1）骨性碱性磷酸酶（bone alkaline phosphatase，BALP）。体内的碱性磷酸酶（alkaline phosphatase，ALP）主要来源于骨骼、肝、肾、小肠、脾、胎盘和各种肿瘤等。其中骨骼来源的碱性磷酸酶由成骨细胞合成，是通过葡萄糖基磷脂酰肌醇连接在成骨细胞膜表面的胞外酶，其在骨组织矿化过程中的确切作用仍然不是很清楚，目前认为其主要作用可能是水解单磷酸酯，为羟基磷灰石的沉积提供无机磷，是合成骨矿化物质羟基磷灰石的必需物质，是骨组织矿化的主要调节因子，合成后部分释放入血[5]。BALP 在反映成骨细胞活动状况和骨形成方面有较高的特异性，优于骨钙素。肝功能正常时，肝和骨骼来源的 ALP 各自约占血液总 ALP 的 50%。当 BALP 水平升高时，总 ALP 水平也会相应升高，故检测总 ALP 可部分反映骨形成状态。目前使用组织特异性的单克隆抗体测量 BALP 时发现，肝源性和骨源性的 ALP 仍有 10%～20% 的交叉反应，说明肝和骨的同源性很高。

（2）Ⅰ型原胶原 N 端前肽（procollagen type Ⅰ amino-terminal propeptide，PINP）和 Ⅰ 型原胶原 C 端前肽（procollagen type Ⅰ carboxy-terminal propeptide，PICP）。骨组织主要由细胞（骨原细胞、成骨细胞、骨细胞、破骨细胞等）和钙化的细胞间质（骨基质）构成。骨基质的 1/3 是由有机成分构成，剩余的 2/3 是由无机成分构成。而有机成分中 90% 是胶原蛋白，非胶原蛋白只占到 10% 左右。Ⅰ型胶原蛋白主要在骨组织内由成骨细胞合成，但骨骼并不是Ⅰ型胶原蛋白的唯一来源，软组织如皮肤、血管、肌腱等也能产生。但由于骨组织中的Ⅰ型胶原蛋白含量在体内最多，并且转换率较软组织高，因此测定Ⅰ型胶原的代谢产物有助于反映骨形成状态。胶原合成过程中，首先在成骨细胞内经羟化后，3 条前 α- 多肽链互相缠绕成绳索状的前胶原蛋白分子。溶解状态的前胶原蛋白分子两端未缠绕，呈球状构型。分泌到细胞外的前胶原蛋白分子在肽内切酶的作用下，切去分子两端球状构型部分，形成原胶原蛋白分子。被切下来的两端球状构型部分，N 端部分即 PINP，C 端部分即 PICP，它们少量沉积在骨基质中，大部分进入血液循环，其水平在一定范围内是反映成骨细胞活动、骨形成及Ⅰ型胶原合成速度的特异性指标。

目前 PINP 是被国际骨质疏松基金会（IOF）推荐的一种骨形成标志物，用于药物疗效监测及骨折风险评估。其循环浓度受饮食影响小，代谢不受肾功能影响，由肝清除，受肝病的影响，昼夜差异和个体内变异小，室温中放置稳定期长，在评估骨代谢方面性能优越。

（3）骨钙素（osteocalcin，OC）。OC 又称骨谷氨酰基蛋白（bone glutamyl protein，BGP），是骨基质中最重要的一种特异性非胶原蛋白（钙结合蛋白）。在 $1,25\text{-}(OH)_2D_3$ 的刺激下由成骨细胞合成和分泌，与羟基磷灰石有较强的亲和力。其 3 个谷氨酸残基（第 17、21、24 位）需要在维生素 K 的参与下羧基化，只有 γ- 羧基化的 OC 才具有与钙和矿物质结合的能力，是骨基质矿化的必需物质[5]。OC 合成后大部分沉积在骨基质中，小部分释放入血液循环。OC 的主要生理功能还不是很清楚，研究人员认为主要是抑制异常的羟基磷灰石结晶的形成，维持骨的正常矿化速度。OC 可以反映成骨细胞活性和骨形成的情况，当骨基质降解时，其中的 OC 便进入血液循环，因此测定血液中 OC 的含量能够反映成骨细胞的活性，但在更大程度上反映的是骨转换，因此 OC 是评价骨质疏松症女性骨转换率的一个有用指标。其 N 端至中段（N-MID）的大分子片段（第 1~43 位氨基酸），比完整片段的 OC（第 1~49 位氨基酸）更稳定，利于检测。

当维生素 K 含量不足时，OC 不能完全 γ- 羧基化，羧基化不全的骨钙蛋白（undercarboxylation OC，ucOC）不与骨基质融合，从成骨细胞中直接释放入血，进而影响骨骼钙质沉积。WHO 的技术报告指出，ucOC 可以作为髋部骨折的独立风险因子，可预测骨折的危险性，而 OC 不具备这样的特性。

和 BALP 一样，OC 的水平随年龄而变化。骨生长活跃的儿童比成年人的 OC 水平要高，不论性别，OC 水平到青春期均会达到高峰。其后，OC 水平一直稳定到 50~60 岁阶段。之后，女性 OC 水平出现一个显著的增加，这个现象与绝经期的卵巢衰退相关，代表一种暂时的变化。事实上，OC 在绝经后的 15~20 年，又回归到绝经前的水平，但是造成 OC 水平波动的原因尚未被揭示清楚[6]。

2. 骨吸收标志物

这些标志物反映骨吸收，其升高程度与破骨细胞活性的增高是一致的。

（1）抗酒石酸酸性磷酸酶 5b（tartrate-resistant acid phosphatase 5b，TRACP 5b）。体内的酸性磷酸酶（acid phosphatase，ACP）主要来源

于骨、前列腺、红细胞、血小板和脾等，其共有 6 种同工酶。由破骨细胞产生和分泌的酸性磷酸酶能抵抗酒石酸的抑制作用，故被称为抗酒石酸酸性磷酸酶。因其电泳时位于第 5 泳带，所以又称 5 型抗酒石酸酸性磷酸酶[5]。5 型 TRACP 有 2 种同工酶，人破骨细胞分泌的是 TRACP5b，是反映骨吸收的一项生化指标，主要反映破骨细胞活性和骨吸收状态。刚由破骨细胞分泌到血液中的 TRACP5b 是有活性的酶，但当 TRACP5b 在血液循环中被清除之前已失去活性，被降解为碎片，从而不会因肝、肾功能受损而在血液中蓄积。

（2）Ⅰ型胶原吡啶交联终肽。主要包括吡啶啉（pyridinoline，PYD）和脱氧吡啶啉（deoxypyridinoline，DPD）。DPD 只存在于骨和牙齿中，且绝大部分在骨内，而 PYD 存在于骨、软骨、韧带和血管壁中。作为骨吸收标志物，DPD 较 PYD 有更高的特异性[5]。它们是Ⅰ型胶原分子之间构成胶原纤维的交联物，起稳定胶原链的作用。骨吸收时Ⅰ型胶原被降解，DPD 和 PYD 释放入血并从尿中排出，在尿液中相对稳定，是反映骨基质降解和骨吸收的指标。

（3）Ⅰ型胶原交联 C- 末端肽和 N- 末端肽。成熟的胶原分子在其氨基端（N 端）和羧基端（C 端）具有呈非螺旋的 3 条较短的肽链结构，即末端肽（telopeptide）。Ⅰ型胶原交联 C- 末端肽（cross linked C-telopeptide of collagen type Ⅰ，CTX）和Ⅰ型胶原交联 N- 末端肽（cross linked N-telopeptide of collagen type Ⅰ，NTX）是Ⅰ型胶原分解的产物，是很好的骨吸收标志物。CTX 和 NTX 只来源于成熟Ⅰ型胶原，而不来源于新生Ⅰ型胶原，在体内既不被降解，也不被重新利用。检测不受胶原饮食的影响。CTX 存在 α 和 β 两种亚型，骨组织来源的主要是 β 亚型[7]。IOF 推荐Ⅰ型原胶原 N 端前肽（PINP）和血清Ⅰ型胶原交联 C- 末端肽（S-CTX）是敏感性相对较好的骨转换标志物。CTX 特异性较好，但受肾功能、肝功能、饮食和昼夜节律等影响。

（4）羟脯氨酸（hydroxyproline，Hyp）。Ⅰ型胶原的一个主要氨基酸就是羟脯氨酸，在胶原分子内部通过氢键起稳定胶原纤维的作用。检测其在尿液中的水平来评估骨吸收已经被应用了很多年。为了能够正确评估羟脯氨酸的水平，受试者必须无胶原饮食 1~3 天，测量需采集 24 小时尿液[6]。由于其来源不特异，影响因素多，已逐渐被淘汰。检测一般用生化法，尿标本经水解后比色测定。也可用高效液相色谱法（high-performance liquid chromatography，HPLC）进行检测，但相对耗时且昂贵。

三、骨转换标志物的临床应用

近年来随着 BTMs 检测试剂的研发上市，由于其标本取材方便、创伤性小、可以重复检测、灵敏度高、自动化程度高等特点，受到了临床医生的关注和广泛认可，与 BMD 检测联合起来用于临床诊疗，突显出实验室检测指标助力临床的优势。目前，BTMs 主要用于以下几个方面。

1．辅助诊断、鉴别诊断骨质疏松症。

2．判断骨转换类型（高转换型、低转换型），预测骨丢失速率。高骨转换率通常与骨丢失速率加快相关，在高骨转换率情况下采用抗骨吸收治疗策略，相较于低骨转换率的情况，可能会获得更好的治疗效果。在诊断疾病时，如 BTMs 水平超过参考范围上限的 1.5 倍，可认为骨转换率明显增高，常见于新发骨折、甲状旁腺功能亢进症、多发性骨髓瘤或骨软化症等[4]。

3．作为早期疗效监测的有效手段，确定预期的治疗反应（应用骨吸收抑制剂，出现 BTMs 水平的下降；应用骨形成促进剂，出现 BTMs 水平的上升）是否出现[8]。检测 BTMs 的变化是为了了解医生开具的骨质疏松症治疗药物是否已起到作用，它不是最终疗效的判断指标，最终疗效的判断指标还是以 BMD 为准。由于其可以比 BMD 更早地出现变化［大约在治疗开始后 3 个月甚至是 1 个月后（静脉注射）］，就可以为临床医生和患者提供关于疗效的信息，从而改善患者的依从性，增加医生治疗的信心。

4．辅助判断患者用药的依从性。其重要作用是协助临床医生在 BMD 还未出现 LSC 之前，增加患者规律服药的信心和依从性[8]。临床研究显示，CTX 和 PINP 因对药物治疗反应良好，同时具有较小的个体内变异，被 IOF 推荐为监测骨质疏松症患者的疗效和依从性的首选检测指标。

5．作为更改治疗方案的辅助参考。如果 BTMs 没有出现预期的 LSC，可以早期及时提示临床医生，必要时停药或更改治疗方案。但是当 BTMs 的改变小于 LSC 时，临床医生首先应该评估该患者用药的依从性如何，其消化和吸收功能如何，是否在服药过程中出现了胃肠道的不良反应；其次，需要排除是否存在继发性骨丢失的因素；除此以外，还要考虑医嘱中钙和维生素

D 的补充剂量是否充足；同时，标本的检测条件、标本的留取条件前后是否一致，也是临床医生需要考虑的重要方面；并不一定需要马上停药或更改治疗方案，要充分考虑上述几个方面的问题，排除后才考虑调整治疗方案 [8]。

6．BTMs 和 BMD 联合应用，增加了 BMD 预测骨折风险的能力。

7．辅助诊断代谢性骨病和监测肿瘤的骨转移。各种代谢性骨病（佝偻病、骨软化症、原发性甲状旁腺功能亢进症、肿瘤的骨转移、骨肿瘤、佩吉特骨病等），其血液或尿液中 BTMs 的水平会发生不同程度的变化。前列腺癌、肺癌、胃癌和近 50% 的乳腺癌骨转移通常以成骨细胞活性增高为主，骨形成标志物水平升高较明显 [4]。监测这些标志物可以对这些疾病进行辅助诊断，同时可以用于监测是否出现肿瘤的骨转移或患有骨肿瘤。

8．了解病情进展。

9．协助了解药物的作用机制，辅助药物研发。成骨细胞与破骨细胞参与的"骨形成"与"骨吸收"两个环节贯穿人类生命的始终，两个环节的精确偶联维持着骨量的平衡。由于骨形成与骨吸收两种活动偶联的存在，减少骨吸收的药物，也会表现出减少骨形成的趋势。增加骨形成的药物，最终也会显现出增加骨吸收的作用。通过检测 BTMs，人们惊奇地发现，80~90 岁的老年人，其骨丢失的速率可能相当于、甚至超过一些围绝经期和绝经后期的女性，这是因为老年人骨重建循环中解偶联的存在，导致骨吸收明显增加，而骨形成却没有出现明显的变化，甚至是下降的。老年人体内发生的这种解偶联，促使医药公司研发能降低骨吸收、而不会引起相应骨形成减少的药物 [6]。

四、骨转换标志物临床应用的注意事项

由于骨转换标志物分析前的影响因素多，存在着较多固有的生物学变异，同时检测分析方法众多，并且缺乏统一的国际标准（尚无国际参考方法和国际参考物质），这些情况使得骨转换标志物测定的结果变异比较大，影响了它的临床应用。因此，要加强对骨转换标志物的质量管理，在标本的留取、标本运输和储存及检测的过程中，要予以足够的重视，尽量采取措施，通过规范操作使可控生物学变异得以控制，同时加强对实验室检测的质量控

制。临床医生在开具医嘱、分析解读结果时，也应考虑到各种来源的变异，指导患者合理留取标本，确保样本分析前采集的规范化和规律检测。通过有效的质量控制手段，临床就能得到有价值的信息。

1. 分析前的生物学变异对检测结果的影响

（1）不可控的生物学变异。年龄（儿童期和青春期比成年期高）、性别、骨折、妊娠和哺乳、药物（芳香化酶抑制药、抗惊厥药等可使 BTMs 水平增高；噻嗪类利尿药、肝素等降低 BTMs 水平）、疾病（甲状腺疾病、甲状旁腺疾病、肝肾疾病等）、长期卧床或活动受限、种族和地理环境等。

（2）可控的生物学变异（昼夜节律和饮食情况）。大多数骨转换标志物都存在着明显的昼夜节律，多数骨转换标志物的峰值出现在半夜和早晨，低谷出现在下午和傍晚[9]。饮食对很多骨转换标志物的检测也会产生影响，会降低某些 BTMs 的水平，特别是骨吸收标志物受影响最大。因此对于长期监测的患者，应每次均在相同的时间段、空腹采集标本，以尽量减少昼夜节律和饮食对检测结果的影响。

（3）标本采集和处理的注意事项。①检测标本可以是血清、血浆或尿液，血液标本的采集应在清晨空腹进行，尿液标本应留取 24 小时尿液、晨起第一次或第二次尿液。②通常血液标本用于检测 BALP、PINP、OC、TRACP5b 等，尿液标本用于检测 PYD、DPD，血液和尿液标本均可用于测定 NTX 和 CTX 。③临床上报告尿液中的骨吸收标志物水平时，通常需要用肌酐（creatinine，Cr）进行校正，以 BTMs/Cr 表示，因此结果的准确性受到肌酐测定方法准确性的影响。④血液标本采集时应注意避免溶血，溶血对 OC、TRACP5b 影响大。⑤标本采集后需要及时送检，实验室要及时进行处理。

2. 检测方法

检测的方法很多，如放射免疫测定法、酶联免疫吸附试验（ELISA）、化学发光免疫测定法、高效液相色谱法等。采用的方法不同、试剂不同，结果间会存在差异。对于连续监测或判断疗效的患者，建议在同一家检测机构或医院，使用同一检测系统进行检测，以保证检测结果的前后可比性。

3. 参考区间

不同实验室由于检测方法、检测仪器、适用人群等条件的不同，结果不具有可比性，开展检测的实验室宜验证厂家提供的参考区间或建立自己的参考区间，并定期进行评审和确认。当建立自己的参考区间时，要考虑到大多数骨转换标志物的水平与年龄成正相关，参考区间的设立需要分年龄段等。但青春期到大约 25 岁这一阶段是个例外，由于骨骼发育基本定型，骨转换标志物的水平会随着年龄的增加出现一个显著的下降。同时，在建立参考区间时亦需要考虑性别、地域、种族差异等。

4. 基线值测量

在疾病诊疗过程中，至少选择一种骨形成标志物和一种骨吸收标志物，应在开始治疗前检测骨转换标志物的基线值。应用骨形成促进剂治疗 3 个月内，应用骨吸收抑制剂治疗 3 个月左右，再次检测患者体内骨转换标志物的水平，判断药物是否已起效。

5. 最小有意义变化（LSC）

LSC 是除去操作误差、仪器误差、生物学和分析过程的变异等因素后判断 BMD 或 BTMs 真正有变化的阈值。使用骨吸收抑制剂治疗的患者，其骨吸收标志物水平降低幅度要大于 50%；使用骨形成促进剂治疗的患者，其骨形成标志物水平升高幅度要大于 30%，才说明治疗有效[8]。《原发性骨质疏松症诊疗指南（2017）》对 LSC 进行了明确的规定，即 LSC 是将 BTMs 测定的"精确度误差"乘以 2.77 得到的，BTMs 的变化超过 LSC 时，才具有临床意义[2]。

6. 综合考虑多源性变异

临床医生在分析、解读骨转换标志物的检测报告时，应考虑到各种来源的变异，比如骨转换标志物本身的生物学变异、是否存在分析前的影响因素、所在医院实验室的检测方法及其特点，同时需要结合患者的具体情况进行综合分析和判断。比如，在不同的疾病状态下或针对不同的治疗方案，各种骨转换标志物表现出的变化是不同的。例如，BALP 在佩吉特骨病时，比 OC 表现出更明显的增加；而糖皮质激素治疗时，相较于 BALP 的变化，通常伴随着 OC 水平的明显下降[6]。因此要根据具体情况，选择适合的骨转换标志物进行检测。

（王　旭　卢　山　张会英　吴　俊）

参考文献

［1］中华医学会骨质疏松和骨矿盐疾病分会 . 原发性骨质疏松症诊治指南（2011 年）. 中华骨质疏松和骨矿盐疾病杂志 , 2011, 4(1): 2-17.

［2］中华医学会骨质疏松和骨矿盐疾病分会 . 原发性骨质疏松症诊疗指南（2017）. 中华骨质疏松和骨矿盐疾病杂志 , 2017, 10(5): 413-443.

［3］府伟灵 , 徐克前 . 临床生物化学检验 . 5 版 . 北京 : 人民卫生出版社 , 2012.

［4］中华医学会骨质疏松和骨矿盐疾病分会 . 骨代谢生化标志物临床应用指南 . 中华骨质疏松和骨矿盐疾病杂志 , 2015, 8(4): 283-293.

［5］周学瀛 , 夏维波 . 骨转换生化标志物 . 基础医学与临床 , 2007, 27(10): 1093-1100.

［6］Duque G, Kiel DP. Osteoporosis in older persons: advances in pathophysiology and therapeutic approaches. 2nd edition. London: Springer, 2016.

［7］侯文芳 , 肖文华 , 洪天配 . 骨质疏松症相关标志物实验室检查的发展与展望 . 中华检验医学杂志 , 2017, 40(11): 835-838.

［8］廖二元 , 徐苓 , 朱汉民 . 原发性骨质疏松症干预的疗效监测与评估专家意见 . 中华骨质疏松和骨矿盐疾病杂志 , 2015, 8(1): 1-6.

［9］吴健民 , 曾天舒 , 潘世秀 , 等 . 骨代谢标志物临床应用指南 .（2011-12-14）［2018-05-01］. http://www.nhfpc.gov.cn/zhuz/s9492/201112/53784.shtml.

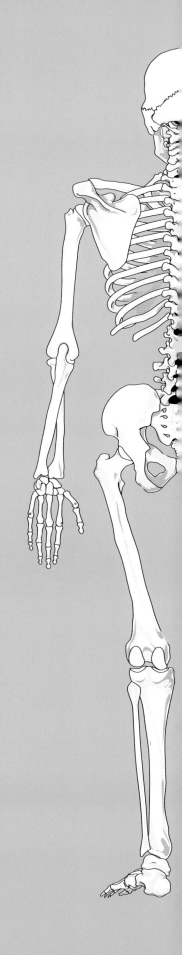

| 第 11 章 |

骨质疏松症的诊断
与鉴别诊断

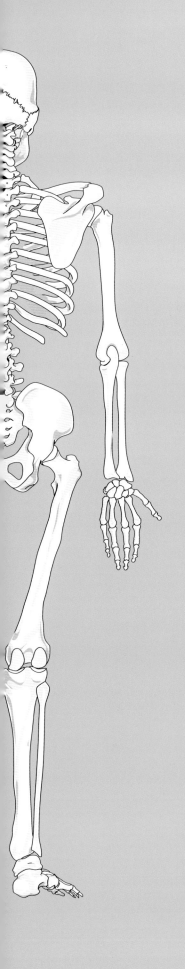

本章要点

- 骨质疏松症的分类
- 骨质疏松症的诊断
- 骨质疏松症的鉴别诊断

第一节　概述

　　骨质疏松症是一种以骨量减低及骨组织微结构破损为特征，可导致骨脆性增加，并易发生骨折的一种代谢性骨病。骨质疏松症是人类目前最常见的骨骼疾病，全球约有 2 亿人饱受骨质疏松症的困扰，其中以绝经后女性及老年男性为著。随着人口老龄化的加剧，骨质疏松症的发病率亦随之增加，有报道称，约有 40% 的绝经后女性和 30% 的男性在其一生中会经历骨质疏松性骨折。老年人出现骨质疏松性骨折将会带来巨额的医疗费用。在美国，每年约有 200 万的骨质疏松性骨折患者，超过 43 万患者需要住院治疗，约80% 的支出需要医疗保险支付，至 2025 年需要支付的费用可能高达 253 亿美元。同时由骨质疏松性骨折所致的长期制动、卧床将严重威胁患者的身心健康，可导致坠积性肺炎、压疮、血栓栓塞性疾病等，甚至导致死亡，这将成为巨大的医疗财政负担和公共健康的巨大难题。所以关注骨质疏松症，早期诊断、早期防治就显得尤为重要。

　　本章主要针对骨质疏松症的诊断及鉴别诊断做一概述。

第二节　骨代谢的过程

　　骨组织主要由骨基质和细胞组成，骨基质包括有机质和无机质。有机质主要为胶原，还包括骨钙素、骨桥蛋白、骨黏连蛋白等。无机质约占骨基质的 65%，主要为由钙、磷组成的羟基磷灰石结晶。细胞主要包括成骨细胞、破骨细胞及骨细胞。骨代谢平衡是维持骨组织内环境稳定的重要因素，骨代谢主要是以骨重建方式进行的，包括骨吸收及骨形成，且主要通过"以新易旧"的方式修复骨骼。Wnt/ β -catenin 信号通路是调节成骨细胞活化的主要通路，而 DDK-1（dickkopf-1，Wnt 抑制剂）和硬骨素（阻断 Wnt 的受体 LRP-5）可以负向调节该过程。核因子 κ B 受体活化因子配体（receptor activator of NF- κ B ligand，RANKL）与核因子 κ B 受体活化因子（receptor activator of NF- κ B，RANK）信号通路主要参与破骨细胞的分化、增殖、成熟和活化，由此促进骨吸收。正常情况下，骨吸收和骨形成相互平衡。但当骨形成速率慢于骨吸收时，则会出现骨量丢失。

　　一般情况下，骨量从出生逐渐增加，约在 30 岁左右达到峰值骨量。遗传基因是峰值骨量的决定因素，也与性别、内分泌状态、营养、体育锻炼等相关。当女性 ≥ 40 岁或男性 ≥ 50 岁，则骨吸收作用大于骨形成，骨量逐渐减低，甚至出现骨质疏松。遗传背景是骨质疏松重要的危险因素，有研究发现 80% 的峰值骨量是受遗传因素影响的。当母亲有骨质疏松性骨折病史时，女儿的骨密度水平低于该年龄群体水平；当患者的一级亲属诊断为骨质疏松症时，其骨质疏松症的程度较无家族史的患者更严重。同时，内分泌因素（如性激素水平低下、甲状旁腺激素分泌异常）、炎性疾病（如类风湿关节炎、系统性红斑狼疮）、不良的生活方式（吸烟、饮酒、活动减少、与标准体重不符的刻意减肥）等均是发生骨质疏松症的危险因素。

第三节 骨质疏松症的分类及影响骨量的因素

一、分类

骨质疏松症主要分为原发性骨质疏松症和继发性骨质疏松症。原发性骨质疏松症根据性别不同、所处阶段不同，选择的治疗方案不尽相同。同时，若继发于某种疾病（如风湿免疫疾病、内分泌疾病）或摄入特殊药物者，则需同时治疗原发疾病，并应慎用某些药物。所以对于骨质疏松症的诊断，区别有无混杂因素就显得尤为重要。

原发性骨质疏松症可细分为 Ⅰ 型骨质疏松症（绝经后骨质疏松症）、Ⅱ型骨质疏松症（老年性骨质疏松症）和特发性骨质疏松症。绝经后骨质疏松症主要和女性雌激素减少相关，主要影响骨小梁。老年性骨质疏松症是骨皮质及骨小梁随着年龄增大而衰减，导致骨量减少而引起的疾病。特发性骨质疏松症多见于青年人，为目前尚未找到合理病因的骨质疏松症。

二、影响骨量的因素

影响骨量的因素主要包括以下方面。

1. 不良的生活方式

包括维生素 D 缺乏、高钠饮食、低钙饮食、维生素 A 摄入过量、缺乏运动（生理性活动减少和病理性制动）、低体重、吸烟（包括既往吸烟史）、酗酒。

2. 风湿免疫疾病

包括强直性脊柱炎、类风湿关节炎、系统性红斑狼疮、系统性硬化病、结节病、原发性胆汁性肝硬化、其他结缔组织病。

3. 内分泌疾病

包括库欣综合征、糖尿病、甲状旁腺功能亢进症、甲状腺功能亢进症、性腺功能减退、雄激素迟钝综合征、运动性闭经、早绝经（<40 岁）、高催乳素血症、全垂体功能减退症、特纳综合征的治疗、克兰费尔特综合征、神经性厌食症。

4. 消化道疾病

包括慢性肝病、炎性肠病、胰腺疾病、乳糖不耐受症、乳糜泻、肠道吸收功能障碍、胃旁路手术后、胃肠道手术后。

5. 遗传病

包括肺囊性纤维化、糖原贮积症、门克斯病（Menkes disease）、成骨不全、马方综合征、家族性自主神经失调症、埃勒斯-当洛综合征（Ehler-Danlos 综合征）、血色病、戈谢病、高胱氨酸尿症、先天性磷酸酶缺少症、卟啉症。

6. 血液系统疾病

包括白血病、淋巴瘤、多发性骨髓瘤、高球蛋白血症、系统性肥大细胞增多症、血友病、地中海性贫血。

7. 神经系统疾病

包括脑卒中、脊髓损伤、帕金森病、多发性硬化、癫痫、肌营养不良。

8. 特殊药物

包括糖皮质激素、质子泵抑制药、甲氨蝶呤、环孢素、铝类抑酸药、肝素类药物、华法林、苯巴比妥、选择性 5- 羟色胺再摄取抑制药（抗抑郁药）、甲状腺素、甲羟孕酮、促性腺激素释放激素抑制药、噻唑烷二酮类、肠外营养制剂、癌症化疗药。

9. 其他

包括艾滋病 / 人类免疫缺陷病毒感染、淀粉样变性、慢性阻塞性肺疾病、充血性心力衰竭、慢性代谢性酸中毒、抑郁状态、终末期肾病、高钙尿症、移植后骨病、特发性脊柱侧凸。

第四节　骨质疏松症的临床表现

早期骨质疏松症的患者并无明显临床症状，部分患者随着骨质疏松症的加重，可以出现骨痛、骨折及骨骼变形等。骨痛可以为局限性表现，亦可周身均出现，严重时可出现行走、翻身困难。骨折是骨质疏松症常见的并发症，自发性或者轻微外伤所致的骨折被称为骨质疏松性骨折，是骨质疏松症患者常出现的骨折类型。骨质疏松性骨折的常见部位包括脊柱、股骨颈、前臂及肩部等，当患者出现骨折时可出现慢性疼痛，严重时可影响功能。若患者存在脊柱骨折，可以表现为身高缩短、脊柱畸形等。多发性胸椎骨折所导致的胸廓畸形可能引起限制性通气困难，并可出现继发性心脏疾病。而腰椎骨折则可引起腹盆腔容积缩小而出现腹腔脏器疾病。老年人在丧失活动功能后，可能会出现与社会脱节，长期可引起心理疾病，同时老年人骨折后长期卧床，还可引起静脉血栓、坠积性肺炎等，使老年人死亡风险增加。

第五节　骨质疏松症的诊断

临床医生在获取详细的病史（如肢体骨骼疼痛、背部疼痛），并进行体格检查（如日常活动受限）后，还应结合患者的实验室及影像学检查做出综合诊断。

一、骨密度的测定

其结果为诊断骨质疏松症的关键因素之一。由于发生骨质疏松性骨折与骨强度减低有关，而骨强度由骨质量和骨密度决定，其中骨密度约能反映70% 的骨强度，故对于诊断骨质疏松症，目前临床常用的检查为骨密度的测定。

1. 骨密度测定的适应证

定期测定骨密度可以有效地评估骨质疏松症导致骨折的风险，从而积极、主动地采取措施以预防骨折的发生。

美国国家骨质疏松症基金会（National Osteoporosis Foundation，NOF）推荐下列人群应检测骨密度。①存在骨折危险因素的 50～69 岁男性及绝经后女性。②年龄 >50 岁的男性及绝经后女性中出现骨折者。③年龄 ≥ 70 岁的男性和 ≥ 65 岁的女性。④使用可以引起骨量丢失的药物（如激素、苯巴比妥等）或患有导致骨量丢失的疾病（风湿免疫疾病、内分泌疾病、血液疾病、消化道疾病等）及有不良生活方式的成年人。

目前 NOF 推荐以下人群行椎体骨折评估。①对脊柱、髋关节或股骨颈进行骨密度测定，$T \leqslant -1.0SD$ 且年龄 ≥ 80 岁的男性和年龄 ≥ 70 岁的女性。②对脊柱、髋关节或股骨颈进行骨密度测定，$T \leqslant -1.5SD$ 且年龄为 70～79 岁的男性和 65～69 岁的女性。③有特定危险因素的 50 岁以上男性及绝经后女性。其中危险因素包括：近期身高与前次身高相比缩短 ≥ 2cm；近期身高与 20 岁的峰值身高相比缩短 ≥ 4cm；成年后发生的骨折（无外伤或轻微外伤）；近期或长期使用特殊药物，如糖皮质激素。

对于已经诊断骨质疏松症并给予治疗的患者，NOF 推荐的骨密度测定频率如下。①在骨质疏松症治疗起始阶段，每 1～2 年测定一次骨密度，而后可每 2 年测定一次骨密度。②对于部分特殊的临床患者，骨密度的测定周期可适时缩短。③对于 T 值在低骨量范围且无主要骨折的患者，可以适时延长测定周期。

2. 常用的骨密度测定方法

（1）DXA。骨密度是指单位体积（或单位面积）的骨量，以双能X线吸收测定法（DXA）测得的骨密度（单位面积骨量）作为骨密度测量的常用指标。DXA结果用标准差表示，被称为T值。要特别注意DXA的参考数据库，因为T值是根据参考数据库计算的，使用不同的数据库可能得出不同的T值。该诊断标准适用于年龄大于50岁的男性及绝经后女性，其诊断标准见表4-1，但部分自出生起就相对瘦小的人群，其本身可出现持续T值偏低，所以不应与正常身材的人群做比较，应根据自身对照，即较之前T值下降显著才应考虑骨质疏松症。对于儿童、年龄小于50岁的男性及未绝经的女性，建议应用Z值代表骨密度水平，Z值$\leqslant -2.0$SD表示低于该群体预期水平。骨密度的改变是否具有意义有赖于仪器的精度［变异系数（coefficient of variation，CV）］。当CV=1%时，两次骨密度改变>2.77%才有意义；而当CV=2%时，改变>5.54%才有意义。

目前DXA包括中心DXA（central DXA，cDXA）和外周DXA（peripheral DXA，pDXA）。cDXA主要测定腰椎及髋部（股骨颈和全髋感兴趣区）的骨密度，主要反映全身骨密度状态。pDXA主要测量前臂骨密度，一般仅在下列情况中应用。①DXA难以完成或不精准。②严重肥胖。③甲状旁腺功能亢进症。DXA也有其局限之处：其仅表示骨密度的情况，并不能测定骨结构；而且当测定局部出现骨质硬化时，则T值提高，导致检测结果出现误判而高估骨密度情况。为提高DXA应用的准确性，有研究开发出DXA新型软件，通过引入一些几何参数而可以进行髋部结构和骨小梁分析，以求优化DXA的不足之处，但仍需进一步临床研究以证实其有效性。

（2）定量计算机断层X线扫描（quantitative computerized tomography，QCT）。其主要测量腰椎及髋部单位体积骨密度情况，因为能够划分区域，所以能够区分骨皮质及骨小梁各自骨密度的状态。QCT是另一种测量骨密度的方法，其较DXA对骨密度的测量更为精确。QCT本身的辐射量比DXA要高，但可以利用临床现有的CT扫描做QCT，就不会增加辐射量。QCT也可进行外周骨扫描（pQCT），pQCT的扫描范围包括桡骨和胫骨，其辐射量明显减低。QCT诊断骨质疏松症的标准由国际临床骨密度学会（2007年和2015年）和美国放射学会（2008年和2013年）提出。中国老年学学会骨质疏松委员会于2015年提出我国的QCT诊断标准。根据腰椎QCT，骨密度<80mg/cm^{3}为骨质疏松症，80～120mg/cm^{3}为低骨量，

骨密度 >120mg/cm³ 为骨密度正常。髋部 QCT 骨密度与 DXA 等效，采用 DXA 的标准。pQCT 在我国应用得不多。

（3）定量超声检查（quantitative ultrasound，QUS）。主要通过速度和衰减两个参数间接地反映骨密度的情况。目前 QUS 主要测量指骨、前臂和跟骨等部位。QUS 无辐射的特点可以用于儿童、孕妇和社区调查等。目前研究表明，QUS 可以用于预测骨质疏松性骨折风险，但 QUS 不能用于诊断骨质疏松症。

二、X 线检查

骨质疏松症亦可通过 X 线检查发现，其表现为骨皮质变薄、骨小梁稀疏减少，但这些表现不特异，判断比较困难。X 线片可以显示脊柱或髋部骨折。骨折不明显时，应该采用 CT 或 MRI 加以鉴别。MRI 可以分辨隐匿性骨折，同时可以判断骨折为新发还是陈旧骨折。

三、核素扫描

全身骨扫描除了协助诊断骨质疏松症外，还可协助区分原发、继发等原因，并且核素骨显像可根据骨组织摄取放射性核素的程度及形态等差别，区分陈旧与新鲜骨折。

当出现低能量椎体骨折（无外伤或轻微外伤）时，患者可以直接被诊断为骨质疏松症并开始抗骨质疏松治疗。由于大多数患者首次椎体骨折无明显的症状，因此常出现诊断延误。X 线、CT 及 MRI 等检查有助于发现骨折及判断骨折愈合与否。首次椎体骨折发生后，再次发生椎体骨折的风险升高 5 倍，而出现其他部位骨折的风险升高 2~3 倍。因此评估椎体骨折尤为重要。

四、骨折风险预测

目前骨折预测的评估工具为 FRAX®，FRAX® 主要适用于年龄 ≥ 50 岁的男性及绝经后女性，用来评估 10 年内重要骨质疏松性骨折（脊柱、髋部、前臂等）发生的概率。该软件是根据股骨颈骨密度和骨折风险因子，并通过大样本循证医学数据而建立的。但由于 FRAX® 未纳入椎体骨密度及其余与骨折相关的危险因素，所以会低估腰椎骨密度减低但股骨颈骨密度正常的人群的骨折风险。目前 FRAX® 需要输入年龄、性别、体重指数（BMI）和 7 个骨折的风险因子（吸烟、饮酒、父母髋部骨折病史、骨质疏松性骨折既往史、类风湿关节炎、口服糖皮质激素 ≥ 5mg/d 或超过 3 个月和其他继发性骨质疏松因素）。由于该工具的评估标准是根据美国数据调查所得，对于亚洲地区人群尚无明确阈值，其有效性及准确性对亚洲人群而言有待进一步探讨及研究。

五、实验室检查

主要包括以下内容。①一般生化标志物（血钙、血磷、ALP、尿钙、尿磷）。②骨代谢调控激素（维生素 D、甲状旁腺激素、成纤维细胞生长因子 23）。③骨转换标志物（骨形成标志物及骨吸收标志物）。患者的骨生化指标、骨代谢调控激素及骨转换标志物有助于诊断及鉴别。通过实验室检查可以了解骨转换情况，并可进行评估及预测。

骨转换贯穿人的一生，其主要作用是维持机体矿物稳态。骨转换标志物可以反映患者的骨转换情况，对骨吸收、骨形成等进行判定，其主要意义包括以下方面。①对于未治疗的患者，可以预测骨量丢失的速度。②可独立于骨密度预测未治疗患者的骨折风险。③抗骨质疏松治疗后，预测骨密度升高的程度。④用于鉴别继发性骨质疏松。⑤抗骨质疏松治疗 3~6 个月后，可预测骨折风险降低的程度。⑥帮助判断患者对抗骨质疏松治疗的反应及依从性情况。⑦帮助判断"药物假期（drug holiday）"，决定是否再次启动抗骨质疏松治疗和再次启动治疗的时机（但临床数据少，应用有限）。

第六节 骨质疏松症的鉴别诊断

对于诊断骨质疏松症的患者，需要进行筛查，除外继发性骨质疏松症，尤其是多发骨折及青年人的骨质疏松症，以免延误病情。

原发性骨质疏松症需要同继发性骨质疏松症相鉴别。当患者出现骨量减少、骨质疏松时，尤其是年轻患者，需要考虑继发的因素。主要继发因素包括风湿免疫疾病、血液系统疾病、消化系统疾病、肾脏疾病及特殊用药情况。因为原发疾病不同，相应的治疗方法也不同。因此，需尽量详细地完善病史、查体并进行相关实验室检查以明确骨量减少、骨质疏松的病因。图 11-1 列出了骨质疏松症的基本诊疗思路。下面介绍一下常见继发性骨质疏松症的相关鉴别诊断。

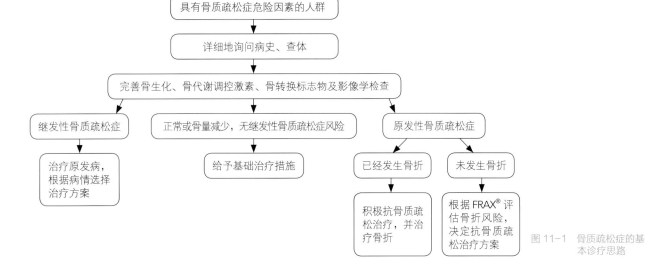

图 11-1 骨质疏松症的基本诊疗思路

1. 风湿免疫疾病

目前有研究发现炎性关节炎（类风湿关节炎、强直性脊柱炎）、系统性红斑狼疮等疾病均可诱发骨质疏松症，其可能是通过 RANK-RANKL 途径影响骨代谢。RANKL 作用于破骨细胞及前体破骨细胞，具有促进破骨细胞分化、活化及抑制破骨细胞凋亡的作用。同时在炎性疾病中，多种细胞因子，包括肿瘤坏死因子、白细胞介素 -1、白细胞介素 -6，可影响 RNAK-RANKL 途径。且在类风湿关节炎等免疫疾病患者体内可形成免疫复合物，可介导引起骨损伤。同时，部分风湿免疫疾病患者需应用的糖皮质激素、缓解病情的抗风湿药（DMARDs）亦可引起骨质疏松症。

风湿免疫疾病常见于中青年患者，老年人发病相对少见，常有诸如多关节肿痛、皮疹、口腔溃疡、脱发、光过敏、炎性腰背痛等临床表现。实验室检查可有 C 反应蛋白、血沉等炎性指标的升高，可有特殊抗体如类风湿因子、抗环瓜氨酸抗（CCP）肽抗体、抗核抗体（antinuclear antibody，ANA）、抗可溶性抗原（ENA）抗体谱、人类白细胞抗原 B27（HLA-B27）等的异常。影像学检查可见关节破坏，包括关节间隙狭窄、关节面毛糙及关节面下囊性变等。

（1）系统性红斑狼疮。系统性红斑狼疮为一种累及多脏器系统的免疫疾病，其主要病理机制为免疫复合物所致的血管炎，主要表现为皮疹、口腔溃疡、脱发、光过敏、贫血、白细胞减少、血小板减少等，实验室检查可有 ANA 高滴度、补体水平减低、抗双链 DNA（double-stranded DNA，dsDNA）抗体、抗 Sm 抗体阳性。

系统性红斑狼疮对骨的损害主要包括骨量减少、骨质疏松、无菌性骨坏死等；同时由于系统性红斑狼疮的首选治疗药物为糖皮质激素，这会进一步增加患者骨质疏松的风险。在一个横断面小规模研究中发现，存在抗 Sm 抗体和缺乏抗 SSA 抗体的患者髋部骨密度更高。同样的研究中发现，抗 dsDNA 抗体是否存在与骨密度无明显关系，其余抗体如抗心磷脂抗体阳性的患者可能由于局部微血栓形成而出现骨质疏松和骨坏死。系统性红斑狼疮的患者由于日晒、活动等减少，食物摄入种类及狼疮肾损害等多种原因可出现体内维生素 D 减少，亦可导致骨质疏松。对于系统性红斑狼疮患者，在积极治疗原发病的同时，应检测骨密度情况并给予基础抗骨质疏松治疗。

（2）类风湿关节炎。类风湿关节炎是一种以关节症状为主要表现的系统性疾病，主要表现为多关节肿痛，有对称性及小关节受累等特点，随着疾病进展，可以出现关节畸形并影响功能。实验室检查可有红细胞沉降率、C 反应蛋白等炎症指标升高，类风湿因子阳性，抗环瓜氨酸肽（CCP）抗体阳性等。由于类风湿关节炎好发于中年女性，部分处于围绝经期的女性可有雌激素分泌减低，同时由于炎性介质等增多，尤其是白细胞介素 -6 增多，可影响 RNAK-RANKL 途径，进而导致骨质疏松。有学者认为，骨质疏松亦是类风湿关节炎早期骨侵蚀的一种表现。研究发现，当患者存在抗环瓜氨酸肽抗体时，其骨破坏更加严重，由于疼痛及关节畸形导致关节废用，患者亦可出现骨质疏松。类风湿关节炎由于小关节受累较多，较常出现手、足等骨骼的骨质疏松。研究发现，类风湿关节炎的患者普遍存在维生素 D 缺乏。由此，多因素进一步使类风湿关节炎患者更易发生骨质疏松。

（3）强直性脊柱炎。强直性脊柱炎患者主要的受累关节为中轴骨及下肢的中、大关节，较常累及椎体、骶髂关节及髋关节，其病理特征为附着点炎，可出现虹膜睫状体炎、跟腱炎、髌腱炎及足底跖筋膜炎，可有 HLA-B27 阳性、炎性指标升高。由于强直性脊柱炎患者体内 TNF 水平升高，进一步可通过多种通路导致骨破坏增加。强直性脊柱炎多见于青年男性，并为致残性疾病，主要表现为脊柱活动度及髋部活动度明显减低，故常出现腰椎及髋部骨质疏松。由于其可引发跟腱炎症，跟骨超声骨密度测定亦常见骨质疏松。但是强直性脊柱炎的患者其骨破坏及新骨形成同时存在，往往有椎体韧带骨化、椎旁骨桥形成和椎小关节融合等，DXA 测得的腰椎前后位骨密度有时不降反增，误差较大。所以对于晚期患者，QCT 更适用于评估脊柱骨质疏松情况。同是，针对强直性脊柱炎的 TNF-α 拮抗药，除了控制疾病活动，亦可对骨质疏松有明显改善作用。在一项纳入 63 例强直性脊柱炎患者的研究中，发现应用 TNF-α 拮抗药的患者，其全股骨和腰椎的骨密度明显高于对照组，这可能和 TNF-α 拮抗药有更强的炎症控制能力有关。

（4）干燥综合征。干燥综合征是一种多系统受累的自身免疫病，病理为淋巴细胞浸润，临床主要表现为口干、进干食需水送服、牙齿片状脱落及眼干等症状，实验室检查可有免疫球蛋白水平升高，ANA、抗 SSA 抗体、抗 SSB 抗体阳性，眼科检查角膜荧光染色异常，唾液腺发射计算机断层显像可有唾液腺分泌障碍，唇腺活检可有灶状淋巴细胞浸润。30%～50% 的干燥综合征患者可出现肾脏受累，主要为远端肾小管受累，可出现肾小管酸中毒。肾小管酸中毒可导致维生素 D 活化障碍，可引起骨骼矿化不足；同时，肾小管酸中毒可引起骨骼局部 pH 值改变，引起骨转换微环境异常；且肾小管酸中毒本身可导致低磷血症，从而导致骨软化症，骨密度测定可提示存在骨质疏松。干燥综合征本身的炎症作用及细胞因子的变化亦可能对骨骼造成直接损害，因而引起骨破坏，出现骨质疏松。

（5）抗磷脂综合征。抗磷脂综合征是一种非炎症性自身免疫病，临床表现主要为动、静脉血栓形成，反复病态妊娠（流产、死胎）及血小板减少，以育龄期女性最为常见，可以为原发性，亦可继发于其他自身免疫病。实验室检查可有抗心磷脂抗体、抗 β_2- 糖蛋白 1 抗体、狼疮抗凝物水平升高。由于本病患者常出现反复流产、血栓形成及血小板减少，需长期应用激素和抗凝血药（如肝素），而激素和抗凝血药的长期使用可进一步导致骨质疏松（详见后文）。且本疾病可继发于系统性红斑狼疮，系统性红斑狼疮本身亦可引起骨质疏松，所以当患者出现抗磷脂综合征并长期应用抗凝血药时，亦需检测骨密度情况。当患者处于育龄期时，可应用超声来测量骨密度。

2. 内分泌疾病

多种内分泌疾病均可出现继发性骨质疏松症，包括垂体病变影响生长激素、甲状旁腺激素分泌增多、性激素分泌减少及胰岛素分泌和（或）敏感性减低等。

（1）甲状旁腺功能亢进症。甲状旁腺功能亢进症患者由于甲状旁腺激素分泌增多而出现骨质疏松症。甲状旁腺激素具有双向调节骨代谢的作用，低水平时促进骨形成占优势，高水平时促进骨吸收占优势，平时以促进骨吸收为主。甲状旁腺激素可以促进破骨，升高血钙水平，进而抑制 $1,25\text{-}(OH)_2D_3$ 的生成。对于甲状旁腺功能亢进症引起的骨质疏松症，应首先治疗原发病，切除增生的甲状旁腺或腺瘤等，术后给予抗骨质疏松治疗，其骨密度可逐渐恢复正常。

（2）甲状腺功能亢进症。甲状腺功能亢进症患者全身处于高代谢状态，骨代谢亦随之活跃，骨转换增加，血钙、尿钙增多，致使发生骨质疏松症。由于甲状腺功能亢进时甲状腺激素分泌增多，T_3 在成人体内可促进分解代谢，使骨转换增快，体内钙、磷代谢发生紊乱，肠道内钙吸收减少，导致低钙状态。为维持稳态，骨钙入血增多，骨吸收强于骨形成，而最终导致骨质疏松。一项回顾性研究发现，甲状腺功能亢进症患者若不经治疗，其骨密度值明显减低；在给予相应抗甲状腺功能亢进症治疗后，即使不加用抗骨质疏松治疗，当甲状腺功能恢复正常后，其骨密度水平也可逐渐恢复正常。有研究发现，促甲状腺激素 <0.1mIU/L 的绝经后女性，其骨折风险较促甲状腺激素正常者增加 4～5 倍。

（3）糖尿病。胰岛素具有促进骨合成的作用，而糖尿病患者胰岛素不足是糖尿病合并骨质疏松症的主要原因。目前发现体内胰岛素敏感性降低和胰岛素水平减低是 2 型糖尿病患者出现骨质疏松的重要原因。有学者通过动物实验发现，当鼠缺乏胰岛素受体时，成骨细胞分化出现严重障碍，细胞凋亡明显增多，出生后的小鼠骨小梁严重受损。胰腺与骨之间可相互作用。胰岛素可刺激骨钙素产生，从而促进骨形成；与此同时，骨钙素亦可增加胰岛素的敏感性，以保持体内血糖稳态。同时部分调节血糖的药物亦可影响骨代谢。体外研究发现，二甲双胍具有刺激大鼠成骨细胞样细胞株增殖及分化的作用，且能阻止糖基化终末产物对成骨细胞产生不良影响。

（4）性激素分泌异常。如垂体病变或部分遗传性疾病患者可出现性激素分泌异常。雌激素是调节骨量的重要激素之一，绝经后女性的骨质疏松症主要和雌激素缺乏相关，60% 以上的骨量丢失和雌激素缺乏相关。成骨细胞及破骨细胞表面存在雌激素受体，雌激素可以促进成骨细胞活化，抑制破骨细胞活动，同时雌激素还可促进 $1,25\text{-}(OH)_2D_3$ 的生成，抑制对甲状旁腺激素的敏感性。因此，雌激素的缺乏可以导致骨吸收增加，而出现骨质疏松。一般在绝经前 2~3 年骨量丢失开始增加，在绝经后 3~4 年骨量丢失趋于平稳。在绝经后的最初几年，每年丢失骨量可达 2%，而后每年丢失骨量逐渐减低至 1%~1.5%。雄激素亦可以调节骨代谢，其可以作用于骨的雄激素受体，促进成骨细胞活化以促进成骨。

3. 血液病

血液系统疾病，尤其是血液系统的肿瘤性疾病，包括白血病、多发性骨髓瘤等均可引起骨质疏松症，并有骨破坏征象，其可能原因包括肿瘤细胞的生长破坏骨骼微环境、分泌炎性细胞因子促进破骨细胞活性及本身的溶骨作用。血液系统疾病早期可无特异性，可有发热、乏力、骨痛、贫血、淋巴结增大等表现，实验室检查血常规部分可见到明显异常，同时需完善蛋白电泳、免疫固定电泳等检查，对可疑患者需进一步完善骨髓穿刺及骨活检等以明确诊断。

4. 其他较为常见的骨代谢异常疾病

（1）骨软化症。骨软化症以骨质矿化障碍为特征，是由钙、磷酸盐合成的羟基磷灰石减少，以及维生素 D 代谢异常（水平减低或活化不足）所致。其主要病因可有肠源性因素（维生素 D 摄入不足、胃肠道手术、胃肠道吸收功能障碍）、肾源性因素（原发性肾小管酸中毒、各种病因所致的继发性肾小管酸中毒）、维生素 D 合成障碍或活化减少（日晒不足、各种肝肾疾病）、特殊药物（胰岛素、阿德福韦酯）的使用及肿瘤性因素等。值得一提的是，肿瘤源性的骨软化症因为肿瘤分泌成纤维细胞因子 23，可通过放射性核素定位肿瘤。骨软化症主要表现为广泛的骨痛、无力及骨骼变形，主要累及椎体、肋骨、骨盆及下肢骨。实验室检查可有血钙、血磷及尿钙、尿磷异常，血碱性磷酸酶水平升高，维生素 D 水平减低。影像学检查可出现假性骨折（假骨折线，Looser 带），表现为骨皮质内模糊的横行骨折线。虽然从 DXA 来看，骨软化的患者可表现为 T 值减低，但是不能简单地将骨软化症归为骨质疏松症，其主要继发于多种病因，最终表现为骨骼矿化障碍。

（2）佩吉特骨病。本病是由于巨核细胞、破骨细胞活跃，导致骨吸收增多，最终骨细胞形成紊乱的网状骨。目前佩吉特骨病的病因尚不明确，但具有家族聚集倾向，可能与 OPG 等位基因的多态性有关。佩吉特骨病主要分为溶解期、混合期（溶骨与成骨同时发生）及硬化期，常累及颅骨、椎体、骨盆及下肢骨，在同一患者的不同部位三期表现均可出现，早期多无明显的临床症状，随着疾病的发展可出现骨痛、病理性骨折和骨骼畸形（长骨弯曲、颅骨增宽、骨盆变形）等。实验室检查血钙、血磷常正常，血碱性磷酸酶水平升高。影像学检查可见骨骼增宽、弥漫性溶骨改变、"刀割样"溶骨破坏、弥漫性骨质疏松、骨皮质增厚及骨小梁紊乱。全身骨扫描可评估佩吉特骨病的病变范围，但特异性差。骨活检则为金标准。佩吉特骨病时的骨质疏松表现主要是溶骨性改变，但也可以有骨质疏松与硬化同时存在的情况，碱性磷酸酶水平的升高（除外肝脏病变）对本病有提示意义。

（3）骨纤维异常增殖症。本病亦称骨纤维结构不良，进展相对缓慢，任何年龄均可发生，但青少年多见，其可能为激发性 G 蛋白 α 亚基突变所致，可使环腺苷酸（cAMP）浓度升高，进而导致成骨细胞的增殖、分化障碍。骨纤维异常增殖症的病理表现主要为纤维结缔组织和不规则骨组织逐渐替代正常骨组织，骨质软硬不一，病变骨横径增宽，并呈梭形膨胀，皮质变薄。有研究显示，病变越严重的部位其增殖水平越高，但由于骨矿化不足，形成许多不成熟的纤维骨质。目前根据其受累的范围可分为单骨型和多骨型。单骨型主要累及肋骨及颅面骨，颅面骨受累可出现颜面部不对称、上颌突起、咬合异常及神经压迫症状。纤维性骨营养不良综合症（McCune-Albright 综合征）为多骨型，同时伴有皮肤色素沉着（牛奶咖啡斑）及一些内分泌异常表现（如甲状腺功能亢进症、库欣综合征、性早熟、肢端肥大症等），早期可无任何临床表现，随着疾病的进展，可以出现局部肿胀、疼痛、畸形及病理性骨折等。X 线即可见受累骨骼出现囊性低密度区，边缘光整，亦可出现广泛硬化和病理性骨折等。CT 表现为病变骨骼呈膨胀性改变，同时可观察血管、神经压迫情况。MRI 敏感性高，但特异性相对较差。核素检查可以有效地判断病变范围并加以鉴别。本病诊断主要依靠临床及影像学检查，由于本病可发生于任何骨组织，且病变部位骨结构异常，因此 DXA 可出现 *T* 值减低。依靠临床表现及放射性骨骼检查可与原发性骨质疏松症加以区分。

5. 特殊药物

目前常用的可以导致骨质疏松的药物包括糖皮质激素、质子泵抑制药、抗凝血药等。

（1）糖皮质激素。糖皮质激素性骨质疏松症与用药时间的长短及剂量密切相关。糖皮质激素可以抑制肠道吸收钙、促进骨吸收，抑制成骨细胞分化、成熟等，进而引发骨质疏松症。同时有研究发现，糖皮质激素可以降低男性体内雄激素水平，由此多途径导致骨质疏松症。口服较大剂量的糖皮质激素 1 个月即可出现骨质疏松症，即使小剂量激素治疗超过 3 个月，也可导致骨质疏松症。对骨质疏松症患者而言，激素的使用无安全剂量。糖皮质激素对骨的不良作用更容易出现在股骨近端和椎骨的骨小梁和皮质骨边缘。因此，糖皮质激素更容易诱发股骨近端和椎体出现骨疏松和骨质疏松性骨折。当应用糖皮质激素的患者出现骨量减少时（$T<-1.0SD$）时，除给予基础钙剂和维生素 D_3 抗骨质疏松治疗外，还应给予双膦酸盐类药物治疗。当患者难以耐受或有禁忌证时，可给予降钙素治疗。对骨密度正常的患者则需要定期随诊。应用此类药物之前，建议完善骨密度检查，并定期监测患者的骨密度情况。当老年人应用此类药物的同时诊断为骨质疏松症时，鉴别诊断相对较为困难，可尝试更换其他功效相似的药物后监测患者的骨密度情况。

（2）抗凝血药及抗血栓药。肝素是目前临床上广泛应用的治疗各种原因引起的血栓的抗凝血药。肝素引起的骨质疏松症主要与大剂量、长期使用相关，常见于肋骨和脊柱。其诱发骨质疏松症的可能机制是抑制骨形成及促进骨吸收，肝素能影响破骨细胞的形成和活性，亦可抑制成骨细胞对脂蛋白 K1 的摄取，从而影响对维生素的摄入。同时，肝素可抑制骨胶原的合成。较低分子肝素而言，肝素诱发骨质疏松症的风险更高。体外实验发现，大鼠骨小梁表面成骨细胞的数量减少呈剂量依赖性，在同等剂量条件下，普通肝素对成骨细胞的影响约为低分子肝素的 4 倍。华法林是一种临床常用的抗血栓药，多用于血栓栓塞性疾病，如肺栓塞、心房颤动及抗磷脂综合征等，其可以拮抗维生素 K，并阻断 γ 羧基谷氨酸的形成而发挥抗凝作用。维生素 K 不仅参与凝血因子的合成，还可影响骨代谢。华法林拮抗维生素 K 后，抑制骨钙素的羧化，进而抑制骨矿化[3]。华法林所致的骨质疏松常发生在中轴骨、髋骨和桡骨远端。在一项回顾性研究中发现，男性患者发生骨质疏松性骨折同长期应用华法林有显著的相关性。

（3）甲氨蝶呤。甲氨蝶呤是一种叶酸拮抗药，可竞争性地与二氢叶酸还原酶结合，抑制二氢叶酸被还原为四氢叶酸，进一步抑制胸腺嘧啶脱氧核苷酸的合成，最终抑制细胞增殖。目前甲氨蝶呤主要用于治疗风湿免疫疾病和血液系统肿瘤等。但甲氨蝶呤亦可导致骨质疏松，其所致的骨质疏松常发生于下肢。甲氨蝶呤可影响骨骼前体细胞，抑制成骨细胞活动，并促进破骨细胞活动，但进一步的分子机制目前尚不清楚。亦有个案报道，部分患者应用甲氨蝶呤后出现应力性骨折，停用甲氨蝶呤后，患者迅速恢复，可能的机制为甲氨蝶呤降低成骨细胞活动和增加破骨细胞活化。但甲氨蝶呤本身在免疫性疾病中具有抗炎作用，且动物实验中甲氨蝶呤均为大剂量使用，所以在应用甲氨蝶呤时我们也不宜"因噎废食"，而是需要更加重视骨密度的监测。

（4）质子泵抑制药。质子泵抑制药是目前临床常用的抑酸药，是一种 H^+-K^+-ATP 酶抑制剂，目前临床常用于治疗胃食管反流、消化性溃疡等疾病，尤其是在老年患者中应用广泛。但食物中的钙要成为可吸收钙，首先需要在胃及十二指肠酸性环境中游离出来，而质子泵抑制药强大的抑酸作用破坏了胃和十二指肠近段的酸性环境，使食物中的钙不能离子化，进而影响了钙的吸收。在一项来自加拿大的研究中发现，应用质子泵抑制药不超过 6 年不会增加骨质疏松性骨折的发生率，但当应用时间达到 7 年时，骨质疏松性骨折的发生率将明显提高。不过有学者提出，当前应用质子泵抑制药不足 1 年者发生髋部或肱骨骨折的风险最大，但随服用时间的延长风险性降低。值得一提的是，其发现应用质子泵抑制药剂量在标准剂量 1.75 倍以上时，骨质疏松性骨折风险性显著升高。但是亦有研究显示，质子泵抑制药的应用与骨质疏松并无直接关系。虽然目前对于质子泵抑制药所致的骨质疏松众说纷纭，但 2011 年美国 FDA 发布消息称大剂量或长期服用质子泵抑制药可能会导致骨折风险增加。所以对于需长期应用或大剂量应用质子泵抑制药的患者，需定期监测其骨密度情况。

第七节　总结

加强健康宣传教育，普及骨质疏松症的知识，加强疾病的早期防治，对易患病人群，包括老年人、存在继发性骨质疏松症危险因素（如原发性甲状旁腺功能亢进、风湿免疫疾病、摄入特殊药物）者进行早期筛查，均十分重要。对骨质疏松症的治疗应注意早期治疗，并强调个体化、综合治疗，根据患者病情、经济情况等选择合适的治疗方案，同时需监测药物的不良后果，以达到缓解病情、改善预后等目的。主张进食富含钙质的食物，主张低钠饮食，避免长期高热量饮食，戒烟、戒酒，适当进行功能锻炼、体育锻炼及日照，定期评估骨质疏松及骨折相关风险，并定期测量身高，加强自身防护。可应用钙剂及维生素 D 等基础抗骨质疏松药物，并根据患者病情，选择抑制骨破坏的药物（包括双膦酸盐类、降钙素、选择性雌激素受体调节剂、RANKL 抑制剂、组织蛋白酶 K 抑制剂）和（或）促进骨形成的药物（甲状旁腺激素、维生素 K、雄激素类药物）。虽然继发性骨质疏松症患者群体规模小于原发性骨质疏松症患者，但及早识别骨质疏松症的病因，能有针对性地治疗原发疾病，可使患者获益，并减低骨折发生风险。对于出现骨质疏松的患者，尤其是年轻患者，需着重筛查继发性骨质疏松症，并需根据临床详细问诊、查体，完善一些特殊的实验室及影像学检查以明确病情。

（宋 慧 臧 强）

参考文献

[1] Rachner TD, Khosla S, Hofbauer LC. Osteoporosis: now and the future. Lancet, 2011, 377(9773): 1276-1287.

[2] Sözen T, Özışık L, Başaran NÇ. An overview and management of osteoporosis. Eur J Rheumatol, 2017, 4(1): 46-56.

[3] Nishizawa Y, Ohta H, Miura M, et al. Guidelines for the use of bone metabolic markers in the diagnosis and treatment of osteoporosis. J Bone Miner Metab, 2013, 31(1): 1-15.

[4] Węgierska M, Dura M, Blumfield E, et al. Osteoporosis diagnostics in patients with rheumatoid arthritis. Reumatologia, 2016, 54(1): 29-34.

[5] Rossini M, Adami S, Bertoldo F, et al. Guidelines for the diagnosis, prevention and management of osteoporosis. Reumatismo, 2016, 68(1): 1-39.

[6] Cosman F, de Beur SJ, LeBoff MS, et al. Clinician's guide to prevention and treatment of osteoporosis. Osteoporos Int, 2014, 25(10): 2359-2381.

[7] Lane NE. Metabolic bone disease// Firestein G. Kelley's textbook of rheumatology. 9th ed. Philadelphia: Saunders Elsevier, 2013: 1660-1679.

[8] North American Menopause Society. Management of osteoporosis in postmenopausal women: 2010 position statement of The North American Menopause Society. Menopause, 2010, 17(1): 25-54.

[9] Sheu A, Diamond T. Secondary osteoporosis. Aust Prescr, 2016, 39(3): 85-87.

[10] Watts NB, Bilezikian JP, Camacho PM, et al. American Association of Clinical Endocrinologists Medical Guidelines for Clinical Practice for the diagnosis and treatment of postmenopausal osteoporosis. Endocr Pract, 2010, 16 (Suppl 3): 1-37.

[11] Wright NC, Looker AC, Saag KG, et al. The recent prevalence of osteoporosis and low bone mass in the United States based on bone mineral density at the femoral neck or lumbar spine. J Bone Miner Res, 2014, 29(11): 2520-2526.

[12] Xia J, Zhong Y, Huang G, et al. The relationship between insulin resistance and osteoporosis in elderly male type 2 diabetes mellitus and diabetic nephropathy. Ann Endocrinol, 2012, 73(6): 546-551.

[13] Fulzele K, Riddle RC, DiGirolamo DJ, et al. Insulin receptor signaling in osteoblasts regulates postnatal bone acquisition and body composition. Cell, 2010, 142(2): 309-319.

［14］Schurman L, McCarthy AD, Sedlinsky C, et al. Metformin reverts deleterious effects of advanced glycation end-products (AGEs) on osteoblastic cells. Exp Clin Endocrinol Diabetes, 2008, 116(6): 333-340.

［15］Seibel MJ, Cooper MS, Zhou H. Glucocorticoid-induced osteoporosis: mechanisms, management, and future perspectives. Lancet Diabetes Endocrinol, 2013, 1(1): 59-70.

［16］Nishizawa Y, Ohta H, Miura M, et al. Guidelines for the use of bone metabolic markers in the diagnosis and treatment of osteoporosis. J Bone Miner Metab, 2013, 31(1): 1-15.

［17］Bultink IE, Lems WF. Systemic lupus erythematosus and fractures. RMD Open, 2015, 1(Suppl 1): e000069.

［18］Craig SM, Yu F, Curtis JR, et al. Vitamin D status and its associations with disease activity and severity in African Americans with recent-onset rheumatoid arthritis. J Rheumatol, 2010, 37(2): 275-281.

［19］Bongi SM, Manetti R, Melchiorre D, et al. Anti-cyclic citrullinated peptide antibodies are highly associated with severe bone lesions in rheumatoid arthritis anti-CCP and bone damage in RA. Autoimmunity, 2004, 37(6-7): 495-501.

［20］Klingberg E, Lorentzon M, Mellström D, et al. Osteoporosis in ankylosing spondylitis-prevalence, risk factors and methods of assessment. Arthritis Res Ther, 2012, 14(3): R108.

［21］Kang KY, Ju JH, Park SH, et al. The paradoxical effects of TNF inhibitors on bone mineral density and radiographic progressionin patients with ankylosing spondylitis. Rheumatology (Oxford), 2013, 52(4): 718-726.

［22］Insogna KL. The effect of proton pump-inhibiting drugs on mineral metabolism. Am J Gastroenterol, 2009, 104 Suppl 2: S2-S4.

［23］Targownik LE, Lix LM, Metge CJ, et al. Use of proton pump inhibitors and risk of osteoporosis-related fractures. CMAJ, 2008, 179(4): 319-326.

［24］Pouwels S, Lalmohamed A, Souverein P, et al. Use of proton pump inhibitors and risk of hip/femur fracture: a population-based case-control study. Osteoporos Int, 2011, 22(3): 903-910.

［25］Folwarczna J, Janiec W, Barej M, et al. Effects of nadroparin on bone histomorphometric parameters in rats. Pol J Pharmacol, 2004, 56(3): 337-343.

［26］Dargaud Y, Rugeri L, Vergnes MC, et al. A risk score for the management of pregnant women with increased risk of venousthromboembolism: a multicentre prospective study. Br J Haematol, 2009, 145(6): 825-835.

［27］Osip SL, Butcher M, Young E, et al. Differential effects of heparin and low molecular weight heparin on osteoblastogenesis and adipogenesis in vitro. Thromb Haemost, 2004, 92(4): 803-810.

［28］Woo C, Chang LL, Ewing SK, et al. Single-point assessment of warfarin use and risk of osteoporosis in elderly men. J Am Geriatr Soc, 2008, 56(7): 1171-1176.

［29］Gage BF, Birman-Deych E, Radford MJ, et al. Risk of osteoporotic fracture in elderly patients taking warfarin: results from the National Registry of Atrial Fibrillation 2. Arch Intern Med, 2006, 166(2): 241-246.

［30］Bauer DC, Ettinger B, Nevitt MC, et al. Risk for fracture in women with low serum levels of thyroid-stimulating hormone. Ann Intern Med, 2001, 134(7): 561-568.

［31］Vestergaard P, Mosekilde L. Hyperthyroidism, bone mineral, and fracture risk-a meta-analysis. Thyroid, 2003, 13(6): 585-593.

［32］King TJ, Shandala T, Lee AM, et al. Potential effects of phytoestrogen genistein in modulating acute methotrexate chemotherapy-induced osteoclastogenesis and bone damage in rats. Int J Mol Sci,

2015, 16(8): 18293-18311.

［33］van der Bijl AE, Zijlstra TR, Engelage AH, et al. Three patients with a fracture during methotrexate use, possibly due to methotrexate osteopathy. Ned Tijdschr Geneeskd, 2008, 152(43): 2357-2360.

［34］Anitha N, Sankari SL, Malathi L, et al. Fibrous dysplasia-recent concepts. J Pharm Bioallied Sci, 2015, 7(Suppl 1): S171-172.

［35］Robinson C, Collins MT, Boyce AM. Fibrous dysplasia/McCune-Albright syndrome: clinical and translational perspectives. Curr Osteoporos Rep, 2016, 14(5): 178-186.

［36］于明香，姚军厘．骨质疏松症 // 陈灏珠，林果为，王吉耀．实用内科学．14 版．北京：人民卫生出版社，2013: 1074-1080.

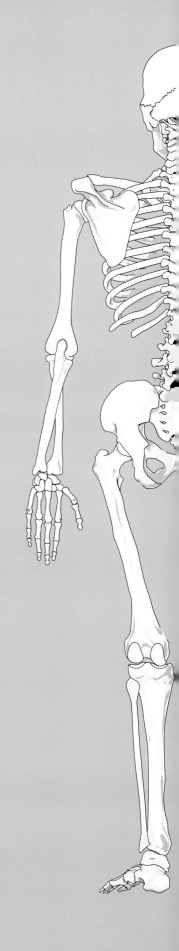

| 第 12 章 |

跌倒的发生机制与
危险因素

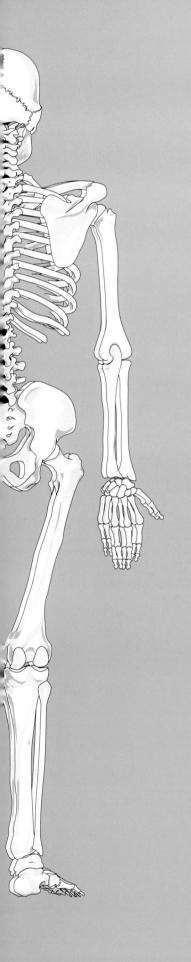

本章要点

- 跌倒的概述：跌倒的定义，历史观点和新的见解，跌倒的流行病学，跌倒的并发症，跌倒的心理和社会后果
- 跌倒的危险因素：跌倒的内在危险因素包括生理因素、病理因素、药物因素及心理因素，外在危险因素包括环境因素及社会因素
- 跌倒的机制和病理生理学：姿态控制、骨质疏松及跌倒风险的认知方面

跌倒作为一种老年综合征会影响老年人的独立运动能力和机动性[1]。尽管科研人员和临床医生已经付出了巨大的努力来解释跌倒的复杂性，但我们对完全理解这一具有挑战性的综合征仍然存在很大的差距。本章的目的就是为了缩小这种差距，理解新的知识领域，包括对跌倒机制认知的某些方面，并为将跌倒和骨折风险评估纳入老年人群的骨质疏松症这个新兴问题的研究提供理论依据。

第一节　概述

一、跌倒的定义

老年人跌倒和跌倒引起的损伤是一个对临床和公共健康有着重要影响的世界性问题。它们与年龄的增长及老年人残疾、自理能力降低、过早进入养老院、死亡率的增加有关[2]。大约 40 年前，跌倒第一次被描述为一种"不稳定"的老年综合征[3]。跌倒被定义为"一种无意识的体位变化导致倒在地上或更低的平面上"[4]。晕厥、意识丧失或急性脑卒中不包括在跌倒的定义中，虽然它们也可以导致身体的不稳定和体位改变到一个更低的平面上[5-6]。

虽然跌倒有多种多样的病因学因素，但它们通常有着类似的风险因素，因为它们经常在多个系统造成损伤的累积效应。因此，解决这个复杂问题的一个明智的方法就是必须首先考虑最有可能的原因、促成因素和相关的并发症。由于老年人的跌倒和骨折之间密切相关，因此在这种联合方法中也必须考虑对骨折风险因素的描述。

二、历史观点和新的见解

作为一种老年综合征，跌倒是一种通常发生在老年人身上的常见的自然事故。医学的进步、充足的营养、良好的社会状态和工作条件使老年人口的比例得以显著提高。然而，在寿命延长的同时，也伴随着更多的残疾、跌倒和骨折的发生，这在西方世界的大多数国家都是如此。在我国，跌倒是伤害死亡的第四位原因，而在 65 岁以上的老年人中则为首位[7]。老年人跌倒死亡率随年龄的增加急剧上升。跌倒除了导致老年人死亡外，还导致大量残疾，并且影响老年人的身心健康。例如，跌倒后的恐惧心理可以降低老年人的活动能力，使其活动范围受限，生活质量下降。

老年人跌倒的发生并不是一种意外，而是存在潜在的危险因素，老年人跌倒是可以预防和控制的。在西方发达国家，已经在预防老年人跌倒方面进行了积极的干预，大大降低了老年人跌倒的发生。一开始，对于跌倒研究的主要方向是跌倒的机械后果，即物理损伤和骨折，这两者曾被认为是符合正常衰老过程的可预见的后果。然而，将跌倒看作与衰老相关的不可避免的、甚至是正常的现象，这极大地推迟了对跌倒综合征的系统研究。因此，最初的治疗方法完全是基于治疗跌倒的后果，而这种治疗对跌倒综合征本身是毫无意义的。

随着老年病学成为一种独立的医学专业，这种观点已经发生了变化，并且跌倒已经开始被认为是一种有伴随危险因素和病因的综合征。跌倒和骨折是造成老年人"不稳定"和"失去行动能力"的主要因素，而这两者又是导致老年人跌倒和骨折的恶性循环的主要组成部分。如图 12-1 所示，一旦由于跌倒或肌肉无力导致不能移动，神经肌肉损伤所带来的退化问题就会加剧，并会增加肌肉无力和潜在的肌少症、未来再发生跌倒和骨折的风险。在 20 世纪 80 年代早期进行的队列研究和回顾性观察研究描述了跌倒综合征的流行病学、后果和潜在危险因素 [3-4,6,8-11]。在 20 世纪 80 年代后期进行的临床试验表明，基于多因素和多学科方法的干预可以防止跌倒及其相关的后果 [3,12-16]。然而，尽管研究人员在预防跌倒方面已经做了大量成功的临床试验，但目前在临床知识方面仍然存在着显著的差距，特别是当我们观察跌倒预防和骨折治疗对日常临床情景的适用性时，这种差距就更加明显了。

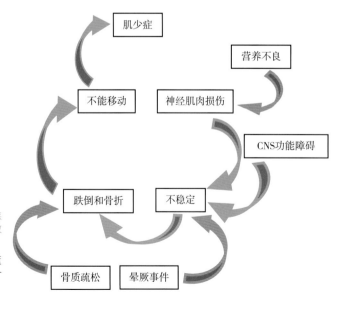

图 12-1 跌倒和骨折的恶性循环及主要致病因素

图中绿色箭头是指循环，蓝色箭头是致病因素；CNS—中枢神经系统

跌倒不是总发生在同一个个体身上，有一些关键的"触发事件"成为"跌倒综合征"发生的主要原因，这将在本章的第二节"跌倒的危险因素"中进行探讨。同样，认知过程的作用，特别是注意力和执行功能的缺陷，正越来越多地被认为是跌倒

的一个重要的决定因素，即使是在那些被认为是认知正常的老年人中[17]。这些将在本章第三节中的"对跌倒风险的认知方面"部分进行探讨。

三、跌倒的流行病学

跌倒的发病率和严重程度随年龄增长而稳步上升，特别是老年人跌倒发生率高、后果严重，是老年人伤残和死亡的重要原因之一。美国疾病预防控制中心 2006 年公布的数据显示：美国每年有 30% 的 65 岁以上老年人发生跌倒。随着美国老龄化的发展，每年直接死于跌倒的人数从 2003 年的 13 700 人上升到 2006 年的 15 802 人。一年中，180 万 65 岁以上老年人因跌倒而活动受限或去医院就诊。2006 年全国疾病监测系统死因监测数据显示：我国 65 岁以上老年人跌倒死亡率男性为 49.56/10 万，女性为 52.80/10 万。

老年人跌倒可造成沉重的疾病负担。仅 2002 年，美国因跌倒致死的老年人达 12 800 人；每年跌倒造成的医疗总费用超过 200 亿美元；估计到 2020 年，跌倒造成的医疗总费用将超过 320 亿美元。在澳大利亚，2001 年，用于老年人跌倒的医疗支出达到 0.86 亿澳元，估计 2021 年将达到 1.81 亿澳元。

我国已进入老龄化社会，65 岁及以上老年人口数量已达 1.5 亿。按 30% 的发生率估算，每年将有 4000 多万老年人至少发生 1 次跌倒。这严重威胁着老年人的身心健康、日常活动及独立生活能力，也增加了家庭和社会的负担。

由于与衰老过程相关的并发症的出现，特别是骨质疏松症和与跌倒有关的适应性和防御机制的丧失，老年人在轻微跌倒后更容易受到严重的损伤。在发达国家，意外事故通常被列为死亡的第四或第五位原因，而跌倒是导致老年人意外死亡的主要原因，占老年人意外死亡原因的三分之二[18]。

跌倒的发生率和发病率因人口和环境的不同而有所不同。据报道，每年在社区居住的老年人中，年龄在 65 岁及以上的老年人的跌倒发生率为 30% 左右，年龄在 80 岁及以上的老年人的跌倒发生率为 40%~50%[15]。在既往有跌倒史的人中，以后每年的跌倒发生率接近 60%。老年住院患者的跌倒发生率达到 40%，而住在长期护理中心的老年人的跌倒发生率从 45% 到 50% 不等[18-20]。如前所述，跌倒是导致老年人与死亡相关的受伤最主要的一个原因。此外，跌倒是功能衰退的独立决定因素，导致 40% 的疗养院住院费用和大量的社会成本。在公共机构设置中，这种发生率是由各种因素导致的，包括疗养院居民的内在特征，他们中大多数人身体虚弱和（或）认知受损，以及通常这些情况下的跌倒数据更准确。

四、跌倒的并发症

跌倒可以有许多严重的医学、生理和社会后果（表 12-1），有时未被文献报道或在文献中被低估了。

表 12-1 老年人跌倒综合征的常见后果

影响方面	后果
生理	血肿、骨折、慢性疼痛、死亡
心理	害怕跌倒、焦虑、失去信心、抑郁
社会	依赖、隔离、需要长期护理
功能	不能移动、功能丧失、残疾

由跌倒引起的并发症和后果是年龄在 65 岁以上的男性和女性受伤导致死亡的主要原因。有一种经验法则用来描述年龄较大的成年人意外跌倒的各种结果的频率：20% 的人有"害怕跌倒"的心理，15% 的人会因为疼痛、淤伤或眩晕而频繁地去急诊治疗，10% 的人受到严重的伤害（如头部受伤、脑血肿或胸部创伤），但不包括骨折，5% 的人被证实发生了骨折，1% 的骨折是髋部骨折[19,21]。对 75 岁以上的女性来说，上述比例可能会增加 1 倍以上[22]。

人们早就知道，一个人跌倒的方式可以决定他所承受的伤害的类型。例如，腕部骨折通常是向前跌倒造成的，髋部骨折通常发生在向一侧跌倒时，而向后跌倒发生骨折的概率最低。年龄在 65~75 岁的老年人往往会发生更多的腕部骨折，而 75 岁以上的老年人则更容易出现髋部骨折。为了解释这种从腕部到髋部骨折的明显转变，人们已经提出了几种假设。其中一个最广为接受的理论解释了这一转变，即在 75 岁以上的个体中，防御性反射的反应速度变慢了[23]。

五、跌倒的心理和社会后果

同样重要的是，在某些情况下，跌倒的社会和心理后果，以及它们如何影响功能区域，在某些情况下这种影响甚至更为频繁。有 25%~55% 居住在社区的老年人都存在对跌倒的严重恐惧 [19,24-26]。对跌倒的恐惧会强烈地影响老年人的生活质量，因为它会导致孤独、抑郁和对生活的不满意。此外，对自身跌倒的恐惧已经被证明是实际发生跌倒的一个预测因素。普遍认为，人们对跌倒的恐惧是来自于害怕再次跌倒。害怕经历再次跌倒（称为"后跌倒焦虑"）可能会引发一种个人在社会和心理生活上的恶性循环。害怕再次跌倒会导致个体限制其社交活动，这可能是由于他们对自身能力的信心下降。

这种情况反过来会逐渐导致孤独、寂寞感、绝望和潜在的抑郁。特别不幸的是，社交孤立阶段可能是最容易被看出这种影响所带来的变化的，然而，它常常没有被报道或被发现，从而导致个体不必要的痛苦。

第二节　跌倒的危险因素

虽然有可能确定某一次已经发生的跌倒的诱发因素，但实际的潜在原因往往是多样而复杂的。多种风险因素被认定为跌倒综合征的诱因，高度相关的因素包括年龄、感觉障碍、肌肉无力、合并疾病、心血管调节问题、多重用药和环境危害等 [9,27-28]。最被接受的跌倒的分类是基于风险因素是否与外在的危险有关，还是与内在的疾病有关 [18,29]。外因性跌倒通常与环境危害造成的滑倒、绊倒或外力导致的位移有关，而内因性跌倒通常与移动或平衡障碍、肌肉无力、矫形问题、心血管调节问题（如直立性低血压或餐后低血压）或感觉障碍有关 [29]。然而，对于近 80% 的跌倒者来说，这种分类是有临床应用的局限性的，因为他们的跌倒通常是由内在和外在因素共同造成的 [30]。

之前的研究表明，随着危险因素的增多，跌倒的风险将持续增加。虽然只改善其中一个危险因素就可能降低跌倒的发生率，但当多个危险因素被改善时，风险降低的幅度可能会更大 [16]。从临床的角度来看，选择同时对多个危险因素采取干预措施更有效率。

一、内在危险因素

1. 生理因素

（1）步态和平衡功能。步态的稳定性下降和平衡功能受损是引发老年人跌倒的主要原因。步态的步高、步长、连续性、直线性、平稳性等特征与老年人跌倒危险性之间存在密切的相关性。老年人为弥补其活动能力的下降，可能会更加谨慎地缓慢踱步行走，造成步幅变短、行走不连续、脚不能抬到一个合适的高度，由此引发跌倒的危险性增加。另外，老年人中枢神经系统的控制能力和处理能力下降，感觉到的信息就会简化、削弱，对比感觉降低，躯干摇摆幅度较大，反应能力下降，反应时间延长，平衡能力、协同运动能力下降，从而导致跌倒的危险性增加[9,49-50]。

（2）感觉系统。感觉系统包括视觉、听觉、触觉、前庭感觉及本体感觉，通过影响传入中枢神经系统的信息，影响机体的平衡功能。老年人常表现为视力、视觉分辨力、视觉的空间和深度感及视敏度下降，并且随年龄的增长而急剧下降，从而增加跌倒的危险性；而且，视力减退导致不能正确判断环境结构及障碍物，环境突然改变不能及时做出适宜的动作而跌倒。老年性传导性听力损失、老年性聋甚至耳垢堆积也会影响听力，有听力问题的老年人很难听到有关跌倒危险的警告声音，听到声音后的反应时间延长，也增加了跌倒的危险性。老年人触觉下降，前庭功能和本体感觉退行性减退，导致老年人平衡能力降低，以上各类情况均增加跌倒的危险性[27-28,50]。

（3）中枢神经系统。中枢神经系统的退变往往影响智力、肌力、肌张力、感觉、反应能力、反应时间、平衡能力、步态及协同运动能力，使跌倒的危险性增加。例如，随着年龄增加，踝关节的躯体震动感和踝反射随位置感觉的降低而减弱，进而导致平衡能力下降[50]。

（4）骨骼肌肉系统。老年人骨骼、关节、韧带及肌肉的结构、功能损害和退化是引发跌倒的常见原因。骨骼肌肉系统功能退化会影响老年人的活动能力、步态的敏捷性、力量和耐受性，使老年人举步时抬脚不高、行走缓慢、不稳，导致跌倒的危险性增加。老年人股四头肌力量的减弱与跌倒之间的关联具有显著性。老年人骨质疏松会使与跌倒相关的骨折危险性增加，尤其是跌倒导致髋部骨折的危险性增加[51]。

2. 病理因素

（1）神经系统疾病。任何中枢神经系统的疾病都会影响人体的稳定能力，如脑血管意外、震颤性麻痹（与药物、脑血管性痴呆有关）引起的平衡能力的降低，以及痴呆、帕金森病、脑积水、维生素 B_{12} 缺乏、脊柱病变引起的步态异常。因脊椎及脊髓病变、小脑疾病、前庭疾病、外周神经系统病变等影响深感觉、平衡功能、肌肉张力而导致跌倒的危险性增加[51]。

（2）心血管疾病。如直立性低血压、脑梗死、小血管缺血性病变等。例如，短暂性脑缺血发作可影响大脑的供血，引起间断性头晕，以及老年人从卧位或坐位突然站起，导致大脑暂时供血不足引起头晕、眩晕、视物不清等，极易站立不稳而跌倒[52]。

（3）影响视力的眼部疾病。白内障、偏盲、青光眼、黄斑变性等因影响视力、辨物不清、头晕、头痛等，可导致老年人跌倒的危险性增加[30]。

（4）心理及认知因素。痴呆（尤其是阿尔茨海默病型）、抑郁症等因影响智力、判断力、反应力等，导致老年人跌倒的危险性增加。

（5）其他。晕厥、眩晕、惊厥、偏瘫、足部疾病及足或脚趾的畸形等都会影响机体的平衡功能、稳定性、协调性，导致神经反射时间延长和步态紊乱。肺炎及其他呼吸道疾病、血氧不足、贫血、脱水及电解质平衡紊乱均会导致机体的代偿功能不足，常使身体的稳定能力暂时受损。老年人因泌尿系统疾病或其他疾病而出现尿频、尿急、尿失禁等症状时，匆忙去洗手间、排尿性晕厥等也会增加跌倒的危险性。下肢髋、膝、踝的退行性关节炎可导致步态和肌肉失常。腰背部脊柱的劳损退变使脊柱对下肢的重新调整代偿能力下降。足部疾病（骨赘、滑囊炎等）可提供错误的下肢本体感觉信息，诱发跌倒。此外，衰老过程导致的骨质疏松是老年人跌倒的重要危险因素[9,28,51]。

3. 药物因素

老年人随着年龄的增长，合并的疾病会增多，常见疾病包括高血压、糖尿病、冠心病、脑梗死等。这些疾病均需要长期服用药物治疗，有些甚至需要终身服药。很多药物可以通过影响人的意识、精神、视觉、步态、平衡等方面而引起跌倒[53]。可能引起跌倒的药物包括以下几种。

（1）精神药物。抗抑郁药、抗焦虑药、催眠药、抗惊厥药、安定药。

（2）心血管药物。抗高血压药、利尿药、血管扩张药。

（3）其他。降血糖药、非甾体抗炎药、镇痛药、多巴胺类药物、抗帕金森病药。

药物因素与老年人跌倒的关联强度见表 12-2。

表 12-2　药物因素与老年人跌倒的关联强度

药物因素	关联强度
精神药物	强
抗高血压药	弱
降血糖药	弱
使用四种以上的药物	强

4. 心理因素

精神状态和认知能力与机体对环境、步态、平衡的控制能力有关。当判断能力受损或对周围的环境忽略时，跌倒的危险性增加。沮丧、抑郁、焦虑、情绪不佳及其导致的与社会隔离均增加跌倒的危险性。沮丧可能会削弱老年人的注意力，潜在的心理状态混乱也和沮丧相关，都会导致老年人对环境危险因素的感知和反应能力下降。另外，害怕跌倒也使行为能力降低，行动受到限制，从而影响步态和平衡能力而增加跌倒的危险性。值得注意的是，老年患者"不服老"的心理、高估自己的运动能力和不适当的康复行走锻炼是发生跌倒的主要原因之一[19,53]。

二、外在危险因素

1. 环境因素

老年人身体功能下降，环境因素与自身因素作用增加跌倒的危险性。当个体的功能下降时，环境因素所起的作用就显得更为重要。昏暗的灯光、地板湿滑、不平坦的路面、在步行途中的障碍物、不合适的家具高度和摆放位置、楼梯台阶，卫生间、浴室、走廊没有扶手，以及病床无护栏、坐在或躺在移动的物体上（未固定好的床、轮椅）等，都可能增加跌倒的危险性，不合适的鞋子和行走辅助工具也与跌倒有关。

在住院患者中，上述危险因素水平显著高于社区人群。住院患者与社区人群的不同之处在于必须被动接受陌生的环境，同时又暴露在疾病的急性期或严重期之中。在患者从入院到出院的整个过程中，步态不稳、认知损害是常见的危险因素。病床较小、过高，上床不方便，难以在床上坐稳，也使老年患者跌倒的危险性增加。治疗中药物的作用也是一个不可忽视的重要危险因素[53]。此外，在康复阶段，患者往往被鼓励增加活动以重建独立性，这也可能增加潜在的跌倒危险。

室外的危险因素包括台阶和人行道缺乏修缮、环境杂乱、路边分界不清、雨雪天气、拥挤等，这些都可能引起老年人跌倒。

2. 社会因素

社会因素指影响个人、社会和经济状况等的因素。老年人的教育和收入水平、卫生保健水平、享受社会服务和卫生服务的途径、室外环境的安全设计，以及老年人是否独居、与社会的交往和联系程度都会影响其跌倒的发生率，包括低收入水平、低教育水平、缺少社会互动、缺少保健和社会照护等均会导致老年人跌倒的危险性增加[30]。

第三节　跌倒的机制和病理生理学

一、姿态控制

人的直立姿势是天生不稳定的，因为身体的重心较高，支撑面（脚间距）相对窄小。行走或站立时，人体通过调节脚踝和（或）踝关节的灵活性来保持这种微妙的平衡。当这种平衡调节受到运动障碍（如虚弱、缓慢或协调不佳）的威胁时，由生理扰动（例如站立或行走时的身体摆动）或外部的不稳定因素（例如在绊倒时）而导致的跌倒风险将增加。身体为保持受到干扰后的稳定会采用一些快速连续的防御策略，首先是"踝关节策略"，它的特点是放松躯干肌肉和固定踝关节[35-38]。当扰动更严重、"踝关节策略"不够有效时，则进行"步进策略"，在此过程中，踝关节被放松，身体前进一步或多步以扩大支撑的基础。如果这些运动仍不能保持稳定，那么上肢会执行"救援策略"（例如抓住一些支撑）或在保护反应方面扮演重要角色（例如，在无法避免的情况下限制跌倒的创伤后果）。这一模型解释了躯干不灵活性（因僵硬或害怕跌倒而恶化）和不稳定（即"踝关节策略"）之间的病理生理联系，以及步态障碍与跌倒的机械联系（即"步进策略"）。 这些策略需要通过视觉、前庭感觉和躯体感觉来获得足够的信息，需要专注和善用资源来适应环境，并通过迅速从一种策略转变为另一种策略来适应干扰。一个频繁跌倒的人在运动方面的决定因素的特征是其支撑基础不良或身体的重心失调[35]。"支撑基础"疾病的一个非常好的研究模式是帕金森病。帕金森病患者同时具有支撑基础不良及身体重心失调的症状，因此跌倒的频率要比老年人还高。不严格局限于多巴胺能系统的过快的衰老过程在轴向损伤的发病机制中起着重要的作用。有趣的是，近年来发现在那些没有帕金森病的老年人中，也有温和的帕金森症状。这些患者表现出的特征被认为是跌倒的危险因素，而且几乎都与步态和体位稳定性及执行认知功能有关。

体位稳定性可以看作是一种策略。为了适应环境条件，中枢神经系统已演化出了迅速在各种情况下选择适当的稳定策略的能力，包括当不能避免跌倒时的保护反应。在摔倒时受伤率较高的老年人往往存在着保护性手臂反应应答受损的情况。观察发现，合并桡骨远端和髋部骨折的老年人的预后比那些单独髋部骨折的老年人预后更好，这也说明了跌倒与保护性手臂反应的相关性。所以，要想更好地预防跌倒的发生，首先应对平衡能力和姿态控制能力进行测试（表 12-3，12-4）。

表 12-3　老年人的平衡能力测试

测试项目	描述	得分
双脚并拢站立	双脚同一水平并列靠拢站立，双手自然下垂，保持姿势尽可能超过 10s	
双脚前后位站立	双脚呈直线一前一后站立，前脚的后跟紧贴后脚的脚尖，双手自然下垂，保持姿势尽可能超过 10s	
闭眼，双脚并拢站立	闭上双眼，双脚同一水平并列靠拢站立，双手自然下垂，保持姿势尽可能超过 10s	
不闭眼，单腿站立	双手叉腰，单腿站立，抬起脚离地 5cm 以上，保持姿势尽可能超过 10s	

表 12-4　姿态控制能力测试

测试项目	描述	得分
由站立位坐下	站在椅子前面，屈曲膝关节，轻轻坐下	
由坐姿到站立	坐在椅子上，靠腿部力量站起	

二、骨质疏松

我们知道，预防骨质疏松症的目的主要是预防骨质疏松性骨折的发生。如果仅有骨质疏松症，而没有骨折，特别是髋部的骨折，患者的生活质量基本可以维持现有水平。一旦因为骨折而制动，既由于跌倒或肌肉无力而停止活动，加剧神经肌肉损伤，又会加重肌肉无力和潜在的肌少症，进而增加未来跌倒和骨折的风险。而一旦出现骨折，除了患者自身的生活水平明显降低外，还影响其家庭成员的生活状况，为此患者家属需要付出更多的精力与财力，社会也为此增加更多的支出，如医疗费用和护理人员费用。因此，有效地防止跌倒是预防骨质疏松性骨折最好的方式之一。跌倒和骨折是导致老年人"不稳定"和"不能活动"的主要组成部分，同时这两者也是老年人跌倒和骨折的恶性循环的主要组成部分。

研究数据显示，骨质疏松人群的跌倒指数较高，即更加容易跌倒。其可能的原因有以下方面。①疼痛导致步态失调。疼痛是骨质疏松症最典型的临床表现之一，患者常有腰背酸痛或周身酸痛。研究表明，在 2 处或 2 处以上部位有慢性肌肉骨骼性疼痛的老年人，或有较高程度的严重疼痛，或疼痛妨碍了其日常活动时，这些人更容易发生跌倒。一个可能的因素是慢性疼痛引起的步态变化或调整导致了身体的不稳定及其平衡损害。慢性疼痛还可能作为一种令人分心的因素，或以某种方式妨碍防止跌倒所需的认知活动。②钙的缺乏影响骨骼肌收缩。钙是骨骼中含量最丰富的矿物质，人体 99%的钙贮存在骨骼中，因此，骨质疏松症可以被认为是一种慢性的骨组织缺钙类疾病。钙除了在维持骨骼健康中的重要作用以外，在维持肌肉力量的生理活动中也扮演着重要角色。钙参与神经肌肉的应激过程，骨骼肌中的钙是肌肉收缩这种生理活动中必不可少的。很多研究已经证明维生素 D 可以明显提高肌肉力量，改善平衡功能，降低老年人的跌倒风险，从而减少骨折发生。研究发现，股四头肌和小腿肌群的力量反应与步态显著相关。③骨质疏松症患者的体位异常。骨质疏松症患者最常见的体征是脊柱后凸，由于患者经常腰背疼痛、负重能力降低、双下肢乏力，因此身体多处于前倾状态，以减轻脊柱的负重。这种异常体位势必造成患者重心不稳、平衡受损。④骨折后骨骼的畸形愈合。由于骨质疏松症患者骨量和骨质量的降低，骨修复能力减弱，骨折愈合的时间延缓，骨痂愈合质量与力学强度减低，骨折内固定或植入物的固定困难，牢度差，可能出现畸形愈合，骨折两端骨骼对位、对线不良，有可能发生肢体弯曲畸形。患者的体态及步态异常、活动协调性差，因而容易跌倒。

三、对跌倒风险的认知方面

尽管长期以来步行都被认为是一项主要的自主运动能力，但新的证据表明这种观点过于简单化[40]。在现实环境下行走需要注意各种环境特征，并从体位变动中恢复，以避免摔倒或跌倒。因此，注意力及执行动作过程中的缺陷与体位不稳定的风险、日常活动中的损伤及未来可能发生的跌倒都是独立相关的[41]。

通过对"双任务行走"（即在行走过程中执行另一个任务的能力）的研究发现，在走路时无法保持谈话（或说话时停止走路），是未来跌倒的有力预测因素[42]。当自动认知能力及注意力受到损害时，双任务行走能力就会变差。即使在站立的时候，当认知任务同时进行时，身体姿态的晃动也会增加，这表明在站立时对身体姿态的持续动态控制及调整也需要一定程度的认知注意力资源。同样，运动也需要一定程度的注意力资源。

即使是在具有"正常"认知能力的健康老年人中，跌倒也与执行能力的低水平有关[43]。一项系统回顾和 meta 分析发现，执行功能障碍会使所有跌倒及与严重损伤相关跌倒的风险增加 1.44 倍[17]。

在那些有明确的神经系统疾病（如脑卒中、帕金森病或痴呆综合征）的患者中，他们的步态在双重任务中变得更差[44-46]。认知控制在正常步态中的参与可以解释为什么跌倒在认知障碍和痴呆患者中如此常见，以及为什么他们在多任务时易受影响而跌倒。日常的生活活动中涉及许多对注意力有需求的事件，因此在同时进行其他有注意力需求的任务时有较高的跌倒发生概率。

此外，有证据表明，对身体姿态控制的注意力缺陷还来自于药物对认知损害的副作用。认知增强剂，包括通常用于治疗痴呆的多奈哌齐，现已被发现可明显减少患有认知障碍的帕金森病患者跌倒的发生，但药物并没有改善其稳定性，而是提高了患者的认知能力。同时，认知增强剂也能改善阿尔茨海默病患者的步态和灵活性 [47-48]。

（陈　狄　何跃辉　高　谦）

参考文献

[1] Isaacs B. The giants of geriatrics. The challenge of geriatric medicine. Oxford/New York: Oxford University Press, 1992: 1-7.

[2] Rubenstein LZ, Robbins AS, Josephson KR, et al. The value of assessing falls in an elderly population. A randomized clinical trial. Ann Intern Med, 1990, 113(4): 308-316.

[3] Tinetti ME. Where is the vision for fall prevention? J Am Geriatr Soc, 2001, 49(5): 676-677.

[4] Wild D, Nayak US, Isaacs B. Description, classification and prevention of falls in old people at home. Rheumatol Rehabil, 1981, 20(3): 153-159.

[5] King MB, Tinetti ME. A multifactorial approach to reducing injurious falls. Clin Geriatr Med, 1996, 12(4): 745-759.

[6] Tinetti ME, Speechley M. Prevention of falls among the elderly. N Engl J Med, 1989, 320(16): 1055-1059.

[7] 荆瑞巍，曲书泉，郝爱华，等 . 北京市成人伤害横断面调查 . 中国预防医学杂志 , 2008, 9(5): 329-333.

[8] Campbell AJ, Spears GF, Borrie MJ, et al. Falls, elderly women and the cold. Gerontology, 1988, 34(4): 205-208.

[9] Campbell AJ, Borrie MJ, Spears GF. Risk factors for falls in a community-based prospective study of people 70 years and older. J Gerontol, 1989, 44(4): M112-117.

[10] Campbell AJ, Borrie MJ, Spears GF, et al. Circumstances and consequences of falls experienced by a community population 70 years and over during a prospective study. Age Ageing, 1990, 19(2): 136-141.

[11] Young SW, Abedzadeh CB, White MW. A fall prevention program for nursing homes. Nurs Manage, 1989, 20(11): 80Y-80AA, 80DD, 80FF.

[12] Kerse N, Butler M, Robinson E, et al. Fall prevention in residential care: a cluster, randomized, controlled trial. J Am Geriatr Soc, 2004, 52(4): 524-531.

[13] Shaw FE, Bond J, Richardson DA, et al. Multifactorial intervention after a fall in older people with cognitive impairment and dementia presenting to the accident and emergency department: randomised controlled trial. BMJ, 2003, 326(7380): 73.

[14] Theodos P. Fall prevention in frail elderly nursing home residents: a challenge to case management: part Ⅱ . Lippincotts Case Manag, 2004, 9(1): 32-44.

[15] Tinetti ME, Baker DI, McAvay G, et al. A multifactorial intervention to reduce the risk of falling among elderly people living in the community. N Engl J Med, 1994, 331(13): 821-827.

[16] Tinetti ME, McAvay G, Claus E. Does multiple risk factor reduction explain the reduction in fall rate in the Yale FICSIT Trial? Frailty and Injuries Cooperative Studies of Intervention Techniques. Am J Epidemiol, 1996, 144(4): 389-399.

[17] Muir SW, Gopaul K, Montero Odasso MM. The role of cognitive impairment in fall risk among older

adults: a systematic review and meta-analysis. Age Ageing, 2012, 41(3): 299-308.

［18］Panel on Prevention of Falls in Older Persons, American Geriatrics Society and British Geriatrics Society. Summary of the Updated American Geriatrics Society/British Geriatrics Society clinical practice guideline for prevention of falls in older persons. J Am Geriatr Soc, 2011, 59(1): 148-157.

［19］Rubenstein LZ, Josephson KR, Osterweil D. Falls and fall prevention in the nursing home. Clin Geriatr Med, 1996, 12(4): 881-902.

［20］Vu MQ, Weintraub N, Rubenstein LZ. Falls in the nursing home: are they preventable? J Am Med Dir Assoc, 2004, 5(6): 401-406.

［21］Tinetti ME. Clinical practice. Preventing falls in elderly persons. N Engl J Med, 2003, 348(1): 42-49.

［22］Kannus P, Sievanen H, Palvanen M, et al. Prevention of falls and consequent injuries in elderly people. Lancet, 2005, 366(9500): 1885-1893.

［23］Kannus P, Leiponen P, Parkkari J, et al. A sideways fall and hip fracture. Bone, 2006, 39(2): 383-384.

［24］Isaacs B. Clinical and laboratory studies of falls in old people. Prospects for prevention. Clin Geriatr Med, 1985, 1(3): 513-524.

［25］Lach HW. Incidence and risk factors for developing fear of falling in older adults. Public Health Nurs, 2005, 22(1): 45-52.

［26］Lach HW. Self-efficacy and fear of falling: in search of complete theory. J Am Geriatr Soc, 2006, 54(2): 381-382.

［27］Bloem BR, Boers I, Cramer M, et al. Falls in the elderly. Identification of risk factors. Wien Klin Wochenschr, 2001, 113(10): 352-362.

［28］Tinetti ME, Doucette J, Claus E, et al. Risk factors for serious injury during falls by older persons in the community. J Am Geriatr Soc, 1995, 43(11): 1214-1221.

［29］Lach HW, Reed AT, Arfken CL, et al. Falls in the elderly: reliability of a classification system. J Am Geriatr Soc, 1991, 39(2): 197-202.

［30］Tinetti ME, Speechley M, Ginter SF. Risk factors for falls among elderly persons living in the community. N Engl J Med, 1988, 319(26): 1701-1707.

［31］Tinetti ME, Kumar C. The patient who falls: "it's always a trade-off". JAMA, 2010, 303(3): 258-266.

［32］Agostini JV, Tinetti ME. Drugs and falls: rethinking the approach to medication risk in older adults. J Am Geriatr Soc, 2002, 50(10): 1744-1745.

［33］Leipzig RM, Cumming RG, Tinetti ME. Drugs and falls in older people: a systematic review and meta analysis: II. Cardiac and analgesic drugs. J Am Geriatr Soc, 1999, 47(1): 40-50.

［34］Leipzig RM, Cumming RG, Tinetti ME. Drugs and falls in older people: a systematic review and meta analysis: I. Psychotropic drugs. J Am Geriatr Soc, 1999, 47(1): 30-39.

［35］Maki BE, McIlroy WE. Postural control in the older adult. Clin Geriatr Med, 1996, 12(4): 635-658.

［36］Maki BE, McIlroy WE. The role of limb movements in maintaining upright stance: the "change-insupport"strategy. Phys Ther, 1997, 77(5): 488-507.

［37］McIlroy WE, Maki BE. Preferred placement of the feet during quiet stance: development of a standardized foot placement for balance testing. Clin Biomech (Bristol, Avon), 1997, 12(1): 66-70.

［38］McIlroy WE, Maki BE. The control of lateral stability during rapid stepping reactions evoked by anteroposterior perturbation: does anticipatory control play a role? Gait Posture, 1999, 9(3): 190-198.

［39］Montero-Odasso M, Hachinski V. Preludes to brain failure: executive dysfunction and gait disturbances.Neurol Sci, 2014, 35(4): 601-604.

［40］Hausdorff JM, Yogev G, Springer S, et al. Walking is more like catching than tapping: gait in the elderly as a complex cognitive task. Exp Brain Res, 2005, 164(4): 541-548.

［41］Yogev-Seligmann G, Hausdorff JM, Giladi N. The role of executive function and attention in gait. Mov Disord, 2008, 23(3): 329-342.

［42］Lundin-Olsson L, Nyberg L, Gustafson Y. "Stop walking when talking" as a predictor of falls in elderly people. Lancet, 1997, 349(9052): 617.

［43］Herman T, Mirelman A, Giladi N, et al. Executive control deficits as a prodrome to falls in healthy older adults: a prospective study linking thinking, walking, and falling. J Gerontol A Biol Sci Med Sci, 2010, 65(10): 1086-1092.

［44］Montero-Odasso M, Bergman H, Phillips NA, et al. Dual-tasking and gait in people with mild cognitive impairment. The effect of working memory. BMC Geriatr, 2009, 9(1): 41.

［45］Montero-Odasso M, Muir SW, Speechley M. Dual task complexity affects gait in people with mild cognitive impairment: the interplay between gait variability, dual tasking, and risk of falls. Arch Phys Med Rehabil, 2012, 93(2): 293-299.

［46］Muir SW, Speechley M, Wells J, et al. Gait assessment in mild cognitive impairment and Alzheimer's disease: the effect of dual-task challenges across the cognitive spectrum. Gait Posture, 2011, 35(1): 96-100.

［47］Montero-Odasso M, Wells J, Borrie M. Can cognitive enhancers reduce the risk of falls in people with dementia? An open-label study with controls. J Am Geriatr Soc, 2009, 57(2): 359-360.

［48］Montero-Odasso M, Muir-Hunter SW, Oteng-Amoako A, et al. Donepezil improves gait performance in older adults with mild Alzheimer's disease: a phase Ⅱ clinical trial. J Alzheimers Dis, 2015, 43(1): 193-199.

［49］Zecevic AA, Salmoni AW, Speechley M, et al. Defining a fall and reasons for falling: comparisons among the views of seniors, health care providers, and the research literature. The Gerontologist, 2006, 46(3): 367-376.

［50］Rubenstein LZ. Falls in older people: epidemiology, risk factors and strategies for prevention. Age Ageing, 2006, 35(S2): 37-42.

［51］Myers H. Hospital falls risk assessment tools: a critique of the literature. Int J Nurs pract, 2003, 9(4): 223-235.

［52］Rubenstein LZ, Josephson KR. The epidemiology of falls and syncope. Clin Geriatr Med, 2002, 18(2): 141-158.

［53］American Geriatrics Society and British Geriatrics Society. Guideline for the prevention of falls in older persons. Geriatr Soc J Am, 2001, 49(5): 664-672.

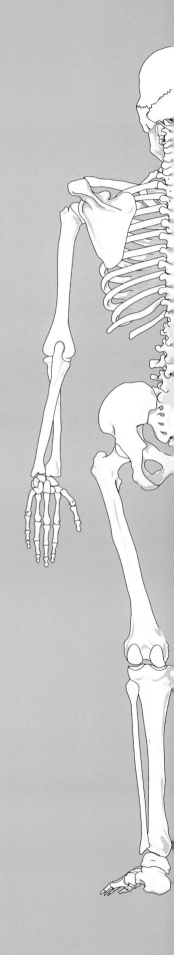

| 第 13 章 |

跌倒和骨折的
非药物治疗

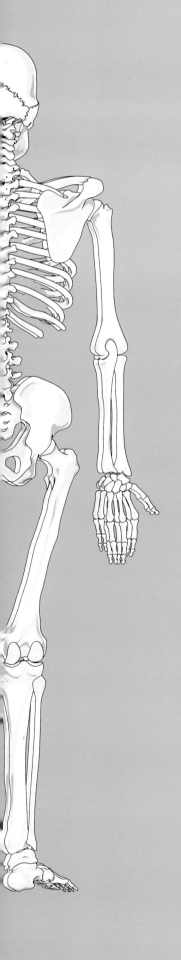

本章要点

- 以平衡训练为重点的体育锻炼作为单因素干预措施能够预防社区老年人跌倒
- 所有曾经跌倒的或跌倒危险性升高的老年人都应该接受个体化的多因素 FPP 干预

第一节　概述

跌倒是指由伤者或目击证人描述的，突发的、不自主的、非故意的体位改变，从直立位倒在地上或更低的平面上的意外事件，有时会造成伤者意识丧失 [1]。在我国 65 岁以上老年人中，跌倒是造成伤害性死亡的首要因素；而且，老年人跌倒的死亡率随年龄的增加而急剧上升。除了造成老年人死亡外，跌倒还会导致老年人残疾、活动能力和生活质量的下降。正如第 12 章所述，老年人跌倒的危险因素包括平衡能力、步态和力量下降，以及直立性低血压、服用多种药物、视力减退、认知障碍等，针对这些问题进行预防和改善能够预防和减少老年人跌倒。当骨质下降时，平地摔倒时的外力就可能足以造成肢体骨折，所以各种预防跌倒的措施对预防骨折有着直接影响。

在西方发达国家，针对预防老年人跌倒的干预措施（Fall Prevention Programs，FPPs），学者们已经进行了大量的研究。现在已经有强有力的证据表明：需要针对预防老年人跌倒采取干预措施，这些措施的确能够大大降低老年人跌倒的发生概率。在前瞻性随机对照试验（randomized controlled trial，RCT）中，能够有效减少跌倒的干预措施包括平衡训练、患者教育和改善居室潜在跌倒危险结合的专业治疗干预、减少多焦点眼镜的使用、停用精神药物、尽快接受白内障摘出术、使用人工心脏起搏器治疗颈动脉窦综合征引发的晕厥，以及各种有针对性的多因素干预措施。

本章将重点讨论已经被各项研究证明的各种有效的预防措施，这些预防措施大致可以分为两大类：单因素干预措施和多因素干预措施。单因素干预措施主要是针对某一特定危险因素（如物理治疗改善步态和平衡能力）进行干预，包括体育锻炼、居室环境改善、临床干预措施三大类。多因素干预措施是针对多个跌倒危险因素进行干预，其中有些需要针对患者的危险因素给予个性化的干预。各项预防跌倒干预措施的相关研究已经发现，必须在循证医学支持的基础上，针对特定的目标人群采取相应的干预措施，才能使各项措施发挥作用；如果干预人群选择不当，某些干预措施反而会增加跌倒的风险。所以本章也将针对各种不同人群的预防跌倒干预措施的研究进行总结。

需要特别提出的是：如果不能落实预防跌倒干预措施的话，是无法产生预期效果的。正如有研究发现，虽然穿戴髋关节保护器能够预防髋部骨折，但老年人依从性差将限制该措施的有效性。

第二节　单因素干预措施预防跌倒

一、体育锻炼预防跌倒

现有大量研究证实，作为单因素干预措施，体育锻炼能够预防社区老年人跌倒；作为多因素干预措施中的一环，体育锻炼也能有效地预防养老院等护理机构中的老年人发生跌倒[2]。体育锻炼涉及身体的多种功能，包括平衡能力、力量、灵活性等，都能产生一定的健康效益和社会效益。现有证据表明：平衡能力训练对预防跌倒的作用最为显著[3]。而且，运动练习要想取得成功，最初阶段的数个月练习应以平衡运动为重点，随着平衡能力的改善，后期练习时要逐渐加强练习的强度[4]。

1. 以家庭为单位的运动干预措施

奥塔哥运动疗法（Otago Exercise Program，OEP）是由新西兰学者开发的一种预防跌倒的体育锻炼干预措施，包括肌肉力量、平衡能力和行走的练习，特别适合无力负担医院康复器械费用的老年人。该疗法由一名训练有素的专业人员为老年人进行一对一的训练治疗，每周 2~3 次。研究显示该疗法不仅能显著降低 80 岁以上女性 1 年期内跌倒的发生率，而且截至第二年底，老年人跌倒的发生率仍有显著下降[5]

Meta 分析和经济学研究发现，如果以 80 岁以上或既往有跌倒史的老年人为对象进行体育锻炼干预，OEP 所获得的效益是最大的。而且，跌倒相关性损伤也能减少 35%[6]。

近期的研究发现，将 OEP 融合到老年人日常生活中也能够预防跌倒[7]。例如，可以让老年人在等水烧开时练习单腿站立，也可以在把洗干净的衣服从洗衣机里拿出来的过程中练习膝关节屈曲。与轻柔的运动练习相比，这种方法能使跌倒减少 31%［发生率比（incidence rate ratio，*IRRI*）为 0.69，95% 置信区间（95% confidence interval，95%*CI*）为 0.48~0.99］。

2016 年，第一篇来自发展中国家的 RCT 研究[8]也同样显示：将 317 例既往 12 个月内有跌倒史的伊朗城市社区老年人分为对照组（常规健康指导，*n*=157）和试验组（OEP 练习 6 个月，*n*=160），接受 OEP 干预老年人的生理状态（Berg 平衡量表评分和"起立–行走"计时测试）和功能（手臂弯曲试验和反复坐起试验）都得到了明显的改善，而且 OEP 还能明显减少试验组老年人跌倒的发生。所以作者认为，OEP 这种以家庭为单位的运动疗法能够有效减少既往有跌倒史的老年人的跌倒发生；对于只能在家中锻炼而无法前往医疗机构的老年人，推荐使用 OEP。

最近来自我国台湾的一项 RCT 研究 [9] 对比了以家庭为单位的指导下太极拳练习（tai chi chuan，TCC）和下肢训练（lower extremity training，LET）对老年人跌倒和功能预后的影响。作者将 456 例既往能够独立行走、6 个月内有因跌倒于急诊就诊病史的 60 岁以上老年人分为 TCC 组和 LET 组。测量 4 项跌倒指标（跌倒、距离第一次跌倒的时间、跌倒者、反复跌倒者）和 6 个功能指标（握力、平衡能力、活动能力、跌倒的恐惧、抑郁、认知功能）。结果发现：在 6 个月干预期内，TCC 组跌倒的发生明显少于 LET 组，而且该差异在随访 12 个月时仍然显著；跌倒性损伤在 6 个月干预期内和 18 个月随访期间也存在这种显著性差异，而且每周独立完成 7 次以上 TCC 或 LET 的老年人在 6 个月干预期和 18 个月随访期内发生跌倒性损伤的可能性明显小于少于 7 次的老年人；TCC 组老年人认知功能的改善在随访 18 个月时要明显优于 LET 组。由此作者认为：这种以家庭为单位的 TCC 比传统 LET 更能减少跌倒和跌倒性损伤的发生，而且其作用可持续至少 1 年。

正如第 12 章中所述，肌肉力量下降是造成老年人跌倒的内在生理性危险因素，但目前还不清楚单纯锻炼肌肉力量对预防跌倒的作用。在一项对新近出院老年人的 RCT 研究 [10] 中发现，坐位股四头肌力量练习并不能减少跌倒的发生，而且存在明显的肌肉骨骼损伤风险。不过目前在大多数的运动干预跌倒的疗法中，除了平衡训练外，都需要包括力量训练。

2. 以团队为单位的运动疗法

对于希望走出家门、参加社会活动、开展人际交流的老年人来说，团队锻炼要比待在家中自己锻炼更有吸引力。以团队为单位的运动疗法既可以选择统一练习、统一强度的运动，也可以针对不同老年人群的需求进行个性化设计。研究显示，将平衡练习、力量练习、功能练习结合在一起的以团队为单位的运动疗法有助于预防跌倒 [11-12]。后文将对不同身体条件的老年人所进行的临床研究做一总结。

这些以团队为单位的运动疗法绝大多数是针对老年人特点进行个性化设计、训练要求逐步提高的锻炼项目，而且常会辅以家庭锻炼。2003 年 Barnett[13] 曾报道，以团队为单位的平衡能力和力量训练能够显著减少社区老年人群的跌倒（$IRR=0.60$，$95\%CI$ 0.36～0.99）。Lord[14] 针对各种居住在养老机构的老年人进行了一项整群随机试验，结果发现：与对照组相比，为期 12 个月的以团队为单位的运动疗法能够使跌倒减少 18%。2005 年 Skelton[11] 采取以 OEP 为基础的团队训练，与注意力控制组进行了对比，结果发现前者更能减少跌倒的发生。作者认为对 65 岁以上、既往有 3 次以上跌倒史、能够独立生活的社区老年女性人群，接受 36 周个体化平衡练习、力量练习及家庭锻炼疗程（Falls Management Exercise，FaME）后，跌倒的发生比没有接受的人群明显减少。接受 FaME 运动疗程能减少住院、入住养老机构或死亡的可能性。这种变化在随访期间更为明显。既往曾经多次跌倒的老年女性预后差。

目前已经有很多研究都报道太极拳练习可以预防跌倒。太极拳练习的重点在于身体重心沿多个方向的移动、感受身体位置的变化、多节段（双上肢、双下肢和躯干）协调运动、配合每一个太极招式做同步呼吸。在练习过程中，通常包括 5～10 分钟的热身练习、太极拳练习、5～10 分钟的恢复性练习。在每次课程中，可以指导老年人学习新招式、复习老招式，并且可以配合音乐伴奏[12]。

早在 1996 年，Wolf[15] 就首先报道了太极拳练习减少跌倒的有效性：对于相对健康的老年人，与健康教育课程相比，中等强度太极拳练习（15周，每周 1～2 小时）不仅能使多次跌倒的危险性降低 47.5%，还能明显改善老年人的生物医学指标（12 分钟行走后的血压较行走前有所下降）和社会心理学指标（对跌倒的恐惧和对外界刺激的反应均有所减轻）；太极拳练习组的老年人出现第一次跌倒的时间明显延后（$P=0.009$）。之后，作者[16]将太极拳练习延长到 48 周，对象是 70 岁以上、衰弱过渡期的老年人。对于这类老年人，虽然跌倒的减少没有统计学意义，但跌倒的风险还是有所下降的（太极拳练习组的跌倒风险为 47.6%，低于健康教育组的 60.3%）。而且在研究结束 3 个月后，多数太极拳练习组的老年人从需要依靠辅助器具站立进步到不需要任何帮助就能完成太极拳招式，而且练习强度也从 20分钟延长至 50 分钟。析因分析显示，太极拳练习组从第 4 个月开始到第 12个月，跌倒风险明显低于健康教育组。虽然这类身体衰弱的老年人无法通过太极拳练习获得与其他相对健康的老年人一样的效果，但太极拳练习课程还是能减少跌倒的发生，并能显著改善身体功能和心血管功能指标（收缩压、静息心率）[17]。2005 年，美国俄勒冈研究所的 Li[12] 针对 70 岁以上、前 3 个月没有进行过中高强度运动、能够独立行走、没有认知障碍的社区老年人进行了一项为期 6 个月、每周 3 次的太极拳练习和牵拉练习的 RCT 研究。结果发现：与单纯牵拉练习相比，杨氏太极拳 24 式课程训练后，老年人跌倒次数、跌倒人数比例、跌倒性损伤的发生都更少；多次跌倒风险降低 55%，发生第一次跌倒的时间明显推迟；平衡能力、身体活动能力、对跌倒的恐惧等方面，太极拳练习组的改善都更为明显；而且上述作用在研究后 6 个月随访时依然有效。近期关于太极拳练习预防跌倒的 meta 分析指出：太极拳练习的总时长是减少跌倒发生的重要因素，要想有效减少跌倒的发生，需要进行大约 50 个小时的太极拳练习 [18]。

2016 年，韩国的 Son[19] 对比了太极拳练习和团队 OEP 练习预防老年人跌倒的作用。结果发现太极拳练习和团队 OEP 练习都能改善老年人的活动能力。团队 OEP 练习后下肢力量的改善更明显，而太极拳练习后平衡能力的改善更明显，太极拳练习组步速的改善优于团队 OEP 练习组。但该研究由于样本量小，所以无法说明具体哪种练习更能有效预防老年人跌倒。

虽然也有研究认为体育锻炼对预防跌倒的作用不明显，但仔细分析这些文献后可以发现，其原因主要是老年人参与锻炼的依从性较差、无法坚持练习，或是练习项目本身无法改善老年人的平衡能力。通过对现有文献的分析，美国东部创伤外科学会损伤控制和暴力预防委员会 [20] 在 2016 年发布的指南中指出：体育锻炼首先可以减少跌倒的发生，而且还能通过改善老年人的整体健康状况和骨密度，从而降低遭受损伤的可能性。尽管现有文献因为研究对象差异大和样本量小，其研究结果存在不一致的情况，但多数研究结果都支持体育锻炼能减少跌倒的发生。所以该指南有条件地推荐通过力量练习和平衡练习来减少衰弱老年人跌倒引发的损伤。长期、规律性、针对不同老年人群设计的、经由训练有素的指导者来执行的、加以定期质量监控的力量和平衡训练应该是循证性多学科跌倒预防训练的一个选择。在实际练习过程中需要认识到，持续练习是维持锻炼效果的必要条件，鼓励老年人养成长期锻炼的习惯非常重要。

二、减少造成居室内跌倒的危险因素

绝大多数家庭的居室内环境都存在造成老年人跌倒的危险因素。有调查显示，50% 以上的老年人跌倒发生在家中，或在房间周围被绊倒或滑倒。不过，仅仅存在造成居室内跌倒的危险因素并不足以让老年人跌倒，老年人生理能力与所受环境压力之间的相互作用似乎更为重要[21]。下文将主要回顾国外针对居室环境改善所进行的研究结果。

Cumming[22] 调查了 530 例社区老年人，其中多数曾在近期住过院。试验组通过专业康复师家访，评估居室环境的危险因素并进行必要的调整。对于研究期之前 1 年内曾出现跌倒的老年人，其跌倒的发生率明显下降。但由于这组老年人室内和室外的跌倒发生率均明显下降，所以单纯调整居室环境可能并非跌倒发生率下降的主要原因。其他改变行为方式、更换鞋子等更为专业的措施可能起着更为重要的作用。

Nikolaus 对 361 例近期内出院且活动能力受限的老年人进行了以居室调整为主的 Falls-HIT 试验研究，结果发现跌倒明显减少[23]。相关干预措施包括评估居室跌倒风险并提出建议、培训使用辅助器械帮助老年人行走。在 1 年后随访时，干预组老年人跌倒的次数比对照组少 31%，亚组分析还发现，干预措施对既往多次跌倒的老年人特别有效。

Campbell 所进行的 RCT 研究纳入了 391 例 75 岁以上视力下降的社区老年人[24]，分别由专业治疗师评估居室的安全性并进行调整（100 例），以及由康复理疗师在家中协助进行体育锻炼和补充维生素 D（97 例），或同时给予上述两种干预措施（98 例），或参与社交活动（96 例）。结果发现：对于这些伴有视力下降的高龄老年人来说，居室安全性评估和调整后，跌倒的发生有所减少，而且这种措施更具经济效益。

2015 年，Kamei 对日本东京 130 例平均年龄在 75 岁以上的社区老年人进行了一项有关居室风险改善（home hazard modification program，HHMP）的 RCT 研究。HHMP 干预组 67 例，对照组 63 例[25]。两组老年人均接受了 4 次、每次 2 小时的预防跌倒多因素（包括跌倒危险因素、食物和营养、足部自我护理、体育锻炼）课程，HHMP 组同时接受居室安全教育和实践课程。结果发现在 52 周时，HHMP 组老年人发生跌倒的总数减少 10.9%，室内跌倒减少 11.7%；其中 75 岁以上老年人在 12 周时跌倒总数和室内跌倒均有显著减少；老年人的跌倒预防意识和居室安全情况均有显著改善。所以作者认为，HHMP 可能会改善老年人预防跌倒的意识和居室安全改善行为。

对于既往有跌倒史的老年人及存在视力障碍和活动能力受限的老年人，降低居室跌倒安全风险能预防跌倒。不过，对整个老年人群和低跌倒风险人群而言，减少居室跌倒安全风险似乎并不能有效预防跌倒。在 2016 年 Bonander 对瑞典全国 290 个自治市中的 74 个城市社区老年人进行的面板数据回归研究中发现，居室帮助服务（home help services）的实施并没有明显减少损伤的发生。分析原因可能包括：该服务的实施者是受训后的专业人员而不是专业治疗师，后者的作用可能大于前者；该服务主要是针对完成换灯泡、换窗帘等复杂动作及预防高处坠落设计的；该服务需要老年人主动打电话寻求服务，依从性差也是一个原因。所以该干预措施未能产生正面作用，既可能是由于干预措施效果不佳，也可能有依从性的原因 [26]。

居室安全干预措施能够降低老年人的跌倒风险 [27]，但这些措施能否有效、效果能否最大化可能取决于所选择的对象，例如是否为既往有跌倒史、行动能力下降、视力减退的老年人群，实施人员是否为专业治疗师，以及这些措施能否真正改善老年人的活动能力和其他行为变化。同时，使老年人接受居室调整可能会有困难，需要通过教育和资金帮助来加以解决。目前，国内已有上海市长宁区疾病预防控制中心进行了老年人跌倒综合干预的相关研究，并已经设计出适于推广应用的居室环境危险因素评估表。

三、临床措施减少跌倒

改善视力以减少跌倒的发生

老年人的视力减退通常是可以矫正或改善的 [28]，很多干预措施常有助于预防老年人跌倒，包括定期眼科检查、配戴眼镜、白内障手术、降低公共场所和居室内的跌倒风险。人们已经发现，双焦点或多焦点眼镜是造成社区老年人跌倒的危险因素 [29]，特别是在老年人进行室外活动或上下旋转楼梯时更易引发跌倒。

在美国进行的一项超过 100 万条住院记录（包括接受过白内障手术和没有接受白内障手术的患者）的人群研究发现：接受白内障手术能够有效降低跌倒的发生率 [30]，而且尽早接受白内障手术能进一步减少跌倒的发生。Harwood 将 306 例 70 岁以上的老年人随机分为加速（约 4 周）手术组和常规（等待 12 个月）手术组，分析首次白内障手术时机的意义 [31]。结果发现，加速手术组老年人的视觉、视力障碍、身体活动水平、焦虑、抑郁和平衡感在 6 个月和 12 个月随访时明显改善，加速手术组老年人的跌倒发生率较常规手术组老年人降低 34%。作者对同一组病例进行了后续研究，分析接受另一只眼的白内障手术是否能进一步减少跌倒及患者所能获得的健康效益[32]。239 例 70 岁以上、一侧白内障尚未接受手术的老年女性患者被随机分为加速（约 4 周）手术组和常规（等待 12 个月）手术组。加速手术组在视觉（特别是立体视觉）、信心、视力障碍方面的改善程度都明显优于常规手术组。1 年期随访时，加速手术组老年女性的跌倒发生率较常规手术组老年女性下降 32%；虽然该差异没有统计学意义，但可能是样本量过小造成的。

现有文献中有 3 篇 RCT 研究分析了其他视觉干预措施预防跌倒的作用[33-35]。Buchner 在 1997 年通过析因设计评估了 1090 例 70 岁以上老年人接受视力改善、降低居家环境风险和团体锻炼的作用[33]。在老年人出现视力障碍（视力减退、立体视觉减退、视野缩小等）、尚未接受任何治疗时，老年人将被转诊到眼科门诊。视觉干预组老年人年跌倒发生率比对照组下降 4.4%，该差异没有统计学意义。

Cumming 将 616 例 70 岁以上社区老年人随机分组并随访 12 个月的跌倒情况[34]。干预组中 44% 的老年人接受了视觉相关治疗，多数是更换新眼镜。随访期间干预组老年人跌倒的发生明显多于对照组，其原因可能是干预组老年人需要更多的时间适应新眼镜，或是老年人在视力改善后参与了危险性更大的活动，从而增加了跌倒可能性。

第三项 RCT 研究分析了减少多焦点眼镜使用的意义。该研究为 606 例跌倒风险增加（一年内曾经跌倒或"起立-行走"计时测试超过 15s）、配戴多焦点眼镜的老年人提供单镜片眼镜并随访 13 个月，分析是否能减少跌倒的发生。多焦点眼镜适用于会出现焦距变化的日常运动，如驾驶、购物和做饭，单镜片眼镜主要适用于户外活动。干预后跌倒发生率下降 8%，但没有统计学差异。进一步分析可以发现：对于经常进行室外活动的老年人，室外跌倒和损伤性跌倒显著减少且有统计学意义；而极少参加室外活动的干预组老年人，室外跌倒的发生显著增加。这些结果说明：如果给予适当的辅导，老年人对干预措施的依从性较好；为经常参与室外活动、平时配戴多焦点眼镜的老年人提供单镜片眼镜，是一种预防跌倒的有效措施；多于室外活动较少的老年人，该干预措施反而会带来危险。

2. 使用人工心脏起搏器治疗可减少跌倒的发生

有研究表明，心脏抑制型颈动脉窦综合征（carotid sinus syndrome，CSS）是引起不明原因的头晕、晕厥和突发跌倒的相关因素，可能是造成部分不明原因老年人跌倒的罪魁祸首[36]。RCT 研究发现，股骨颈骨折住院患者中大约有 1/3 的患者存在 CSS（诊断标准：按压颈动脉窦后出现心脏停搏 ≥ 3s 和（或）血压下降 ≥ 50mmHg）[37]。

有 3 项关于心脏抑制型 CSS 患者安装心脏起搏器对预防跌倒疗效的研究。研究结果显示：安装双腔起搏器能有效减少跌倒和晕厥，降低跌倒的发生率[38-40]。所以，对于反复出现不明原因晕厥和跌倒的患者，有必要接受包括颈动脉窦按压在内的心血管检查。当然，在接受该手术之前，手术相关的神经系统并发症也不容忽视，在术前必须告知患者[41]。

老年病态窦房结综合征（sick sinus syndrome，SSS）患者常会发生跌倒、跌倒性损伤和跌倒后骨折。Brenner 总结了 87 例 SSS 老年患者（平均年龄为 75.4 岁）在接受永久性起搏器（permanent pacemaker，PPM）植入术前后晕厥、跌倒及跌倒性损伤的发生情况，结果表明 PPM 植入能够显著减少这些不良事件的发生。PPM 植入之后的 12 个月内出现 1 次以上跌倒的患者比例下降 71%（从 53% 降至 15%，$P<0.001$），跌倒次数减少 90%（从 127 次减至 13 次，$P<0.001$），需要医疗照顾的跌倒（31% 比 8%，$P<0.001$）、跌倒性损伤（28% 比 10%，$P=0.005$）、跌倒性骨折（8% 比 0，$P=0.013$）均有所减少。晕厥 (4% 比 45%，$P<0.001$) 和头晕（12% 比 45%，$P<0.001$）的发生也都有所减少[42]。

3. 调整老年人日常用药以预防跌倒

药物对于老年人跌倒是把双刃剑。社区研究和临床研究都发现，使用多种药物、使用作用于中枢神经系统的药物（镇静催眠药、抗抑郁药和抗精神病药）和跌倒之间存在着密切的关系[43-45]。

虽然有部分证据显示，某些类别的降压药可能会防止跌倒[46-47]，但降压药相关的研究结果彼此间相互矛盾，并不一致。所以这也提示临床医生，不能简单地把所有降压药都只归为一类，要重视药物分类和分级[48]。

作用于中枢神经系统的药物和跌倒存在相关性，所以停用此类药物有助于减少跌倒。在 Campbell 对新西兰社区 65 岁以上老年人进行的一项逐渐停用精神药物（双盲）和以家庭为单位的运动干预措施（单盲）的 RCT 研究中发现 [49]：随访 44 周后，停用精神药物组与继续服用药物组相比，跌倒风险显著下降 65%（相对风险为 0.34）；而接受锻炼组与未接受锻炼组相比，跌倒风险没有显著降低。但在研究中也发现，老年人停用精神药物非常困难，这导致了以下结果。首先，很难招募到受试者。493 名有资格参加试验的老年人中，400 名（81%）老年人拒绝参与研究。其次，在 48 名被随机分配到停药组的受试者中，仅有 17 名（35%）受试者完成了试验，而这17 名老年人中又有 8 名在研究结束后 1 个月内重新开始使用精神药物。所以，在临床实际工作中，永久性停用精神药物是很难实现的；最初就避免使用这类药物可能才是更好的选择。

心理社会治疗能有效改善老年人的焦虑、抑郁和睡眠障碍等问题，是药物治疗的替代疗法。简单的行为和环境干预、运动疗法能提高睡眠质量，改善情绪，同时并不会导致药物治疗可能增加的跌倒风险 [50]。

有证据显示：单纯使用维生素 D 能够降低老年人跌倒风险和跌倒发生率。推荐证据最强的是维生素 D 缺乏患者 [2] 和居住在老年护理院的人群 [51]。

在关于加强用药管理和使用对老年人跌倒作用的研究中，有 3 项研究分别分析了由药剂师、护士、老年科医生实施，而由家庭医生辅助的用药管理效果，结果发现并没有明显减少跌倒的发生 [2]。不过也有研究表明，由全科医生实施的教育课程和用药管理能够改善药物使用、减少跌倒的发生，同时还不会影响老年人的生活质量。Pit 在分析了 20 位全科医生为 849 名 65 岁以上老年人所提供的教育课程（包括提供医学信息和药物资讯、评估用药风险、简化用药管理、财务激励等措施）后发现：干预组老年人与对照组相比，4 个月随访时的用药综合评分有所改善，非甾体抗炎药（non-steroidal anti-inflammatory drugs，NSAIDs）的使用显著减少，苯二氮䓬类药物和噻嗪类利尿药的使用呈非显著性减少。随访 12 个月时干预组发生跌倒（校正后 *OR*=0.61）、损伤（校正后 *OR*=0.56）的风险都有所下降，而且生活质量并未因减少药物使用而受到影响 [52]。

第三节　多因素干预措施预防跌倒

虽然上述这些单因素干预措施对于预防老年人跌倒有很好的作用，但如果将注意力只局限在某一单因素干预措施，可能会丧失改善老年人整体健康和功能的机会。在老年人护理工作上，更为重要的是综合考虑其功能需求、临床疗效和社会学因素，找到能使临床疗效最大化的平衡护理方案并加以实施。在预防老年人跌倒方面，基于老年人群健康问题的复杂性、可能同时存在多种跌倒危险因素，多因素跌倒干预措施可能使老年人获得更大的帮助。而且，多因素干预措施还有可能发现某些潜在的健康隐患。目前已经有众多文献表明，多因素跌倒风险评估和预防措施对于老年社区居民最为有效，跌倒次数可以减少 18%，每人每月跌倒的发生率可以降低 37%[53]。而且，多因素跌倒风险评估和预防措施对其他多个老年人群（如住院患者、居住在养老机构的老年人等）也是有效的；多因素 FPP 能够降低跌倒风险、减少因跌倒而就诊的可能性，不仅改善生理功能，还可以让老年人维持正常的社会交往和活动。

英国国家健康与临床优化研究所（NICE）推荐：所有曾经跌倒的或跌倒危险性升高的老年人都应该接受个体化的多因素 FPP 干预。成功的多因素 FPP 大多包括以下几部分内容：力量和平衡能力训练、居室安全风险评估和改良、视力检查和专科治疗、总结老年人处方用药并加以调整[54]。

一、多因素预防跌倒的干预措施的临床证据

在实施多因素干预措施时，首先需要明确不同老年人群的各种跌倒危险因素，然后对此采取相应的干预措施[55]。从 20 世纪 90 年代开始，由耶鲁大学学者们组成的康涅狄格州预防跌倒合作体（Connecticut Collaboration for Fall Prevention，CCFP）针对跌倒危险因素、相关危险因素干预、临床研究转化为临床实践工作等问题，进行了一系列的研究。首先，耶鲁大学 FICSIT 研究（Frailty and Injuries：Cooperative Studies of Intervention Techniques，FICSIT）通过对 336 名 75 岁以上社区居民 1 年内跌倒的发生情况和各种相关因素的分析[56]，发现了以下跌倒危险因素：应用镇静药、认知功能障碍、下肢功能受限、掌颌反射异常、平衡能力和步态异常、足部疾病。而且，随着危险因素的增多，跌倒风险将呈线性增加。

通过对 301 名 70 岁以上具有至少 1 项跌倒危险因素［直立性低血压、服用镇静药、使用至少 4 种处方药物、上下肢肌力或关节活动度下降、平衡能力下降、步态异常、安全移动能力下降（从床上到椅子、浴缸、洗手间）］的社区居民的研究，Tinetti 发现多因素 FPP 能显著减少老年社区居民既往存在的跌倒危险因素，继而减少跌倒的发生。试验组 153 例接受多因素 FPP（调整用药 + 行为教育 + 体育锻炼）以改善跌倒危险因素，对照组 148 例仅接受常规健康护理 + 社会方式教育。随访 1 年时，试验组老年人的各项危险因素比例均明显低于对照组；而且，试验组跌倒发生率也明显低于对照组（35% 比 47%，P=0.04），校正后跌倒发生率之比是 0.69（95%CI 0.52～0.90）[57]。

Hornbrook 等[58] 在对参与健康维护组织（Health Maintenance Organisation，HMO）医疗保险的成员的随机研究中，分析了 3182 例 65 岁以上能够独立生活的老年人，结果发现多因素 FPP 措施（包括居室评估改善并辅以团队教育、体育锻炼和讨论课程）能够减少跌倒发生。

通过对因跌倒而就诊的 65 岁以上社区居民进行的一项多学科干预措施（直立性低血压、视力、平衡能力、智力相关评估，转诊，居室安全评估和改良）的 RCT 研究，Close 指出[59]：跨学科干预措施能够降低再次跌倒的危险，减轻老年人功能受限的情况。在研究 1 年后随访发现：干预组（184 例）和仅接受常规护理的对照组（213 例）之间跌倒发生次数存在明显的差异（183 次和 510 次，P=0.0002），而且跌倒风险（OR=0.39，95%CI 0.23～0.66）和反复跌倒风险（OR=0.33，95%CI 0.16～0.68）均明显降低。

急诊患者是一组容易被识别的高危人群。Close 等[59] 特别分析了急诊老年患者中与跌倒相关的人群。结果发现，职业治疗评估和量身定制的干预能够明显降低 1 年期的跌倒发生率。跌倒风险（OR=0.39，95%CI 0.23～0.66）和反复跌倒的风险（OR=0.33，95%CI 0.16～0.68）都明显降低。与常规护理相比，干预措施对功能影响巨大。Davison 等[60] 也报道了类似的结果，并再次强调多因素干预措施对急诊患者的益处。

在对 40 项有关多因素 FPP、体育锻炼、环境改善、健康教育等 FPP 措施的临床研究所做的 meta 分析中，Chang[53] 发现多因素 FPP 和体育锻炼能有效降低老年人的跌倒风险和每月跌倒发生率，而环境改善和健康教育无效。其中，多因素 FPP 在降低跌倒风险比［校正后风险比（risk ratio，*RR*）为 0.82，需要治疗的人数为 11 例］、每月跌倒发生率比（校正后 *IRR* 为 0.63，每 100 人中每月跌倒人数减少 11.8 例）方面最为有效。单纯体育锻炼的干预措施也能降低跌倒风险比（校正后 *RR* 为 0.86，需要治疗的人数为 16 例）和每月跌倒发生率比（校正后 *IRR* 为 0.86，每 100 人中每月跌倒人数减少 2.7 例）。

在一项包括 159 项临床随机研究的 Cochrane 综述中，通过对 40 项多因素 FPP 研究的分析发现：多因素评估和干预措施能够降低跌倒发生率［比值比（rate ratio，*RaR*）为 0.76，95%*CI* 0.67~0.86；19 项研究共 9503 例受试者，针对每年每人跌倒次数］，但对跌倒风险没有作用（*RR*=0.93，95%*CI* 0.86~1.02；34 项研究共 13 617 例受试者，针对每组发生跌倒的人数）[2]。

在 Tricco 对 283 项 RCTs（159 910 例受试者，平均年龄为 78.1 岁，74% 为女性）进行的 meta 分析中，网络 meta 分析（包括 54 项 RCTs，41 596 例受试者，39 项干预措施和常规护理）显示：与常规护理相比，以下各种组合式干预措施都能减少损伤性跌倒的发生：体育锻炼 + 视力检查和治疗（*OR*=0.17，95%*CI* 0.07~0.38），体育锻炼、视力检查和治疗、居室安全评估和改善（*OR*=0.30，95%*CI* 0.13~0.70），临床机构层面的质量改进措施、多因素评估和治疗（老年科的全面检查）、补充钙剂和维生素 D（*OR*=0.12，95%*CI* 0.03~0.55）[61]。

二、临床证据转化为临床实践的注意事项

上文所列出的临床证据已经充分说明：通过评估、发现老年人的跌倒危险因素，并对其进行干预和治疗有助于降低跌倒的发生率；但如何将这些基于严格设计和实施的临床研究结果，转化为可以在临床工作中实际应用的流程，如何更好地改进临床医护人员的实际工作，一直是科研人员最关心的问题。阻碍这一转化过程的影响因素包括老年人群不知道跌倒是可预防的、相关健康从业人员缺乏相关专业知识、政府医疗报销不足、临床医生与跌倒预防医护人员之间转诊模式欠缺。相关的促进因素包括努力推广相关医疗服务、建立医生间转诊网络、学术组织培训健康从业人员和社区干预措施的实施人员等。

根据所在国家、地区的不同，这一转化过程也有所不同。例如，在美国

康涅狄格州，通过地区内预防跌倒合作体的工作，由多学科干预团队实施，鼓励所有相关医护人员根据 RCT 研究所得到的证据，结合各自所在科室的实际情况，将各种检查、治疗、转诊纳入到自己的临床工作中。所涉及的医护人员包括家庭医生、家庭护理人员（护士、物理和职业治疗师）、门诊康复师（物理和职业治疗师）、急诊医生和护士。同时，医院或其所在健康机构要为他们提供各种培训材料。同时，CCFP 的多学科干预团队还通过多种媒体手段［电视、广播、报纸、海报、宣传册、公共汽车广告、网站（www.fallprevention.org）］进行宣传，为患者发放教育资料，以提高公众意识；通过召开研讨会为所有相关医疗从业人员提供学习材料，培训各种有循证依据的预防跌倒的相关临床实践技能，帮助他们将预防措施纳入到临床工作中。

根据创新推广理论（innovation dissemination theory）和健康行为改变跨理论模型（transtheoretical model of health behavior change），CCFP 多科室合作团队鼓励临床从业人员进行专业行为的改变，将科研成果转化到临床实际工作中。其中，创新推广理论假设：在健康护理领域，如果某项临床工作可以带来益处（减少跌倒），在健康机构内部易于实施，而且和健康从业人员的利益一致，健康机构将会采用这些新措施。健康行为改变跨理论模型假设：在与促进健康、预防疾病、预防损伤相关的健康行为方面，在任何一个时间段内，某一个体可能处在准备改变健康行为的六个不同阶段之一。医生的任务是根据这个模型去发现患者目前处于准备改变健康行为的哪个阶段（如准备前、准备中、采取行动），并采取与该阶段相适应的干预措施。

CCFP 通过对经医疗认证的家庭健康机构（Medicare-certified home health agencies，HHAs）中的从业人员进行教育培训，改变其临床工作行为，将以循证为依据的跌倒危险评估和治疗纳入实际临床工作中，鼓励他们开展符合各自所在的健康护理机构内部条件下的、以危险因素为依据的跌倒危险因素的评估和治疗。90 分钟 CCFP 标准化课程所提供的教育内容包括家庭护理条件下跌倒的流行病学、跨理论模型所判定的行为改变阶段、基于循证依据的跌倒危险因素检查方法（来自耶鲁大学的 FICSIT 研究）、每个危险因素相对应的干预措施。在培训课程中，CCFP 老师设立标准：护士或治疗师直接检查老年人的 5 项跌倒危险因素并给予干预，或将患者转诊到其他科室对相关危险因素进行治疗。每家 HHA 都发放临床工作手册（临床医护人员的参考物）、患者教育材料，所有参与培训课程的人员都会收到一

份关于危险因素的教育材料，以便在家访时分享给患者、家人。通过 CCFP
课程、医护人员工作手册、患者教育材料，预计目标是让所有 HHAs 都能
自行完成跌倒的预防干预措施。

为了了解将临床证据转化为临床实际工作的作用和价值，2001—2004
年间，Tinetti 在美国康涅狄格州的不同地区，通过各种干预措施让试验组
医生对临床实践做出改变，并和常规护理医生（对照组）进行了对比。结果
显示：在研究前，试验组和对照组校正后的跌倒相关性损伤的发生率分别
是每年每 1000 人 31.9 例和 31.2 例；而研究期间分别是每年每 1000 人 28.6
例和 31.4 例（校正后 RR=0.91），临床实践的改变使跌倒相关性损伤发生比
例降低了 9%。对比研究前后，对照组的跌倒相关性医疗服务使用率从每年
每 1000 人 68.1 例增加到 83.3 例，而干预地区仅从 70.7 例增加到 74.2 例
（校正后 RR=0.89），临床实践的改变使跌倒相关性医疗服务的使用率降低
了 11%。从公共健康角度看，跌倒相关性医疗服务的使用减少 11% 意味着
急诊或住院次数减少大约 1800 次，按照每次花费 12 000 美元计算，将节省
2100 万美元的医疗支出。通过该研究我们能清楚地看到：通过推广预防跌
倒措施的临床证据、改变医疗从业人员的临床实践［鼓励全科医生和医务团
队参与到家庭护理和门诊患者的康复中，医疗中心有效评估跌倒风险并给予
预防措施（如减少用药、平衡能力和步态训练）］，能够减少跌倒相关性损
伤的发生[62]。

在已经参与过循证跌倒预防培训的新英格兰南部某地区的 HHAs 中，
Fortinsky 分析了医护人员在临床实际工作中对老年人跌倒风险检查和处理
的实施情况。 在 2001—2004 年间，通过标准化在职培训课程，指导家庭健
康护士（home health nurses）和康复治疗师（rehabilitation therapists）
应用已被临床研究证明有效的技术，去评估 5 项有循证依据的老年人跌倒
危险因素（活动能力下降、平衡能力失调、服用多种药物、直立性低血压
和家庭居室环境危险）。在 19 家参与该在职培训课程并完成研究的 HHAs
中，除直立性低血压以外，超过 80% 的医护人员对其他危险因素进行了
所推荐的跌倒危险处理。结果表明：针对家庭健康医务工作者所提供的
有循证依据的培训能改善他们在家庭健康访视中对跌倒危险的评估和处
理。但研究同时也发现：在医护人员检查跌倒危险因素的实际工作中存在
很大的差异；在多家 HHAs 中，进行检查的医护人员不足 70%。需要在
HHA 层面比较各医疗机构内、机构之间在预防跌倒的临床实践中的开展
情况[63]。

Brown[64] 使用电话调查问卷（跌倒危险因素相关知识和相应态度、在接触 CCFP 前后的实际工作中对跌倒危险因素的检查和处理情况），对 94 位已经接触过 CCFP 行为改变的物理治疗师进行了一项横断面调查，分析了他们所掌握的跌倒危险因素和 FPP 相关知识、FPP 应用的实际情况，找到了经由行为改变流程能使物理治疗师增加 FPP 应用的促进因素。其中，认为环境危险、步态和平衡能力不良是危险因素者分别有 86 人（91%）和 73 人（78%），所有危险因素都提及者占 30%；64 人（68%）报告加强了预防跌倒的临床工作；77 人（82%）注意到调整用药。该研究说明有关跌倒危险因素的知识会加强物理治疗师预防跌倒的实际工作。

三、如何正确看待阴性结果的多因素 FPP 临床研究

从 1985 年到 2007 年，使用 OVID 搜索发现，涉及各种医疗机构、各种老年人群的与跌倒预防措施相关的临床研究超过 250 篇。从 2008 年到 2017 年，使用 Pubmed 搜索发现相关文献大约有 400 篇。其中单因素 FPP 和多因素 FPP 研究约占 50%。在分析阴性结果的研究时 [65-66]，需要注意的是，针对社区老年居民的多因素 FPP 的临床研究大致可分为两大类。①对所发现的危险因素直接干预。②发现危险因素后转诊到老年人健康护理从业人员或其他已有的社区干预措施。在 Hendriks 和 Elley 的研究中，都是在发现危险因素后将老年人转诊到其接受常规医疗健康护理的机构，或是其他社区服务机构。在 Gates 的 meta 分析中 [67]，有 10 项研究属于评估危险因素后转诊干预，6 个研究是评估后直接干预。在前者的 10 项研究中有 3 项（30%）是阳性结果，后者的 6 项研究中有 4 项（66%）是阳性结果。从中我们可以推测：直接干预似乎比转诊干预更有效。

评估危险因素后单纯转诊无效的原因可能包括：①老年人群接受并坚持干预的可能性差。正如 Elley 在文中提到的："本研究中依从性差可能是造成未能减少跌倒的重要因素。"Hendriks 也认为："多数受试者未接受所建议的干预措施。推荐这些受试者去看全科医生或给受试者寄信并不能让他们去看全科医生。"该研究干预组中只有 37.5% 的人接受了干预措施。②即使受试者去看全科医生，也不能保证所接受的干预措施会起效。例如，平衡练习必须是逐渐加强的、具有挑战性的练习，只有通过此种练习所改善的平衡能力才足以减少跌倒危险；但并非所有的物理治疗师或专业治疗师都接受过培训，能够指导进行渐进性的平衡练习。很多治疗师并不知道如何安全和有效地训练老年人群，或者自己对于鼓励老年人群进行渐进性的平衡练习并不

自信。这些因素都会影响干预措施最后的效果。

四、影响多因素预防跌倒干预措施效果的相关因素

当一项新的健康卫生措施被引入到国家的健康体系中时，都需要经历漫长的过程。以开展器官移植为例，在找到第一例患者之前，各种指南和措施得以开发、仔细监测；各个相关科室都要接受各种培训，以便完成各自在该项目中所承担的工作，其中不仅包括外科医生、内科医生、护士，还需要涉及实验室、手术室、重症监护治疗病房、社会工作者等。

对于多因素 FPP 预防跌倒这一老年学科中的复杂工程，同样也是如此。以平衡练习为例，并非所有的理疗师都接受过类似培训，从而能够胜任这一平衡练习的指导。调整老年人群的用药同样也是非常复杂的，需要在和各用药科室医生讨论的基础上，准确分析用药种类，仔细权衡各种健康问题，做出适当的调整，并对药物调整后的反应进行监测。

在开展多因素预防跌倒干预措施时，首先要了解以下三方面的因素会影响该措施的效果。①多因素干预措施本身的设计。②老年人群接受该措施的意愿和依从性。③各相关医疗从业人员理解、实施该措施的能力。下文将对这三方面可能的影响进行讨论。

1. 多因素干预措施的设计

从多因素干预措施本身分析，能否起效取决于三个方面：干预措施内容、干预过程、干预对象[68]。

（1）就干预措施内容而言，任何一项多因素 FPP 措施的组成部分都是其能否获得成功的重要因素。

例如，Reinsch 等曾发现：类似"锻炼和放松、健康和安全话题课程"这样的非针对性宣传教育并不能有效减少居住在高龄老年人中心的老年人群的跌倒发生。还有证据显示：在采取体育锻炼干预跌倒时，最初数个月的练习应以平衡练习为重点，随着平衡能力的改善，之后再逐渐提高练习的强度[4]。

Sherrington 通过 meta 分析指出[3]：体育锻炼的具体内容会影响预防

跌倒的效果。该研究发现：体育锻炼能使跌倒发生率下降 17%（44 项研究，9603 例受试者，*RR*=0.83，95%*CI* 0.75～0.91）。其中效果最好的 FPP 是把高训练强度（研究期内超过 50 小时练习）与挑战性平衡能力练习（双足并拢站立、单腿站立、减少双手辅助站立、控制身体重心移动练习）结合在一起的干预措施。

近期 Tricco 对大量 RCT 研究进行了一项 meta 分析[61]，在以损伤性跌倒为主要结果指标的 54 项 RCTs（41 596 例受试者，39 种干预措施与常规护理对比）的网络 meta 分析中发现：与常规护理相比，有 4 项干预措施能减少损伤性跌倒的发生，分别是体育锻炼〔*OR*=0.51，95%*CI* 0.33～0.79；绝对风险差（absolute risk difference，ARD）为 −0.67，95%*CI* −1.10～−0.24]，体育锻炼、视力检查和治疗（*OR*=0.17，95%*CI* 0.07～0.38；*ARD*=−1.79，95%*CI* −2.63～−0.96），体育锻炼、视力检查和治疗、居室环境评估和改良（*OR*=0.30，95%*CI* 0.13～0.70；*ARD*=−1.19，95% *CI* −2.04～−0.35），以及医疗机构层面质量改进、多因素评估和治疗、补充钙剂和维生素 D（*OR*=0.12，95%*CI* 0.03～0.55；*ARD*=−2.08，95% *CI* −3.56～−0.60）。 其中，体育锻炼、视力检查和治疗减少损伤性跌倒最有效（97% 可能性），而其他 35 项单因素或多因素 FPP 措施并不能显著减少损伤性跌倒的发生。以跌倒人数为主要结果指标，通过对 158 项 RCTs（107 300 例受试者，77 种干预措施与常规护理对比）进行的网络 meta 分析发现：与常规护理相比，有 5 项干预措施能减少患者跌倒危险，即体育锻炼（*OR*=0.83，95%*CI* 0.70～0.99；*ARD*=−0.19，95%*CI* −0.36～−0.01），体育锻炼、患者层面质量改进、医疗结构层面质量改进、多因素评估和治疗（*OR*=0.68，95%*CI* 0.49～0.94；*ARD*=−0.39，95% *CI* −0.72～0.06），体育锻炼、患者层面质量改进、使用髋关节保护器、居室环境评估和改良（*OR*=0.53，95%*CI* 0.29～0.97；*ARD*=−0.63，95% *CI* −1.22～−0.03），患者层面质量改进、医疗结构层面质量改进、饮食调整、补充钙剂和维生素 D（*OR*=0.36，95%*CI* 0.14~0.93；*ARD*=−1.03，95% *CI* −1.99～−0.08），以及体育锻炼加支具的使用（*OR*=0.22，95%*CI* 0.07～0.67；ARD=−1.54，95%*CI* −2.67～−0.40）。其他干预措施并不能显著降低跌倒发生率，而且与常规护理相比，有一项干预措施（体育锻炼、患者层面质量改进、社会交往）还会使跌倒的发生率增高（*OR*=5.13，95%*CI* 2.14～12.30；*ARD*=1.63，95%*CI* 0.76～2.51)。

除了具体的干预内容外，老年人是否能够在研究结束后继续坚持所学习到的干预措施，也会影响其长期效果。早在 1994 年，Wagner 在一项多因素预防跌倒措施的大型随机试验中[69]就曾报道：跌倒危险因素干预措施的效果需要长期随访。这研究涉及 1559 名健康维护组织的成员，在第一年随访时，干预组（针对运动不足、饮酒、用药、视听障碍）跌倒的发生明显少于常规护理组。但第二年随访时，组间跌倒发生率无明显差异。

Vogler 曾分析 180 例 65 岁以上近期出院老年人群采取以家庭为基础的体育锻炼后的运动能力和跌倒风险。与社工访视组相比，负重练习组、坐位对抗练习组的生理功能测评（Physiological Profile Assessment，PPA）、感觉运动复合危险评分、倾斜平衡能力检查在 12 周练习结束后明显改善。但在干预措施结束后 12 周，这些效果部分或完全丧失。这种停止训练后效果减退的现象说明：要想减少跌倒风险，需要长期坚持预防跌倒措施[70]。Lee 的研究也发现：以体育锻炼为核心的多因素 FPP 在练习 3 个月后即可改善存在跌倒危险的老年社区居民的功能状态；但在随访 1 年时，多因素 FPP 干预组和对照组相比，跌倒发生率并没有明显降低。该研究结果同样提示：体育锻炼所发挥的作用可能会随着时间的推移而有所减弱甚或消失[71]。

（2）干预过程的重要性常被忽视，其意义在于：在将干预内容施加在老年人时，所采取的具体方法应该能让受干预个体最大限度地达到该措施的目的。

在设计干预措施时，我们需要提醒设计者：该措施是否包含能使老年人学习、吸收效果最大化的机制？该措施对老年人群改变行为的重视程度有多少？是否能让老年人群通过措施真正改变行为方式，以达到减少跌倒危险的目的？有研究显示：如果干预措施是以保留老年人自立能力的方式，而不是以预防跌倒的方式表达出来，老年人更愿意采纳。要想让老年人能够真正改变行为方式，需要长时间的反复沟通，但在老年科门诊，医生与老年人之间的交流相对比较简单，可能会影响干预措施的作用。

de Vries 在荷兰某大学医院老年科门诊和该地区的全科诊所对 217 例 65 岁以上老年人进行的旨在减少跌倒危险因素的老年科评估和干预的 RCT 研究中，在随访 1 年时发现：干预组和对照组出现至少一次跌倒的比例分别是 51.9%（55/106）和 55.9%（62/111），没有显著性差异；所采用的多因素 FPP 措施并不能减少这组认知功能正常、具有高跌倒危险的老年人群跌倒的发生[72]。分析该研究的干预过程就会发现，该研究的具体方法是向全科医生提出建议和转诊以进一步治疗，这种向其他医疗人员传递干预措施的方法会弱化干预措施的效果。Spice[73]曾将具有跌倒风险的老年人随机分为两组（给予干预措施的方法不同）进行多因素干预，并与常规护理进行了比较。结果发现：对建议依从性好的一组跌倒显著减少，而对建议依从性差的一组没有改变。值得注意的是，对建议依从性好的一组中有 52% 的受试者改变用药，而对建议依从性差的一组改变用药者的比例只有 16%。de Vries 和 Spice 的研究都说明：如果干预措施能确实改变老年人群的行为方式，成功的可能性会大大增加。Tinetti 也指出 [62]：要想更好地为老年人提供多因素预防跌倒措施，就需要重新设计现有的医疗系统。

（3）干预对象是否有针对性是决定多因素干预措施成败的第三个因素。

并非所有老年人群都能从多因素干预措施中获益。例如，如果具有高跌倒风险的老年人患有阿尔茨海默病，多因素 FPP 措施可能无法起效。在一项对急诊就诊后老年人实施的多因素干预措施中，Shaw 发现：当简易智力状态量表评分高于 24 分时，干预措施有效；如果评分低于 24 分，干预措施无效 [74]。Hornbrook 等 [58] 在多因素 FPP 措施（包括居室环境改善并辅以团队教育、体育锻炼和讨论课程）的研究中也发现：获益最多的人群是 75 岁以上老年男性。de Vries 在上述研究也指出：如果目标人群已经接受了常规护理，老年人通过其他干预措施再次获益的空间可能缩小。

Lee 通过对我国台湾的 3 家医疗中心和相邻社区健康中心的 616 例既往 1 年内有跌倒史或存在跌倒危险的社区老年居民进行的多中心 RCT 研究中发现：以体育锻炼为核心的 FPP 对不同跌倒危险的老年人所产生的作用不同；对不同功能水平、不同跌倒危险的老年人，体育锻炼必须要有针对性，要个体化。在将试验人群按照低危、中危、高危进行亚组分析后发现：低危人群试验组的跌倒发生率有所下降，但总 PPA 跌倒危险没有明显变化。其原因可能是地板效应，即 FPP 不会进一步降低健康人群的跌倒发生率或跌倒危险，但常规体育锻炼（以平衡能力为主）可以让这组老年人保持较低的跌倒危险及较好的功能水平。中危试验组表现为功能水平中度改善，跌倒发生率反而出现升高趋势。其原因可能是老年人在生理功能加强、抗跌倒能力改善后，因过度自信而从事更多的户外活动，反而增加了跌倒可能性和跌倒发生率；对这组老年人要注意教育他们如何安全和有效地进行锻炼。获益最大、功能改善最明显、跌倒发生率下降幅度最大的一组是高危试验组。但该组患者中认知障碍和抑郁的发生率高，要想获得最好的跌倒预防作用，还需要考虑改善其认知能力和抑郁问题 [71]。

（4）干预措施内容、干预过程、干预对象这三个因素之间存在相互作用。

例如，VIP 研究[24] 很好地说明了干预内容和干预对象之间的相互作用。当干预对象是视力差的老年人群时，平衡训练无法减少跌倒发生，但居室安全评估和改善能有效减少跌倒的发生。由此说明干预措施的内容是否与干预对象相适应是非常重要的。在美国威斯康星州基诺沙县跌倒预防研究中发现[75]：经由不同的干预过程，认知能力较差的老年人（简易智力状态检查量表评分 ≤ 27 分）也可以从多因素干预措施中获益。在分析多因素 FPP 失败的原因时，要注意干预内容、过程和对象这三个因素的相关细节。要对比分析成功和失败的多因素干预措施中这些因素的表现，找出区别，只有这样才能找出干预措施失败的根源。有时，干预内容本身并不是失败的原因，措施实施的过程和目标人群的选择可能才是真正的原因。de Vries 研究获得的阴性结果就说明：由老年科门诊医生进行跌倒评估，然后向全科医生提出建议或者转诊到其他医务人员的方法，不能减少跌倒的发生。这一结果提醒我们要注意：不能依靠跌倒评估门诊减少跌倒，全科医生对建议的执行程度、转诊后人员所提供的预防跌倒内容、医务人员能否把多因素干预措施纳入其日常工作等方面才是决定措施效果的重要因素。多因素干预措施失败与否往往取决于在设计阶段是否重视这三个因素。

2. 老年人的主观意愿和依从性

如上文所述，多因素干预措施首先要对老年人跌倒风险进行评估，然后根据个体差异确定相应的干预措施。即使同一年龄段的老年人，其个体功能和健康状况都存在巨大的差异。所以，相关措施应该具有一定的灵活性以满足不同身体状况老年人的需求。但是，任何一种干预措施是否能够有效，关键点在于患者是否能够真正接受。Elley 在分析预防跌倒流程的效果时就发现：老年人对干预措施依从性差是造成该流程效果不佳（*IRR*=0.96，95%*CI* 0.7 ~ 1.34）的主要原因[66]。

所以，如何保证跌倒干预措施的有效实施是保证措施疗效所必需的。如果所给予的多项措施中有一些是个性化定制的话，老年人接受该措施并能坚持的可能性就会更大。Hill 在对 70 岁以上社区居民进行的一项电话调查中发现：对于社区老年居民，即使是既往 1 年内曾经有跌倒史的老年人，多因素跌倒门诊类干预措施也没有被普遍接受。在 132 例 1 年内曾经出现 1 次以上跌倒的老年人中，1/3 的老年人以上不愿意接受跌倒门诊类型的干预措施，或者认为这种措施对自己没有帮助。但作者同时也发现，以下 4 个因素能够促进社区老年居民提高参与跌倒预防措施的意愿：认识到干预措施的效果、认识到跌倒的危险、认识到损伤的危险、没有扶手时无法上下楼梯[76]。

找到这些能够促进老年人参与跌倒干预措施的因素可能会有所帮助。Vlaeyen[77] 在对 8 篇相关文献的综述中也发现：最常见的促进因素是医护人员与老年人之间良好的沟通和各种器材设备的可用性；而最常见的阻碍因素包括医护人员感到不知所措、无助、沮丧，老年人对自身控制跌倒能力的担忧，人员配备问题，相关知识和技能有限（临床常规技能欠缺、处理跌倒能力不足、计算机技能缺乏），以及沟通不畅。在实施跌倒预防干预措施时，要重视这些可被改变的促进因素和阻碍因素，如沟通、知识、技能。所以，有效预防跌倒不仅要包括针对每个老年人的跌倒危险进行相应的多因素干预措施，同时还要克服各种阻碍因素，让各种促进因素发挥作用。

3. 医疗从业人员方面

如上文所述，多因素干预措施最难解决的问题是如何在社区保健或全科医生层面去有效地实施这些措施。如果能将这些有循证依据的方法普及到最基层的医疗从业人员中并将其付诸临床实践，是能够降低老年人群跌倒发生率的[78]。正如上文所述，CCFP 已经在这一领域进行了大量的研究工作，并将其转化到基层医疗人员的实际工作中。所有与老年人跌倒有关的医疗从业人员都需要接受跌倒评估、预防和治疗的再教育课程。

为了提高老年人 FPP 的参与度，与跌倒评估和预防相关的医疗从业人员不仅需要具备相应的专业知识和能力，相关人员还要分析老年人希望为预防跌倒做出何种改变、需要为老年人提供的信息；而且还要注意处理影响FPP 效果的阻碍因素，如老年人自理能力下降、害怕跌倒等；要多与老年人交流，以鼓励其改变自身行为。FPP 课程的设置要有充分的弹性，以适应不同老年人群的需求和喜好，从而提高 FPP 的社会价值[54]。上述人员还要向存在跌倒危险的老年人群提供以下信息：某些跌倒是可以预防的，为了预防再次跌倒可以采取何种措施，如果需要参加 FPP 课程应如何保持积极性和参与度，改善跌倒危险因素后得到的生理和心理帮助，如何进一步获取更多信息，发生跌倒时如何寻求帮助，避免长时间躺在地上[54]。

第四节　特殊人群的预防跌倒干预措施

一、高风险人群的体育锻炼效果

普通社区老年人群单纯进行体育运动锻炼是可以预防跌倒的，但对于高跌倒风险老年人群单纯进行体育运动锻炼的作用，临床研究结果并不积极。近期有研究发现：一个类似 OEP 的措施并不能防止脑卒中后遗症患者[79] 或衰弱老年人[80] 发生跌倒，以家庭为基础的运动疗法项目还会明显增加新出院老年人跌倒的发生率（IRR=1.43，95%CI 1.07～1.93）[81]。对于这些特殊人群，可能需要进行更详细的危险因素分析并采取相对应的干预措施，其结果也还需要进一步的研究分析。

Gillespie 在对各种降低社区老年居民跌倒发生率的 FPP 预防措施的Cochrane 综述中指出：居室安全评估和改良能够降低跌倒的发生率（RR=0.81，95%CI 0.68～0.97；6 项研究共 4208 例受试者）和跌倒风险（RR=0.88，95%CI 0.80～0.96；7 项研究共 4051 例受试者）。对于存在严重视力障碍的高跌倒危险人群，由专业治疗师完成居室安全评估和改良后，其效果更为明显[2]。

美国预防服务工作组（US Preventive Services Task Force）和美国家庭医师学会（American Academy of Family Physicians）都建议：对存在高跌倒风险的社区老年居民，应通过体育运动或物理治疗、补充维生素 D 来预防跌倒。尽管美国预防服务工作组和美国家庭医师学会并没有推荐常规进行多因素干预措施预防所有社区老年人的跌倒，但二者同时也指出，对于某些人群，多因素干预是适当的。美国疾病预防控制中心（Centers for Disease Control and Prevention，CDC）还指出：对于曾经出现过 2 次以上跌倒或1 次跌倒相关性损伤的老年人，应该进行检查评估和多因素干预。多因素干预应该包括体育运动（特别是平衡能力、力量和步态训练）；补充维生素 D的同时考虑补充钙剂；管理老年人用药，特别是精神药物；家庭居室环境改善；处理直立性低血压、视力问题、足部问题及调整穿鞋。这些干预措施能够有效减少发生在社区、医院和养老院的老年人跌倒[82]。

二、预防老年住院患者发生跌倒

预防院内跌倒目前已经成为一项评估医院安全和质量的常规要求，许多医院针对减少院内跌倒和跌倒性损伤制定了相关的规章制度、协议和流程。近期发表在 Cochrane 报告 [51] 中的相关研究有 17 个，涉及各类急性和亚急性医疗机构中的 29 972 名受试者，支持采取预防跌倒措施的相关证据也在不断积累的过程中。

通过对各种干预措施的研究，包括预防院内跌倒的单因素、多方面、多因素干预措施的研究，学者们发现：将评估和干预纳入临床常规护理中的多学科协作方法是最有效的干预措施。除了体育锻炼干预外，其他在亚急性医疗机构或康复机构中所采用的单因素干预措施（教育、提供信息、药物干预或病床通道警示）都已被证明是无效的。有的干预措施反而会增加跌倒发生率，如在乙烯地板上铺地毯 [83]。

下面将介绍 4 篇有关预防院内跌倒的多因素干预措施的随机对照试验。

Haines 在澳大利亚的 3 个亚急性医疗机构中开展了一项针对预防院内跌倒的多因素干预措施的随机对照试验 [84]，共纳入了 626 例患者。干预措施包括为老年患者提供跌倒风险警示卡和信息手册、实施体育锻炼计划、开设教育课程和使用髋关节保护器。45 天后，干预组跌倒的发生比对照组少 30%（P=0.045）。这一研究结果非常积极，不过作者也指出，由于干预措施内容和时间的要求，想在住院时间较短的病区实施同样的干预措施存在一定的困难。

Healey 在英国北部某地区性综合医院的 8 个老年护理病房和相关社区单位进行了一项配对随机对照试验 [85]。干预措施不仅要检查床栏是否存在跌倒危险、床铺的高度，考虑不同患者在病房内的位置，进行适当的居室内环境改造，还为存在跌倒风险的老年人制订下列有针对性的干预措施，包括检查并治疗视力障碍、调整药物使用、改善低血压或高血压、发现异常的尿常规结果并加以处理、改善活动能力不佳、更换不合脚的鞋子。与基线期的跌倒发生次数相比，干预病房组的跌倒发生次数明显减少，而且组间差异显著（RR=0.71，95%CI 0.55～0.90）。

Stenvall 分析了不同病房和不同治疗流程对老年髋部骨折患者的影响 [86]。

对照组在骨科病房接受治疗，干预组患者在老年病房住院并由接受过老年患者综合评估管理及髋部骨折护理培训的团队进行治疗。结果发现：院内治疗流程的改进使老年髋部骨折患者获益颇多，其中也包括跌倒的减少。

Cumming 在澳大利亚的 12 家急性和亚急性医院中进行了一项包括3999 例患者的大型院内集群随机对照研究[87]。在干预组病房，由研究型护士和物理治疗师一起为患者提供跌倒风险评估、医护团队和患者的再教育、体育锻炼课程、居室环境改进建议和警示。但结果发现干预组和对照组的跌倒发生率并没有明显差别。作者分析其原因可能是研究团队的介入取代了原有病房团队应该履行的预防跌倒治疗的责任和义务，但最终并未将新的治疗理念很好地融入到原有病房的治疗流程和规范中。

我们并不清楚使用传统的 RCT 方法是否为研究预防院内跌倒最好的方法，但可以确定的是预防院内跌倒任重而道远，临床实践的改革不仅涉及整个医院各个部门的相互协调，更需要医院高级管理人员的支持。要想更有效、更好地解决临床治疗所面对的挑战，还需要高质量的临床治疗方法学和严格的评价体系。

三、养老机构内的跌倒预防

跌倒是造成居住在各种类型养老机构中的老年人骨折和其他损伤的重要因素，所有养老机构的老年居民都需要接受跌倒风险评估，这已经被国外专家所公认。目前，国内养老机构正处于探索起步阶段，借鉴国外先进经验并与我国国情相结合将会有助于我国养老事业的发展。

针对养老机构居民的跌倒问题，首先需要一些简易的评价量表来判断哪些老年人群属于高跌倒风险人群，然后再对其进行相应的预防措施。Stapleton 对从大量文献和专家建议中提取的 9 个相关因素进行了研究分析，从中确定了 4 个相关性最强的跌倒危险因素（近期跌倒、心理状态、用药情况、认知能力），制作成非常简明的评分表[88]。Whitney 通过对 240 例60 岁以上、身体健康状况较好的老年人进行 6 个月的随访，记录这组老年人的病史、用药史、认知功能、躯体活动能力、行为方式和冲动的情况，发现下列因素是老年人群跌倒的独立危险因素：冲动评分 ≥ 2 分，简易智力状态检查量表评分 <17 分，站立平衡评分 <6 分，需要使用助行器，既往 1年内跌倒，服用抗抑郁药、催眠药、抗焦虑药。Whitney 据此设计了一个信

息易于采集、使用方便的跌倒风险评估表[89]，发现这一评估工具能够识别养老机构老年人中高跌倒风险的人群。在前瞻性随访 6 个月后，没有跌倒危险因素的人群的跌倒风险无变化，存在 6 个以上危险因素的人群跌倒风险增加 100%。

Cameron 在 Cochrane 综述[51] 中总结了护理型养老机构和医院在预防老年人跌倒方面的措施，报道了由多学科团队提供的多因素干预措施能够降低跌倒发生率（*RR*=0.60，95%*CI* 0.51 ~ 0.72；4 项研究共计 1651 例受试者）。作者在结论中指出：有证据表明在这些养老机构通过改善维生素 D 缺乏能够预防跌倒（*RR*=0.72，95%*CI* 0.55 ~ 0.95；4 次试验共 4512 例受试者）；但是，有关单纯体育锻炼能否预防跌倒的证据还不充分。药物治疗综述[90] 发现：循证处方、减少能引起药物高负担指数（即有抗胆碱作用或镇静作用）的苯二氮䓬类药物和其他精神药物的使用，能够预防住宅式养老中心（residential aged care facilities，RACFs）内老年人的跌倒。

如上一节所述，现有各种多因素干预措施在设计上存在着巨大的差异。其中有的以个体跌倒风险因素为重点，有的以居室环境改造和团队教育为重点。下面介绍 4 项 RACFs 内多因素干预措施来说明其效果。

Jensen[91] 在 9 家瑞士 RACFs 机构进行了一项包括 439 例居民的整群随机试验。通过 11 周有针对性的多学科干预措施，在随访 34 周时，跌倒发生率显著下降（调整后 *IRR*=0.60，95%*CI* 0.50 ~ 0.73）。该研究中的干预措施包括治疗团队宣教、居室环境改造、体育锻炼课程、提供和修复辅助设备、调整患者用药、提供髋关节保护器、召开解决跌倒后问题的会议。亚组分析还发现：真正能从该措施获益的人群是简易智力状态检查量表评分 >18 分的老年人；对于有认知障碍和痴呆的老年人，该措施的价值仍需进一步研究。

Becker[92] 对 6 家护理疗养院的 981 例长期居民进行了一项整群随机试验，随访 1 年时发现，干预组跌倒发生率低于对照组（*RR*=0.55，95%*CI* 0.41 ~ 0.73）。干预组和对照组的跌倒比例分别是 37% 和 52%（*RR*=0.75，95%*CI* 0.57 ~ 0.98）。相关干预措施包括治疗团队训练和训练后反馈、为老年住户提供信息和教育、环境改造、体育锻炼（平衡练习、渐进性哑铃抗阻练习）和使用髋关节保护器。重要的一点是干预措施实施 6 个月后才开始起效，因此作者提出：要想让相关措施（生理性能、团队配合和环境适应）发挥作用，需要一定的时间。

Kerse 等 [93] 为老年人所提供的干预措施包括改变现有治疗团队资源、提供个体化的跌倒风险治疗，但结果却与上述两个研究相反，跌倒发生率反而有所增加（*IRR*=1.34，95%*CI* 1.06～1.72）。该研究所采取的干预措施强度不如上述两个 RCT 研究，所以作者认为：当分流治疗团队资源时，低强度干预措施可能比常规护理的效果更差。

Rosendahl 为 191 例日常生活不能自理、简易智力状态检查量表评分平均为 17.8 分的 RACFs 内老年人群提供了一项为期 3 个月共 29 项课程的高强度功能性体育锻炼，结果在 6 个月随访时，试验组和对照组的跌倒发生率和发生率比没有显著性差异。进一步的亚组分析显示：试验组中平衡能力改善的老年人跌倒发生率和发生率比都明显低于对照组。所以，对于居住在RACFs 的老年人群，高强度功能性体育锻炼对练习后平衡能力得以改善的老年人起到预防跌倒的作用 [94]。

第五节　预防骨折的干预措施

一、预防骨折的运动疗法

大多数老年人的骨质疏松性骨折都是跌倒造成的，所以能否通过预防跌倒来预防骨折一直是研究人员所关注的问题。正如前文所述，体育锻炼作为单因素干预措施可以减少跌倒的发生，但目前还没有研究能够证实体育锻炼作为单因素措施能够预防骨折。通常情况下，老年人参与体育锻炼的机会会逐渐减少，且频率会逐渐下降。有学者针对体育锻炼频率（exercise frequency，ExFreq）是否能减少骨折危险进行了研究。Kemmler[95] 通过研究发现：对股骨颈和腰椎 BMD 能够产生作用的 ExFreq 的最小有效剂量（minimum effective dose，MED）分别是每周 2.1 次和 2.5 次课程，当ExFreq 达到这一强度时能够改善骨强度（BMD）。在设计以降低骨折危险为目的的体育锻炼措施时要考虑 ExFreq 这一因素。

Schulz 通过对居住在德国巴伐利亚州 802 个护理疗养院中 85 148 例 65岁以上老年人的多因素跌倒和骨折预防措施的随访分析发现，该措施并不能显著减少股骨骨折的发生；能够显著增加股骨骨折可能性的因素均为患者因素，包括女性、不同年龄段、不同护理等级、既往骨折史。该项跌倒和骨折预防措施内容涉及多个方面：从业人员（教育）、居民（渐进式力量和平衡训练、药物、髋关节保护器）、居室环境调整，以及记录并上报跌倒[96]。

不过，有 meta 分析提示，体育锻炼也可能会防止骨折。El-Khoury[97] 对 17 项涉及 4305 例受试者的临床研究的 meta 分析显示，运动能明显减少各种损伤性跌倒（*RR*=0.63，95%*CI* 0.51～0.77，10 项研究）、需要医疗护理的跌倒（*RR*=0.70，95%*CI* 0.54～0.92，8 项研究）、严重损伤（*RR*=0.57，95%*CI* 0.36～0.90，7 项研究），以及跌倒后骨折（*RR*=0.39，95%*CI* 0.22～0.66，6 项研究）。

二、髋关节保护器预防髋部骨折

改变人体与地面之间的相互作用能够减少跌倒后骨折的风险。相关措施包括改变地面的坚硬度、在人体与坚硬地面间增设屏障。基于后一理论基础，人们开发了髋关节保护器。髋关节保护器通常拥有一个坚硬的外壳和一个泡沫内衬，可以被塞进内衣口袋里，也可以直接织入内衣里。在人体跌倒时，髋关节保护器能够吸收跌倒的撞击能量，由周围软组织承受本应由骨骼承受的负荷，从而减少骨折的发生[98]。

早期有关髋关节保护器的研究结果令人振奋。在一项纳入 701 例养老院居民的早期髋关节保护器的 RCT 研究[99] 中，Lauritzen 发现：干预组的骨折风险明显降低（*RR*=0.44），干预组所出现的 8 例髋部骨折都发生在老年人没有佩戴髋关节保护器时。在瑞典[100] 进行的针对另一款髋关节保护器的研究结果也发现：养老院居民在使用髋关节保护器后，骨折发生率明显降低（*RR*=0.33）。

不过近期有关髋关节保护器作用的研究结果并不一致。2014 年的一项 Cochrane 综述[101] 发现：为养老机构的老年住户提供髋关节保护器可能会减少髋关节骨折的风险（*RR*=0.82，95%*CI* 0.67～1.00，11 808 例受试者，14 项研究），但对于社区老年人，髋关节保护器是否能够预防髋部骨折还不清楚（*RR*=1.15，95%*CI* 0.84～1.58，5 项研究，5614 例受试者）。

老年人坚持佩戴髋关节保护器的比例并不理想，这将会影响骨折的预防效果。造成依从性差的主要原因包括不舒适、皮肤刺激、费事、尿失禁、部分老年人佩戴困难及购买成本等[102]。O'Halloran 报道[103]，初期使用髋关节保护器的老年人比例只有 37%，到 72 周时降至仅有 20%。Birks 报道，髋关节保护器的佩戴比例会下降 79%[104]。对于各种不同的髋关节保护器，吸收撞击力的效果仍需进一步的研究来证实[105]。

基于现有证据，在使用髋关节保护器时，需要选择有跌倒和骨折高风险的老年人群，且正确佩戴并坚持使用有循证依据支持的保护器。

第六节　国内预防跌倒的干预现状

我国在 2011 年也出台了《老年人跌倒干预技术指南》，为有效预防老年人跌倒和跌倒后及时救治提供了依据[106]。各个地区也开展了预防跌倒干预的相关研究。广东省广州市南方医院的老年病专科护士曾经在全院开展住院患者预防跌倒工作，通过对全院护理管理人员、临床护士进行患者预防跌倒知识培训、由专科护士检查预防跌倒措施的落实情况等手段，提高了护理人员、患者及家属对预防跌倒知识的知晓率，全院跌倒发生率从研究前的0.29% 下降到 0.059%，改善明显[107]。

上海复旦大学附属华东医院曾经以澳大利亚 JBI 循证卫生保健中心的循证卫生保健模式为基础，设计出该院《住院患者跌倒预防临床实践指南》(草案)并在院内进行推广实施，发现目前在院内开展跌倒预防干预措施的关键环节是将循证证据与病房、临床护士充分结合，实施过程中需要克服来自从业人员层面和医院组织架构层面的影响[108]。

北京协和医院就住院患者实施的 PISETI 跌倒管理模型进行了研究，并证实该管理模型能降低老年住院患者的跌倒发生率。对照组和研究组分别包括 1063 例和 1197 例老年人群，所采用的 PISETI 跌倒管理模型内容主要包括跌倒相关知识的培训、入院患者的跌倒评估、患者信息的交流、跌倒警示标识的使用、团队合作、患者家属宣教与配合。研究组和对照组的跌倒发生率分别为 0.58% 和 2.63%，差异显著 (χ^2=15.51，P<0.05)[109]。

针对社区老年人群的跌倒预防措施，云南省昆明市某社区服务中心也进行了包括 60 例社区老年人群的随机对照研究。对照组进行小区内的日常娱乐健身活动，研究组附加的跌倒风险管理包括疾病筛查、药物指导、健康教育、功能训练、家居环境的改造等。早期随访结果显示：干预后 Tinetti 步态、平衡测试、修订版跌倒效能量表（MFES）评分等有明显改善。这些干预措施能够提高社区老年人群的预防跌倒能力[110]。

河南省洛阳市疾病预防控制中心和上海市长宁区疾病预防控制中心也分别以社区为主体，进行了老年人跌倒预防干预措施的研究。洛阳市甘肃路社区总人口 9212 人，其中老年人口占比 20.6%，为 2300 人，属于典型的老龄化社区。首先成立了老年人预防跌倒干预领导组，其中包括办事处、物业公司、社区、社区卫生服务站负责人、疾控中心工作人员和媒体记者。然后通过基线调查和社区分析明确了该社区老年人的跌倒特点和跌倒危险因素。之后进行了以下内容的干预措施：借助媒体宣传和健康宣教在社区内营造预防跌倒和爱老、护老的氛围，改善社区和居室内环境，提高老年人的体能等。项目干预后，该社区老年人对预防跌倒知识和跌倒后急救知识的知晓率有所提高，社区有关部门改善了社区内大部分可能造成老年人跌倒的硬件和软环境隐患，社区老年人预防跌倒行为改进，最终使得老年人跌倒发生率下降了 22.8%，初步形成了城市社区老年人预防跌倒干预的工作模式。

上海市长宁区疾病预防控制中心也是以社区为主体，经过 3 年时间的探索，建立了一套城市老年人跌倒社区综合干预模式：由疾病预防控制中心、社区卫生服务中心、街道办事处组成老年人跌倒社区干预网络，实施多方面干预措施，包括家居、楼梯、小区环境的跌倒风险评估和改善，老年人日常生活、体育运动、用药调整和心理辅导教育。干预后老年人跌倒发生率由 17.71% 下降至 7.19%，老年人对跌倒可以预防的认知率由 48.94% 上升至 72.75%，预防跌倒措施的使用率由 19.30% 上升至 86.58%。

第七节 总结

从上述各种循证依据可以发现：针对老年人群，需要通过循证医学手段明确老年人可改善的跌倒相关危险因素并加以评估，然后针对可改善的危险因素采取相应的干预措施。现有证据支持，以平衡训练为重点的体育锻炼是预防跌倒的有效单因素干预措施。多因素干预措施对高跌倒风险的老年人群，包括住院患者、养老护理机构老年居民、因跌倒而到急诊就诊的老年人群有效。而且，越来越多的证据显示预防跌倒能够预防骨折，但要真正减少骨折的发生，预防跌倒和改善骨骼健康二者缺一不可。

（龚晓峰）

参考文献

［1］Robbins AS, Rubenstein LZ, Josephson KR, et al. Predictors of falls among elderly people: results of two population-based studies. Arch Intern Med, 1989, 149(7): 1628-1633.

［2］Gillespie LD, Robertson MC, Gillespie WJ, et al. Interventions for preventing falls in older people living in the community. Cochrane Database Syst Rev, 2012, (9): CD007146.

［3］Sherrington C, Whitney JC, Lord SR, et al. Effective approaches to exercise in the prevention of falls: a systematic review and meta-analysis. J Am Geriatr Soc, 2008, 56(12): 2234-2243.

［4］American Geriatrics Society, British Geriatrics Society, American Academy of Orthopaedic Surgeons Panel on Falls Prevention. Guideline for the prevention of falls in older persons. J Am Geriatr Soc, 2001, 49(5): 664-672.

［5］Campbell AJ, Robertson MC, Gardner MM, et al. Falls prevention over 2 years: a randomized controlled trial in women 80 years and older. Age Ageing, 1999, 28(6): 513-518.

［6］Robertson MC, Gardner MM, Devlin N, et al. Effectiveness and economic evaluation of a nurse delivered home exercise programme to prevent falls. 2: controlled trial in multiple centres. BMJ, 2001, 322(7288): 701-704.

［7］Clemson L, Fiatarone Singh MA, Bundy A, et al. Integration of balance and strength training into daily life activity to reduce rate of falls in older people (the LiFE study): randomised parallel trial. BMJ, 2012, 345: e4547.

［8］Dadgari A, Aizan HT, Hakim MN, et al. Randomized control trials on Otago Exercise Program (OEP) to reduce falls among elderly community dwellers in Shahroud, Iran. Iran Red Crescent Med J, 2016, 18(5):e26340.

［9］Hwang HF, Chen SJ, Lee-Hsieh J, et al. Effects of home-based tai chi and lower extremity training and self-practice on falls and functional outcomes in older fallers from the emergency department-a randomized controlled trial. J Am Geriatr Soc, 2016, 64(3): 518-525.

［10］Latham NK, Anderson CS, Lee A, et al. A randomized, controlled trial of quadriceps resistance exercise and vitamin D in frail older people: the Frailty Interventions Trial in Elderly Subjects (FITNESS). J Am Geriatr Soc, 2003, 51(3): 291-299.

［11］Skelton D, Dinan S, Campbell M, et al. Tailored Group Exercise (FaME) reduces falls in community dwelling older frequent fallers (an RCT). Age Ageing, 2005, 34(6): 636-639.

［12］Li F, Harmer P, Fisher KJ, et al. Tai Chi and fall reductions in older adults: a randomized controlled trial. J Gerontol, 2005, 60(2): 187-194.

［13］Barnett A, Smith B, Lord SR, et al. Community-based group exercise improves balance and reduces falls in at-risk older people: a randomized controlled trial. Age Ageing, 2003, 32(4): 407-414.

［14］Lord SR, Castell S, Corcoran J, et al. The effect of group exercise on physical functioning and falls in frail older people living in retirement villages: a randomized, controlled trial. J Am Geriatr Soc, 2003, 51(12): 1685-1692.

[15] Wolf SL, Barnhart HX, Kutner NG, et al. Reducing frailty and falls in older persons: an investigation of Tai Chi and computerized balance training. Atlanta FICSIT Group. Frailty and injuries: cooperative studies of intervention techniques. J Am Geriatr Soc, 1996, 44(5): 489-497.

[16] Wolf SL, Sattin RW, Kutner M, et al. Intense tai chi exercise training and fall occurrences in older, transitionally frail adults: a randomized, controlled trial. J Am Geriatr Soc, 2003, 51(12): 1693-1701.

[17] Wolf SL, O'Grady M, Easley KA, et al. The influence of intense Tai Chi training on physical performance and hemodynamic outcomes in transitionally frail, older adults. J Gerontol A Biol Sci Med Sci, 2006, 61(2): 184-189.

[18] Logghe IH, Verhagen AP, Rademaker AC, et al. The effects of tai chi on fall prevention, fear of falling and balance in older people: a meta-analysis. Prev Med, 2010, 51(3-4): 222-227.

[19] Son NK, Ryu YU, Jeong HW, et al. Comparison of 2 different exercise approaches: tai chi versus Otago, in community-dwelling older women. J Geriatr Phys Ther, 2016, 39(2): 51-57.

[20] Crandall M, Duncan T, Mallat A, et al. Prevention of fall-related injuries in the elderly: an Eastern Association for the Surgery of Trauma practice management guideline. J Trauma Acute Care Surg, 2016, 81(1): 196-206.

[21] Lord SR, Menz HB, Sherrington S. Home environment risk factors for falls in older people and the efficacy of home modifi cations. Age Ageing, 2006, 35(S2): ii55-ii59.

[22] Cumming RG, Thomas M, Szonyi G, et al. Home visits by an occupational therapist for assessment and modification of environmental hazards: a randomized trial of falls prevention. J Am Geriatr Soc, 1999, 47(12): 1397-1402.

[23] Nikolaus T, Bach M. Preventing falls in community-dwelling frail older people using a home intervention team (HIT): results from the randomised falls-HIT trial. J Am Geriatr Soc, 2003, 51(3): 300-305.

[24] Campbell AJ, Robertson MC, La Grow SJ, et al. Randomised controlled trial of prevention of falls in people aged > or = 75 with severe visual impairment: the VIP trial. BMJ, 2005, 331(7520): 817-925.

[25] Kamei T, Kajii F, Yamamoto Y, et al. Effectiveness of a home hazard modification program for reducing falls in urban community-dwelling older adults: a randomized controlled trial. Jpn J Nurs Sci, 2015, 3(12): 184-197.

[26] Bonander C, Gustavsson J, Nilson F. Can the provision of a home help service for the elderly population reduce the incidence of fall-related injuries? A quasi-experimental study of the community-level effects on hospital admissions in Swedish municipalities. Inj Prev, 2016, 6(22): 412-419.

[27] Gillespie LD, Robertson MC, Gillespie WJ, et al. Interventions for preventing falls in older people living in the community. Cochrane Database Syst Rev, 2009, 2: CD007146.

[28] Attebo K, Ivers RQ, Mitchell P. Refractive errors in an older population: the Blue Mountains Eye Study. Ophthalmology, 1999, 106(6): 1066-1072.

[29] Lord SR, Dayhew J, Howland A. Multifocal glasses impair edge contrast sensitivity and depth perception and increase the risk of falls in older people. J Am Geriatr Soc, 2002, 50(11): 1760-1766.

[30] Tseng VL, Yu F, Lum F, et al. Risk of fractures following cataract surgery in medicare beneficiaries. JAMA, 2012, 308(5): 493-501.

[31] Harwood RH, Foss AJ, Osborn F, et al. Falls and health status in elderly women following first eye

cataract surgery: a randomized controlled trial. Br J Ophthalmol, 2005, 89(1): 53-59.

[32] Foss AJ, Harwood RH, Osborn F, et al. Falls and health status in elderly women following second eye cataract surgery: a randomized controlled trial. Age Ageing, 2006, 35(1): 66-71.

[33] Buchner DM, Cress ME, de Lateur BJ, et al. The effect of strength and endurance training on gait, balance, fall risk, and health services use in community-living older adults. J Gerontol, 1997, 52(4): 218-224.

[34] Cumming RG, Ivers R, Clemson L, et al. Improving vision to prevent falls in frail older people: a randomized trial. J Am Geriatr Soc, 2007, 55(2): 175-181.

[35] Haran MJ, Cameron ID, Ivers RQ, et al. The effect on falls of providing single lens distance vision glasses to multifocal glasses wearers: the VISIBLE randomised controlled trial. BMJ, 2010, 340: c2265.

[36] Ward C, McIntosh S, Kenny R. Carotid sinus hypersensitivity-a modifiable risk factor for fractured neck of femur. Age Ageing, 1999, 28(2): 127-133.

[37] Davies A, Steen N, Kenny R. Carotid sinus hypersensitivity is common in older patients presenting to an accident and emergency department with unexplained falls. Age Ageing, 2001, 30(4): 289-293.

[38] Kenny R, Richardson D, Steen N, et al. Carotid sinus syndrome: a modifiable risk factor for nonaccidental falls in older adults (SAFE PACE). J Am Coll Cardiol, 2001, 38(5): 1491-1496.

[39] Parry SW, Steen N, Bexton RS, et al. Pacing in elderly recurrent fallers with carotid sinus hypersensitivity: a randomised, double-blind, placebo controlled crossover trial. Heart, 2009, 95(5): 405-459.

[40] Ryan DJ, Nick S, Colette SM, et al. Carotid sinus syndrome, should we pace? A multicentre, randomized control trial (Safepace 2). Heart, 2010, 96(5): 347-351.

[41] Richardson D, Bexton R, Shaw F, et al. Complications of carotid sinus massage-a prospective series of older patients. Age Ageing, 2000, 29(5): 413-417.

[42] Brenner R, Ammann P, Yoon SI, et al. Reduction of falls and fractures after permanent pacemaker implantation in elderly patients with sinus node dysfunction. Europace, 2017, 19(7): 1220-1226.

[43] Woolcott JC, Richardson KJ, Wiens MO, et al. Meta-analysis of the impact of 9 medication classes on falls in elderly persons. Arch Intern Med, 2009, 169(21): 1952-1960.

[44] Hartikainen S, Lönnroos E, Louhivuori K. Medication as a risk factor for falls: critical systematic review. J Gerontol A Biol Sci Med Sci, 2007, 62(10): 1172-1181.

[45] Taipale HT, Bell JS, Uusi-Kokko M, et al. Sedative load among community-dwelling people aged 75 years and older: a population-based study. Drugs Aging, 2011, 28(11): 913-925.

[46] Wong AK, Lord SR, Sturnieks DL, et al. Angiotensin system blocking medications are associated with fewer falls over 12 months in community dwelling older people. J Am Geriatr Soc, 2013, 61(5): 776-781.

[47] Witham MD, Sumukadas D, McMurdo ME. ACE inhibitors for sarcopenia-as good as exercise training? Age Ageing, 2008, 37(4): 363-365.

[48] Gribbin J, Hubbard R, Gladman JR, et al. Risk of falls associated with antihypertensive medication: population-based case-control study. Age Ageing, 2010, 39(5): 592-597.

[49] Campbell AJ, Robertson MC, Gardner MM, et al. Psychotropic medication withdrawal and a home based exercise programme to prevent falls: results of a randomised controlled trial. J Am Geriatr Soc, 1999, 47(7): 850-853.

[50] Lord SR, Sherrington C, Menz H, et al. Falls in older people: risk factors and strategies for prevention. 2nd ed. Cambridge: Cambridge University Press, 2007.

［51］Cameron ID, Gillespie LD, Robertson MC, et al. Interventions for preventing falls in older people in care facilities and hospitals. Cochrane Database Syst Rev, 2012, 12: CD005465.

［52］Pit SW, Byles JE, Henry DA, et al. A quality use of medicines program for general practitioners and older people: a cluster randomized controlled trial. Med J Aust, 2007, 187(1): 23-30.

［53］Chang JT, Morton SC, Rubenstein LZ, et al. Interventions for the prevention of falls in older adults: systematic review and meta-analysis of randomised clinical trials. BMJ, 2004, 328(7441): 680-687.

［54］Centre for Clinical Practice at NICE (UK) . Falls: assessment and prevention of falls in older people. London: National Institute for Health and Care Excellence (UK), 2013.

［55］Vlaeyen E, Coussement J, Leysens G, et al. Characteristics and effectiveness of fall prevention programs in nursing homes: a systematic review and meta-analysis of randomized controlled trials. J Am Geriatr Soc, 2015, 63(2): 211-221.

［56］Tinetti ME, Speechley M, Ginter SF. Risk factors for falls among elderly persons living in the community. N Eng J Med, 1988, 319(26): 1701-1707.

［57］Tinetti ME, Baker DI, McAvay G, et al. A multifactorial intervention to reduce the risk of falling among elderly people living in the community. N Engl J Med, 1994, 331(13): 821-827.

［58］Hornbrook MC, Stevens VJ, Wingfield DJ, et al. Preventing falls among community-dwelling older persons: results from a randomized trial. Gerontologist, 1994, 34(1): 16-23.

［59］Close J, Ellis M, Hooper R, et al. Prevention of falls in the elderly trial (PROFET): a randomised controlled trial. Lancet, 1999, 353(9147): 93-99.

［60］Davison J, Bond J, Dawson P, et al. Patients with recurrent falls attending Accident & Emergency benefit from multifactorial intervention-a randomised controlled trial. Age Ageing, 2005, 34(2): 162-168.

［61］Tricco AC, Thomas SM, Veroniki AA, et al. Comparisons of interventions for preventing falls in older adults: a systematic review and meta-analysis. JAMA, 2017, 318(17): 1687-1699.

［62］Tinetti ME, Baker DI, King M, et al. Effect of dissemination of evidence in reducing injuries from falls. N Engl J Med, 2008, 359(3): 252-261.

［63］Fortinsky RH, Baker D, Gottschalk M, et al. Extent of implementation of evidence-based fall prevention practices for older patients in home health care. J Am Geriatr Soc, 2008, 4(56): 737-743.

［64］Brown CJ, Gottschalk M, van Ness PH, et al. Changes in physical therapy providers' use of fall prevention strategies following a multicomponent behavioral change intervention. Phys Ther, 2005, 85(5): 394-403.

［65］Hendriks MR, Bleijlevens MH, van Haastregt JC, et al. Lack of effectiveness of a multidisciplinary fall prevention program in elderly people at risk: a randomized controlled trial. J Am Geriatr Soc, 2008, 56(8): 1390-1397.

［66］Elley CR, Robertson MC, Garrett S, et al. Effectiveness of a falls and fracture nurse coordinator to reduce falls: randomized controlled trial of at-risk older adults. J Am Geriatr Soc, 2008, 56(8): 1383-1389.

［67］Gates S, Fisher JD, Cooke MW, et al. Multifactorial assessment and targeted intervention for preventing falls and injuries among older people in community and emergency care settings: systematic review and meta-analysis. BMJ, 2008, 336(7636): 130-133.

［68］Mahoney JE. Why multifactorial fall-prevention interventions may not work: comment on "Multifactorial intervention to reduce falls in older people at high risk of recurrent falls". Arch Intern Med, 2010, 170(13): 1117-1119.

［69］Wagner EH, LaCroix AZ, Grothaus L, et al. Preventing disability and falls in older adults: a population-based randomized trial. Am J Public Health, 1994, 84(11): 1800-1806.

［70］Vogler CM, Menant JC, Sherrington C, et al. Evidence of detraining after 12-week home-based exercise programs designed to reduce fall-risk factors in older people recently discharged from hospital. Arch Phys Med Rehabil, 2012, 93(10): 1685-1691.

［71］Lee HC, Chang KC, Tsauo JY, et al. Effects of a multifactorial fall prevention program on fall incidence and physical function in community-dwelling older adults with risk of falls. Arch Phys Med Rehabil, 2013, 94(4): 606-615.

［72］de Vries OJ, Peeters GM, Elders PJ, et al. Multifactorial intervention to reduce falls in older people at high risk of recurrent falls: a randomized controlled trial. Arch Intern Med, 2010, 170(13): 1110-1117.

［73］Spice CL, Morotti W, George S, et al. The Winchester falls project: a randomized controlled trial of secondary prevention of falls in older people. Age Ageing, 2009, 38(1): 33-40.

［74］Shaw FE, Bond J, Richardson DA, et al. Multifactorial intervention after a fall in older people with cognitive impairment and dementia presenting to the accident and emergency department: randomized controlled trial. BMJ, 2003, 326(7380): 73.

［75］Mahoney JE, Shea TA, Przybelski R, et al. Kenosha County Falls Prevention Study: a randomized, controlled trial of an intermediate-intensity, community-based multifactorial falls intervention. J Am Geriatr Soc, 2007, 55(4): 489-498.

［76］Hill KD, Day L, Haines TP. What factors influence community-dwelling older people's intent to undertake multifactorial fall prevention programs? Clin Interv Aging, 2014, 9: 2045-2053.

［77］Vlaeyen E, Stas J, Leysens G, et al. Implementation of fall prevention in residential care facilities: a systematic review of barriers and facilitators. Int J Nurs Stud, 2017, 70: 110-121.

［78］Day LM. Fall prevention programs for community-dwelling older people should primarily target a multifactorial intervention rather than exercise as a single intervention. J Am Geriatr Soc, 2013, 61(2): 284-285.

［79］Dean C, Rissel C, Sherrington C, et al. Exercise to enhance mobility and prevent falls after stroke: the community stroke club randomised trial. Neurorehabil Neural Repair, 2012, 26(9): 1046-1057.

［80］Fairhall N, Sherrington C, Lord SR, et al. Effect of a multifactorial, interdisciplinary intervention on risk factors for falls and fall rate in frail older people: a randomized controlled trial. Age Ageing, 2014, 43(5): 31-37.

［81］Sherrington C, Lord SR, Vogler CM, et al. A post-hospital home exercise program improved mobility but increased falls in older people: a randomised controlled trial. PLoS One, 2014, 9(9): e104412.

［82］Moncada LVV, Mire LG. Preventing falls in older persons. Am Fam Physician, 2017, 96(4): 240-247.

［83］Donald IP, Pitt K, Armstrong E, et al. Preventing falls on an elderly care rehabilitation ward. Clin Rehabil, 2000, 14(2): 178-185.

［84］Haines TP, Bennell KL, Osborne RH, et al. Effectiveness of targeted falls prevention programme in subacute hospital setting: randomised controlled trial. BMJ, 2004, 328(7441): 676.

［85］Healey F, Monro A, Cockram A, et al. Using targeted risk factor reduction to prevent falls in older in-patients: a randomised controlled trial. Age Ageing, 2004, 33(4): 390-395.

［86］Stenvall M, Olofsson B, Lundstrom M, et al. A multidisciplinary, multifactorial intervention program reduces postoperative falls and injuries after femoral neck fracture. Osteoporos Int, 2007, 18(2): 167-175.

［87］Cumming RG, Sherrington C, Lord SR, et al. Cluster randomized trial of a targeted multifactorial intervention to prevent falls in hospital. Br Med J, 2008, 336(7647): 758-760.

[88] Stapleton C, Hough P, Oldmeadow L, et al. Four-item fall risk screening tool for subacute and residential aged care: the first step in fall prevention. Australas J Ageing, 2009, 28(3): 139-143.

[89] Whitney J, Close JC, Lord SR, et al. Identification of high risk fallers among older people living in residential care facilities: a simple screen based on easily collectable measures. Arch Gerontol Geriatr, 2012, 55(3): 690-695.

[90] Wilson NM, Hilmer SN, March LM, et al. Associations between drug burden index and falls in older people in residential aged care. J Am Geriatr Soc, 2011, 59(5): 875-880.

[91] Jensen J, Lundin-Olsson L, Nyberg L, et al. Fall and injury prevention in older people living in residential care facilities: a cluster randomized trial. Ann Intern Med, 2002, 136(10): 733-741.

[92] Becker C, Kron M, Lindemann U, et al. Effectiveness of a multifaceted intervention on falls in nursing home residents. J Am Geriatr Soc, 2003, 51(3): 306-313.

[93] Kerse N, Butler M, Robinson E, et al. Fall prevention in residential care: a cluster, randomized, controlled trial. J Am Geriatr Soc, 2004, 52(4): 524-531.

[94] Rosendahl E, Gustafson Y, Nordin E, et al. A randomized controlled trial of fall prevention by a high-intensity functional exercise program for older people living in residential care facilities. Aging Clin Exp Res, 2008, 20(1): 67-75.

[95] Kemmler W, von Stengel S, Kohl M. Exercise frequency and fracture risk in older adults-how often is enough? Curr Osteoporos Rep, 2017, 15(6): 564-570.

[96] Schulz C, Lindlbauer I, Rapp K, et al. Long-term effectiveness of a multifactorial fall and fracture prevention program in Bavarian nursing homes: an analysis based on health insurance claims data. J Am Med Dir Assoc, 2017, 18(6): 552, e7-17.

[97] El-Khoury F, Cassou B, Charles MA, et al. The effect of fall prevention exercise programmes on fall induced injuries in community dwelling older adults: systematic review and meta-analysis of randomized controlled trials. BMJ, 2013, 347: f6234.

[98] Mills N. The biomechanics of hip protectors. Proc Inst Mech Eng H J Eng Med, 1996, 210(4): 259-266.

[99] Lauritzen JB, Petersen MM, Lund B. Effect of external hip protectors on hip fractures. Lancet, 1993, 341(8836): 11-13.

[100] Ekman A, Mallmin H, Michaelsson K, et al. External hip protectors to prevent osteoporotic hip fractures. Lancet, 1997, 350(9077): 563-564.

[101] Santesso N, Carrasco-Labra A, Brignardello-Petersen R. Hip protectors for preventing hip fractures in older people. Cochrane Database Syst Rev, 2014, 3: CD001255.

[102] van Schoor N, Deville W, Bouter L, et al. Acceptance and compliance with external hip protectors: a systematic review of the literature. Osteoporos Int, 2002, 13(12): 917-924.

[103] O'Halloran P, Cran G, Beringer T, et al. A cluster randomised controlled trial to evaluate a policy of making hip protectors available to residents of nursing homes. Age Ageing, 2004, 33(6): 582-588.

[104] Birks Y, Porthouse J, Addie C, et al. Randomized controlled trial of hip protectors among women living in the community. Osteoporos Int, 2004, 15(9): 701-706.

[105] Laing AC, Feldman F, Jalili M, et al. The effects of pad geometry and material properties on the biomechanical effectiveness of 26 commercially available hip protectors. J Biomech, 2011, 44(15): 2627-2635.

[106] 彭宇案. 老年人跌倒干预技术指南. 中国实用乡村医生杂志, 2012, 19(8): 1-13.

[107] 周君桂, 李亚洁, 钟小红. 老年病专科护士预防患者跌倒的工作模式探讨. 中华护理杂志, 2010, 45(3):

249-251.

［108］成磊，胡雁，吴金球，等.《住院患者跌倒预防临床实践指南》的设计和初步应用. 中华护理杂志，2011, 46(3): 267-270.

［109］李薇，刘晓萱，杜红娣. PISETI 跌倒管理模型在老年患者跌倒预防中的应用. 中华现代护理杂志，2017, 23(21): 2791-2795.

［110］欧阳波，龚轶欣，刘滇，等. 跌倒风险管理在预防社区老年人群跌倒中的应用. 中国康复，2015, 4: 277-279.

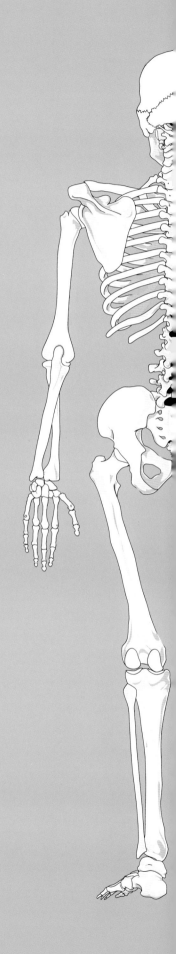

| 第 14 章 |

老年性骨质疏松症的
药物治疗

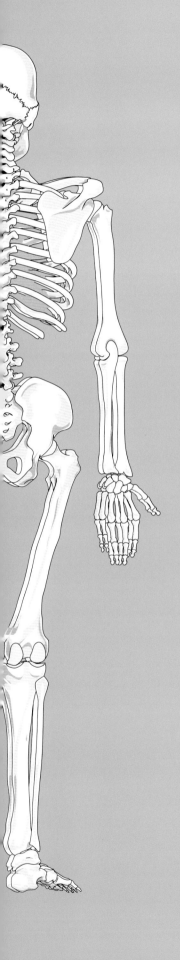

本章要点

- 骨质疏松症的治疗目标在于防止骨折
- 药物治疗的选择
- 抗骨质疏松治疗方案

骨质疏松症的风险和并发症随着年龄的增长逐渐增加。老年性骨质疏松症的症状不同于绝经后骨质疏松症，这是由于男性和女性均受年龄的影响。骨质疏松症的治疗目标是通过预防跌倒和增强骨骼来防止骨折。骨密度是用来预测骨折发生风险的一项指标。许多临床试验都证实了营养补充剂（钙和维生素 D）和药物治疗均可有效减少骨质疏松症患者的骨折风险。然而，并非所有的试验都纳入了年龄较大的患者，尽管他们是发生骨折的高危人群。本章将回顾骨质疏松症治疗的相关证据。

第一节　治疗目标

前几章介绍了骨质疏松症的病理生理学，其治疗的药理学靶点与病理生理学密切相关。骨质疏松症治疗的基础是确保足够的钙摄入量，这有助于增强骨强度。维生素 D 与钙的稳态密切相关，既促进肠道吸收钙，又逆转继发性甲状旁腺功能亢进，后者是维生素 D 缺乏的结果。钙和维生素 D 的共同作用可使骨转换减少，增加骨骼的钙含量。维生素 D 还通过加强肌肉和改善本体感觉来减少跌倒。

除了钙和维生素 D 外，对于骨折高危人群还有其他有效的治疗药物。这些药物包括以下几种。①双膦酸盐类。②狄诺塞麦。③特立帕肽。④雌激素替代物。⑤选择性雌激素受体调节剂（SERMs）。⑥雷奈酸锶。此外，降钙素是一种曾用于治疗骨质疏松症的药物，目前已经从欧洲和加拿大市场撤出，因为其对预防骨折的作用较弱，并且会增加癌症风险，但降钙素在美国仍可短期使用。

抗骨吸收药物通过减少破骨细胞介导的骨吸收，从而扭转绝经后骨吸收加剧。蛋白同化制剂特立帕肽通过促进成骨细胞活性而增加骨形成，最终形成新骨。

一、双膦酸盐类

双膦酸盐类通过附着于骨骼中的羟基磷灰石矿物而起作用。当破骨细胞吸收骨骼时，双膦酸盐与羟基磷灰石一起被破骨细胞摄入，并诱导凋亡或抑制骨吸收活性。由于吸收的双膦酸盐容易与羟基磷灰石结合，稳定性较强，这些药物的作用在停药后仍可持续数月。

二、狄诺塞麦

狄诺塞麦是针对核因子 κB 受体活化因子配体（RANKL）的单克隆抗体，RANKL 是破骨细胞存活和分化的必要信号。狄诺塞麦是破骨细胞活性的有效抑制剂。

三、特立帕肽

特立帕肽是含有甲状旁腺激素（PTH）前 34 个氨基酸的合成肽。PTH 的全肽（即完整的 1~84 氨基酸肽）可用于治疗甲状旁腺功能减退症。虽然甲状旁腺功能亢进症时甲状旁腺激素水平的升高会导致骨质疏松症，但激素的间歇脉冲实际上会减弱甚至逆转这种作用。这种药物具有合成代谢作用，将平衡转移到骨骼形成。这种药物的使用限制为 2 年，因为研究人员担心其增加骨肉瘤的风险而提前终止临床试验，但后来被认为其影响是微不足道的。在使用特立帕肽 2 年后停用时，体内可发生快速骨丢失，从而抵消了积极治疗期间产生的有益效果，因此需要在使用 2 年并停止治疗后序贯抗再吸收治疗。

第二节　骨质疏松症研究的注意事项

骨质疏松症治疗研究包括随机对照试验（RCT）和 meta 分析。并非所有的研究都包括患者的终点指标，如骨折、死亡率或生活质量。骨密度虽然是未来骨折风险的预测指标，但并不能完全预测哪一个人会发生骨折。以往对双膦酸盐、钙和维生素 D 的研究表明，骨折风险的降低不一定与骨密度的改善有关。然而，狄诺塞麦和唑来膦酸的较新研究表明，骨密度增加与骨折风险降低之间有较强的联系。此外，并非所有骨折对患者都同等重要。髋部骨折往往产生严重的后果，包括死亡、需要家庭护理及残疾。同样，椎体骨折则也会增加死亡率和复发骨折风险。手臂或手腕的骨折则倾向于承受较少的不良后果。因此，即使一项研究使用骨折作为终点，骨折的类型也很重要。

另一个需要注意的是受试者的年龄、性别和多重合并症。有些临床试验会排除或不招募 80 岁以上的受试者，但相当一部分骨质疏松性骨折发生在这个年龄段。一些临床试验的事后分析显示，在这个特定人群中，发生髋部骨折的人越来越多。由于绝经后骨质疏松症的普遍性，绝大多数的试验只包括绝经后妇女而未包括男性。高龄骨质疏松症患者与绝经后骨质疏松症患者有病理生理学的差异，因此不应忽视对男性的治疗。男性骨质疏松症治疗的现有证据很有限，尽管专家们的共识是这些药物的治疗效果同样适用于男性。专门针对高龄骨质疏松症患者的研究很少，我们必须将基于年轻人的研究结果推广到高龄老年人群中。

第三节　钙和维生素 D

是否给老年人补充钙和维生素 D 以预防骨折是存在争议的。目前已经进行了大量的系统评价和 meta 分析，研究结果可概括如下。

在维生素 D 缺乏的个体中，其中有 40%～100% 的老年人，按照至少 800IU/d 的剂量补充维生素 D_3（胆钙化醇）可以预防椎骨和髋部的骨折，特别是长期护理环境中的骨折[1-2]。补充 400IU/d 的维生素 D_3 或等同物对骨折预防无影响。

在维生素 D 充足（75nmol/L 以上）的个体中，补充维生素 D 并没有额外的获益。间断给予治疗剂量的 500 000IU 维生素 D_3 与骨折风险的增加有关。临床研究中维生素 D 的剂量上限是 4000IU/d，尽管欧洲的指导原则规定高达 10 000IU/d 的剂量是安全的。

每日摄入 1000～1200mg 钙元素合并补充维生素 D 可减少绝经后女性的髋部骨折风险。理想的钙摄入是通过饮食而不是膳食补充剂。钙剂可能增加肾结石的风险［风险比（hazard ratio，HR）为 1.17］，也可能伴有钙补充剂相关的便秘。关于钙补充剂是否增加心血管疾病尚存争议，两项随机临床试验的 meta 分析得出的结论不同。补充钙剂的人群中动脉壁钙沉积物并没有增加，使得这种关联的机制成为问题。

坚持补充钙和维生素 D 是与临床结局有关的。在女性健康倡议（WHI）临床试验中，60% 的受试者坚持补充钙和维生素 D，其髋部骨折风险降低。西班牙的一个大型观察性队列试验中，20% 的男性和女性受试者持续补充钙和维生素 D，27% 的受试者在治疗 1 年后完全停止治疗。因此，现实生活中的依从性可能低于临床试验，并且依从性与骨折风险有关。

钙和维生素 D 补充剂已成为降低社区老年人骨折风险的常规疗法。在针对 3 项临床试验（共 3998 例受试者）的 meta 分析中，老年个体（绝大多数为女性）中的疗效证据很强，其减少髋关节和低异质性骨折（I^2=0）的总风险比为 0.71（95%CI 0.57～0.89）[3]。在这些试验中，使用的是 1200mg/d 的钙和 800～1000IU/d 的维生素 D。

在社区老年人（n=43 949）中，关于钙和维生素 D 降低骨折风险的 meta 分析也显示出了类似的趋势，但关系不显著（RR=0.89，95%CI 0.76～1.04），且具有中度异质性（I^2=27%）。该研究发现来自最大的临床试验 WHI（n=36 282），在平均为期 7 年的随访期间每天补充 1000mg 的钙和 400IU 维生素 D，50～79 岁的女性骨折风险无差异[4]。然而，在亚组分析中排除未坚持服用的受试者后，髋部骨折风险显著降低，HR=0.71（0.52～0.97）。这与经过 3 年或更长时间治疗后髋关节（而非脊柱）骨密度的显著改善相一致。由于髋部骨折是所有骨折中最具破坏性的，因此应考虑这一重要发现。另一个问题是在 WHI 研究中使用的次优剂量的维生素 D。meta 分析显示，髋关节骨折与血清维生素 D 水平呈剂量-反应关系。为降低骨折风险，每天需要补充至少 800IU 维生素 D，而 WHI 试验中使用的 400IU/d 维生素 D 是不足的。因此，钙和维生素 D 补充剂可能对居住在社区的老年人，特别是女性是有益的。

尽管通过饮食可以补充足够的钙，但维生素 D 需要另外的补充剂，特别是对于社区的个体。维生素 D 的活性形式通过太阳紫外线（UVB）照射皮肤合成。生活在赤道以外的个人和社区老年人无法接受足够的阳光照射来获得最佳的维生素 D 水平。大部分专家[5-6]建议血清 25OHD 水平 >50nmol/L，最佳为 75nmol/L。医学研究发现，血清 25OHD 水平 >125nmol/L 时会发生不良事件，包括高钙血症。每日口服 800IU 的维生素 D_3 将使 97.5% 的人群血清 25OHD 达到最低 50nmol/L 的水平，补充 1600IU/d 的维生素 D_3 才能使血清 25OHD 水平达到 75nmol/L。2012 年一项关于补充维生素 D 的临床试验的 meta 分析显示，与低剂量摄入相比，每天维持 800～2000IU 的剂量能够显著降低髋部骨折（RR=0.70，0.58～0.86）和任何非椎骨骨折（RR=0.86，0.76～0.96）的发生。在这项分析中，65 岁以上的社区受试者补充高剂量维生素 D 可受益。因此，从所有现有的临床和生理数据来看，建议每天补充至少 800IU 的维生素 D 来维持最佳的骨骼健康。

对于老年男性和女性，推荐每天通过饮食摄取 1200mg 的钙。当饮食摄入量不足时，应给予钙补充剂以满足需求。钙补充剂的安全性近来受到关注。在一项随机对照试验[7]（n=10 128）的 meta 分析中，钙剂组和安慰剂组比较，自我报告中的胃肠道症状（如便秘和腹胀）在钙剂组中更多。然而，这项 meta 分析没有包括 WHI 试验（n=36 282）的数据[4]。报告显示钙剂组和安慰剂组之间具有相似的胃肠道症状。WHI 试验中钙剂组的肾结石发生率较高（HR=1.17，1.02～1.34），但钙摄入量较高，总体日摄入量高于 1200mg。其他试验没有发现增加的结石风险。高钙膳食通常通过结合和排出草酸来防止肾结石的发生。因此，即使存在便秘和肾结石的风险，钙剂的风险与预防骨折的获益相比可能是微不足道的。

2010 年关于 RCTs 的 meta 分析显示，钙补充组的心肌梗死（MI）风险增加，心血管疾病的风险得到广泛宣传[8]。自我报告的心肌梗死被用来得出这个结论。随后的研究显示，自我报告的心血管事件有显著的偏差，特别是部分胃肠道症状与胸痛症状相似。2014 年针对经过验证的心血管事件的 RCTs（n=63 563）的 meta 分析显示，钙补充剂组和安慰剂组之间没有差异（RR=1.02，0.96～1.09），异质性低（I^2=0），偏倚低[9]。此外，在一个进行心脏 CT 以确定冠状动脉钙化水平的 WHI 受试者亚组中（n=792），心血管风险的强烈预测指标显示钙补充剂组和安慰剂组之间的钙化水平没有差异[10]。心血管事件在老年人中很常见，但补充维生素 D 和钙并不会增加这些事件的风险。关于骨质疏松症治疗药物的所有 RCTs 研究中均要求受试者摄入足量的钙和维生素 D，这也表明补充钙和维生素 D 已成为骨质疏松症治疗中的基线治疗。

第四节　双膦酸盐类药物

双膦酸盐是治疗老年性骨质疏松症的一线药物。有证据表明，其可预防老年男性和女性、阿尔茨海默病和糖皮质激素性骨质疏松症引起的脊椎和髋部骨折。在实际使用中，其依从性约为 50%，这导致治疗效率降低。双膦酸盐类药物的临床试验的主要受试者为患有骨质疏松症的老年女性（无论是否发生骨折），大多数试验排除了严重的内科疾病。由于双膦酸盐类药物经由肾排泄，所以肌酐清除率小于 30ml/min 是其禁忌证。此外，吞咽困难的患者对口服制剂的耐受性降低。

阿仑膦酸钠、利塞膦酸钠和唑来膦酸是研究最多的双膦酸盐类药物，并且都具有预防髋部和椎骨骨折的效果。利塞膦酸钠还未经美国 FDA 批准用于髋部骨折的预防。氯膦酸盐和伊班膦酸钠不是首选的药物，是由于其在预防髋部骨折方面缺乏有效的证据。骨折干预试验（FIT Ⅰ 和 FIT Ⅱ）是一个关于双膦酸盐类药物治疗骨质疏松症来降低骨折风险的大型随机对照试验。受试者为 55～81 岁的女性，股骨颈 T 评分 ≤ 2.1 分，并且先前存在椎体骨折（FIT Ⅰ，n=2027）或先前无骨折（FIT Ⅱ，n=4432），被随机分为每天 5mg 阿仑膦酸钠（24 个月后增加至每天 10mg）组或 3～4 年安慰剂组。在先前存在椎体骨折（FIT Ⅰ）的患者中，阿仑膦酸钠显著降低了椎体骨折（RR=0.53，95%CI 0.41～0.68）、髋关节骨折（RR=0.49，95%CI 0.23～0.99）、手腕骨折的风险。在先前没有骨折的患者（FIT Ⅱ）中，阿仑膦酸钠降低了新发椎体骨折的风险（RR=0.56，95%CI 0.39～0.80），但并没有显著降低髋部骨折风险。选择骨折风险高的个体（例如先前骨折的患者）增加了检测出显著治疗效果的机会。

阿仑膦酸钠和唑来膦酸的临床随机对照试验的 meta 分析显示，绝经后女性使用阿仑膦酸钠（n=9808，HR=0.61，95%CI 0.40～0.93）和唑来膦酸（n=9863，HR=0.62，95%CI 0.46～0.82）后，髋部骨折显著减少[11]。同样的 meta 分析也发现，阿仑膦酸钠（n=7145，HR=0.54，95%CI 0.44～0.66）和唑来膦酸（n=7802，HR=0.38，95%CI 0.22～0.67）使椎骨骨折显著减少。这些结果的异质性很低，原因是其中一项试验没有使用影像学证据来检测椎骨骨折，这可能会低估实际的椎体骨折发生率[12]。

唑来膦酸可能降低髋部骨折后的特定群体的死亡率。HORIZON-R 临床试验随机分配 2127 例男性和女性，年龄为 50～98 岁，90 天内通过外科手术修复髋关节骨折，每年一次静脉注射唑来膦酸 5mg 或安慰剂。这些患者不耐受或不能口服双膦酸盐类药物。虽然这项研究无法来检测复发性髋部骨折的差异，但是所有临床椎体骨折的主要结局和死亡率的次要结果都显著减少。平均随访 1.9 年后，全因死亡率的危险比为 0.72（95%CI 0.56～0.93）。然而，这种获益仅适用于具有正常认知的患者；那些存在认知功能障碍的患者的死亡可能性并没有减小。澳大利亚杜博的一个大型前瞻性队列试验表明，对于社区老年女性的骨质疏松症，双膦酸盐治疗具有相似的降低死亡率的获益（调整后的 *HR* 为 0.31，95%*CI* 0.17 ~ 0.59），这表明双膦酸盐治疗的重要性超过了骨折预防[13]。

利塞膦酸钠已在类似的人群中进行了研究。两个大型试验 VERT-MN 和 VERT-NA 证实了利塞膦酸钠减少绝经后女性骨质疏松症导致的椎体骨折的安全性和有效性[14-15]。随后，研究人员又进行了较大的髋关节试验以观察利塞膦酸钠在预防两组女性髋部骨折的效果，受试者包括年龄 70~79 岁的骨质疏松症患者和年龄大于 80 岁、存在不一定与骨质疏松症相关的骨折风险的女性。髋关节试验显示，在治疗 2 年后合并人群（ *n*=9331 ）髋部骨折的风险显著降低（ *RR*=0.7，95%*CI* 0.6 ~ 0.9 ）。然而，在预定义的亚组中，只有 70~79 岁的骨质疏松症女性（ *n*=5445 ）具有显著的获益（ *RR*=0.6，95%*CI* 0.4~0.9 ），而具有单独危险因素的另外一组老年女性（ *n*=3886 ）在髋部骨折方面没有受益（ *RR*=0.8，95%*CI* 0.6 ~ 1.2 ）。这种差异可能是由缺乏检测不良事件的能力导致的。

坚持双膦酸盐治疗会带来更好的结果，而间歇给药有助于提高依从性。与上述试验中使用的每日给药相比，每月[16]使用一次和每周[17]使用一次利塞膦酸钠显示出了非劣性效果。间歇使用利塞膦酸钠显示出在骨密度、降低骨转换和新发椎体骨折数目方面相似的获益改变。阿仑膦酸盐每周给药一次，在大型临床试验中显示出不逊于每日给药的效果[18]。然而，阿仑膦酸盐研究仅显示出骨密度和骨转换的非劣性改变，而无骨折发生率的数据。每周或每月一次的给药是一线疗法，优于每日给药。由于口服双膦酸盐的胃肠道副作用且在摄入后 30 分钟不宜坐卧，因而每年静脉注射一次唑来膦酸或每半年一次皮下注射一次狄诺塞麦治疗可作为替代方案。

对于使用双膦酸盐后发生下颌骨坏死（ osteonecrosis of the jaw，ONJ ）和非典型股骨骨折（ atypical femoral fracture，AFF ）的风险已经产生了许多争议。ONJ 被定义为下颌骨中的骨骼暴露且 8 周不愈合，与牙齿卫生差、牙科手术、糖皮质激素治疗、使用质子泵抑制药和双膦酸盐有关[19]。尽管 ONJ 的危险度与癌症相关的双膦酸盐治疗风险（每年 400/10 万）相当，但骨质疏松症相关的治疗风险非常低（ 1/10 万）[20]。相比之下，低、中、高危女性发生骨质疏松性骨折的风险分别为 650/10 万、1600/10 万、3100/10 万。AFF 发生在转子间区域或股骨轴，通常没有任何创伤。AFF 的发生率随着双膦酸盐治疗时间的延长逐渐增加，在 10 万例患者中，使用 1 年时增加 1.78

例，在使用 8 年时增加到 113.1 例[21]。因此，一些临床医生会让已服用双膦酸盐 3~5 年的中、低危患者中断使用，并定期重新评估再次使用的可能。那些存在骨质疏松性骨折或高骨折风险的患者应该考虑继续治疗，因为骨质疏松性骨折（髋部或椎骨）的风险比 AFF 高出 30 倍以上。

第五节　雌激素和选择性雌激素受体调节剂

雌激素替代疗法在有效预防绝经后女性髋部和椎骨骨折方面具有高质量的证据。在著名的女性健康倡议（WHI）试验中，将 16 608 例 50~79 岁的绝经后女性随机分为雌激素加孕激素治疗组与安慰剂组，进行平均 5.6 年的随访后，试验就提前终止了[22]。由于其中冠状动脉疾病、乳腺癌、脑卒中和肺栓塞的病例数明显增多，试验结果基本上否定了其获益疗效，雌激素不再作为常规的推荐治疗方法。考虑到那些伴有更年期症状的人，临床医生应了解雌激素治疗的风险。

选择性雌激素受体调节剂（selective estrogen receptor modulators，SERMs）是作用于骨和肝而非其他组织的雌激素受体激动剂。雷洛昔芬是一种经典的 SERM，可减少椎体骨折并改善骨密度，但髋部和非椎骨骨折无明显减少。雷洛昔芬也会显著增加静脉血栓栓塞的风险（$RR=3.1$，95%CI 1.5~6.2），但会显著降低乳腺癌的风险（$RR=0.3$，95%CI 0.2~0.6）[23]。总而言之，应该优先考虑应用双膦酸盐、狄诺塞麦和特立帕肽进行骨质疏松症治疗，因为它们比雷洛昔芬更有效并且具有更好的风险获益。第三代 SERMs 包括巴多昔芬和拉索昔芬，已在欧盟批准用于高风险绝经后骨质疏松症；巴多昔芬也被美国 FDA 批准使用。尽管它们在减少椎体骨折方面有显著的获益，但两种药物尚未显示能够减少髋部骨折[24-26]。这两种药物的深静脉血栓形成风险也显著增加。在使用这些新的 SERMs 之前，应该考虑其他骨质疏松治疗药物。

第六节　雷奈酸锶

雷奈酸锶是一种有效减少椎骨和髋部骨折的金属盐[27]。在 TROPOS

（外周性骨质疏松治疗）的 Ⅲ 期临床试验中，50~100 岁的绝经后女性（n=5091）被随机分配到雷奈酸锶（2g/d）组和安慰剂组并治疗 5 年，预定在治疗 3 年时进行统计分析。其中一个预先计划的高危患者亚组用于分析髋部骨折，另一个 80 岁以上患者的亚组用于分析所有骨折[28]。在 3 年和 5 年的时间里，整个组和患者年龄 ≥ 80 岁亚组的椎骨骨折明显减少，高危亚组髋骨骨折明显减少[29]。在 1488 例年龄 ≥ 80 岁的亚组中并无足够的证据显示髋部骨折的发生率与安慰剂组存在差异。

尽管其初期疗效似乎有限，但近年人们发现了一些严重的安全问题。欧洲药品管理局（EMA）发布了上市后监测数据，发现在最初的试验数据中没有发现明显的副作用。在对 7 项研究（共纳入 7572 例女性）的汇总分析中，雷奈酸锶治疗增加了非致死性心肌梗死的风险（OR=1.6，95%CI 1.07 ~ 2.38）[30]。增加的风险仅见于有心血管危险因素的患者，如控制不佳的高血压（血压 > 160/90mmHg）或已知的缺血性心脏病。此外，老年人（年龄 >80 岁）静脉血栓栓塞的风险增加（RR=1.87，95%CI 1.06 ~ 3.31）。另外，自上市以来，截至 2011 年 9 月，报告了 86 例药物反应（或皮疹）伴有嗜酸性粒细胞增多及全身症状（4 例死亡）和 10 例中毒性表皮坏死松解症或重症多形性红斑（Stevens-Johnson 综合征）（3 例死亡）[31]。

考虑到上市后的监测数据，特别是老年人的风险，不推荐雷奈酸锶作为骨质疏松症的一线用药。

第七节　狄诺塞麦

狄诺塞麦是针对核因子 κB 受体活化因子配体（RANKL）的单克隆抗体。在 FREEDOM 试验中，将年龄在 60~90 岁的绝经后女性（n=7868）随机分配到 36 个月的狄诺塞麦治疗组（每半年接受一次皮下注射）和安慰剂组[32]。第 3 年时，治疗组显示椎骨骨折减少 68%（RR=0.32，95%CI 0.26~0.41，P=0.001），髋部骨折减少 20%（RR=0.60，95%CI 0.37~0.97，P=0.05）。在持续 6 年的 FREEDOM 延期研究的中期报告中，狄诺塞麦治疗组仍保持骨转换减少，脊柱和髋关节的骨密度增加，椎体、髋部和其他非椎骨骨折的骨折发生率仍然较低[33]。研究人员将安慰剂组交叉治疗 3 年，受试者在骨折减少方面也得到了类似的获益。

狄诺塞麦在 FREEDOM 试验中显示耐受性良好。因为 RANKL 也被免疫细胞表达，人们对于发生感染和恶性肿瘤的潜在风险存在一些担忧。在初始的 3 年研究中，狄诺塞麦组与安慰剂组相比，蜂窝织炎增多（0.3% vs.<0.1%，P=0.002），但是在后期扩展研究中未观察到此情况。在初始或扩展研究中，恶性肿瘤发生率均没有增加。在 FREEDOM 扩展研究（n=4550）中，6 例 ONJ 和 1 例 AFF 被判定与狄诺塞麦相关，而在初始试验的 3 年中未有确定。在扩展研究的 6 年中，发现另外 2 例 ONJ，没有新的 AFF 病例[34]。

狄诺塞麦具有优于双膦酸盐的优点。第一，狄诺塞麦较双膦酸盐更显著地增加了骨密度，并减少了骨转换，如一些头对头试验比较了狄诺塞麦与阿仑膦酸盐、利塞膦酸盐和伊班膦酸钠在骨质疏松症患者中治疗 12 个月的情况[35-37]。然而，这些研究中未收集骨折数据。狄诺塞麦和双膦酸盐之间的安全性似乎相似。第二，皮下给药和不频繁地给药（每 6 个月一次）使狄诺塞麦比口服双膦酸盐（每日一次，每周或每月一次）更方便，而且比静脉注射唑来膦酸具有更小的侵入性。第三，最近美国、英国和加拿大医疗模式的成本–效益分析表明，使用口服双膦酸盐类药物的成本–效益更具优势。美国注射一次狄诺塞麦的价格为 1057.86 美元，而 6 个月的仿制阿仑膦酸钠费用为 491.70 美元，6 个月的普通利塞膦酸钠为 1400.34 美元[38]。狄诺塞麦的局限性包括治疗理想时间不明确；与双膦酸盐相比，使用经验相对较少。狄诺塞麦是绝经后女性骨质疏松症的有效治疗药物，特别是那些不能耐受双膦酸盐治疗的女性。

第八节　特立帕肽

目前有两种重组甲状旁腺激素类似物：PTH1-34（特立帕肽）和 PTH1-84（全长激素）。两者都是通过诱导骨形成增加、刺激骨重建的合成代谢剂。

骨折预防试验将 1637 例 42～86 岁发生过椎体骨折的绝经后骨质疏松症女性患者随机分为特立帕肽 20μg 治疗组、40μg 治疗组和安慰剂组，为期 21 个月[39]。两种剂量的特立帕肽都可以使新发椎体骨折的风险降低 65%（RR=0.35，95%CI 0.22～0.55），非椎骨骨折减少 53%（RR=0.47，95%CI 0.25～0.88）。然而，研究人群未检测髋部骨折的差异。由于两个剂量是相当的，所以较低剂量的每日 20μg 皮下给药现已被批准使用。特立帕肽的安全性和有效性已在 80 岁以上的老年患者中被证实。在骨折预防试验的事后分析中，对于年龄小于 75 岁或 75 岁以上的受试者，预防骨折或发生不良事件的有效性没有与年龄的交互作用[40]。特立帕肽使用的禁忌证是骨转换异常增加的病症，如高钙血症、甲状旁腺功能亢进症、碱性磷酸酶水平升高或骨恶性肿瘤[41]。因为特立帕肽经肾排泄，严重肾损伤也是禁忌证。到目前为止，关于使用特立帕肽是否增加骨肉瘤的风险尚未在临床中被证实[42]。

特立帕肽的一个额外获益是对椎骨骨折继发腰痛患者的镇痛作用。针对特立帕肽与安慰剂、阿仑膦酸钠和激素替代疗法的 5 项随机临床试验的 meta 分析显示，特立帕肽与每个对照组相比可显著减轻背部疼痛[43]，并且在停用特立帕肽 30 个月后作用仍然持续[44]。

有学者研究了特立帕肽和其他药物的联合治疗和序贯疗法。双膦酸盐治疗切换到特立帕肽的序贯治疗显示，在前 6 个月髋关节骨密度暂时减低，在之后一致地反转到骨形成[45]。没有证据表明特立帕肽和阿仑膦酸盐的联合治疗对 BMD 具有协同作用[46]。相比之下，较单独使用特立帕肽或狄诺塞麦，特立帕肽和狄诺塞麦的联合治疗使所有骨骼部位的骨密度增加[47]。PTH 治疗后抗再吸收剂的序贯疗法对于预防骨吸收是重要的。在 223 例绝经后女性应用甲状旁腺激素（PTH1-84）治疗 1 年后，比较继续使用阿仑膦酸钠与安慰剂的 1 年随机试验显示，阿仑膦酸钠组的骨密度持续上升，安慰剂组脊柱 BMD 降低[48]。因此，在甲状旁腺激素治疗后，建议采用抗骨吸收治疗。特立帕肽对绝经后骨质疏松症、男性骨质疏松症和糖皮质激素诱导的骨质疏松症有效，在加拿大、美国、欧洲和中国，特立帕肽已被批准用于这些适应证。甲状旁腺激素（PTH1-84）对绝经后骨质疏松症有效[49]，但仅在欧洲批准用于治疗。由于特立帕肽费用高、日常注射不方便，这些药物仅限用于严重骨质疏松症患者。

第九节　总结

虽然高龄老年人的骨质疏松症的治疗前景广阔，但还没有更新的治疗方法。总结本章的讨论，推荐以下老年性骨质疏松症的治疗方案。

1．每日补充800～2000IU维生素D并通过饮食摄取1200mg钙能够有效预防椎骨和髋部骨折。积极监测副作用有助于提高依从性。

2．除了补充维生素D和钙外，骨质疏松症或先前发生过骨质疏松性骨折的患者还应使用抗再吸收剂或合成代谢剂。

3．双膦酸盐是治疗骨质疏松症的一线药物，特别是阿仑膦酸钠、利塞膦酸钠、唑来膦酸已被证实在正常使用时对防止椎体和髋部骨折是有效的。可考虑间歇给药（每周或每月）以增加依从性。在对有ONJ和AFF风险的患者提供咨询时，应权衡风险与获益的比例。在双膦酸盐治疗3~5年之后，可以考虑低到中等骨折风险的患者停用双膦酸盐。如果双膦酸盐类药物被停用，需要定期重新评估何时和是否重新开始治疗。

4．在不耐受双膦酸盐或肾衰竭的患者中，狄诺塞麦是推荐的治疗选择。狄诺塞麦可有效预防椎体和髋部骨折，且与双膦酸盐类似，ONJ和AFF的风险很低。

5．严重骨质疏松症患者可以应用合成代谢剂特立帕肽来代替双膦酸盐，或与狄诺塞麦联合进行2年的治疗。椎骨骨折继发背部疼痛的患者可考虑使用特立帕肽。

6．只有在上述药物治疗无效或不可行的情况下，才考虑应用SERMs和雷奈酸锶治疗绝经后骨质疏松症。这些疗法的风险必须与预防骨折的获益相权衡。需注意，SERMs没有减少髋部和非椎体骨折的显著效果。同时应注意到锶在老年人群中的不良反应。

7．治疗单一骨质疏松症时不应使用激素替代疗法。

（史　忱　陈志刚）

参考文献

［1］Holick MF. Vitamin D, deficiency. N Engl J Med, 2007, 357(3): 266-281.

［2］Bischoff-Ferrari HA, Willett WC, Orav EJ, et al. A pooled analysis of vitamin D dose requirements for fracture prevention. N Engl J Med, 2012, 367(1): 40-49.

［3］Chung M, Lee J, Terasawa T, et al. Vitamin D with or without calcium supplementation for prevention of cancer and fractures: an updated meta-analysis for the U.S. Preventive Services Task Force. Ann Intern Med, 2011, 155(12): 827-838.

[4] Jackson RD, LaCroix AZ, Gass M, et al. Calcium plus vitamin D supplementation and the risk of fractures. N Engl J Med, 2006, 354(7): 669-883.

[5] Rizzoli R, Boonen S, Brandi ML, et al. Vitamin D supplementation in elderly or postmenopausal women: a 2013 update of the 2008 recommendations from the European Society for Clinical and Economic Aspects of Osteoporosis and Osteoarthritis (ESCEO). Curr Med Res Opin, 2013, 29(4): 305-313.

[6] Lips P, Bouillon R, van Schoor NM, et al. Reducing fracture risk with calcium and vitamin D. Clin Endocrinol (Oxf), 2010, 73(3): 277-285.

[7] Lewis JR, Zhu K, Prince RL. Adverse events from calcium supplementation: relationship to errors in myocardial infarction self-reporting in randomized controlled trials of calcium supplementation. J Bone Miner Res, 2012, 27(3): 719-722.

[8] Bolland MJ, Avenell A, Baron JA, et al. Effect of calcium supplements on risk of myocardial infarction and cardiovascular events: meta-analysis. BMJ, 2010, 341: c3691.

[9] Lewis JR, Radavelli-Bagatini S, Rejnmark L, et al. The effects of calcium supplementation on verified coronary heart disease hospitalization and death in postmenopausal women: a collaborative meta-analysis of randomized controlled trials. J Bone Miner Res, 2015, 30(1): 165-175.

[10] Manson JE, Allison MA, Carr JJ, et al. Calcium/vitamin D supplementation and coronary artery calcification in the Women's Health Initiative. Menopause, 2010, 17(4): 683-691.

[11] Serrano AJ, Begona L, Anitua E, et al. Systematic review and meta-analysis of the efficacy and safety of alendronate and zoledronate for the treatment of postmenopausal osteoporosis. Gynecol Endocrinol, 2013, 29(12): 1005-1014.

[12] Lyles KW, Colón-Emeric CS, Magaziner JS, et al. Zoledronic acid and clinical fractures and mortality after hip fracture. N Engl J Med, 2007, 357(18): 1799-1809.

[13] Prieto-Alhambra D, Judge A, Arden NK, et al. Fracture prevention in patients with cognitive impairment presenting with a hip fracture: secondary analysis of data from the HORIZON Recurrent Fracture Trial. Osteoporos Int, 2014, 25(1): 77-83.

[14] Reginster J, Minne HW, Sorensen OH, et al. Randomized trial of the effects of risedronate on vertebral fractures in women with established postmenopausal osteoporosis. Vertebral Efficacy with Risedronate Therapy (VERT) Study Group. Osteoporos Int, 2000, 11(1): 83-91.

[15] Harris ST, Watts NB, Genant HK, et al. Effects of risedronate treatment on vertebral and nonvertebral fractures in women with postmenopausal osteoporosis: a randomized controlled trial. Vertebral Efficacy With Risedronate Therapy (VERT) Study Group. JAMA, 1999, 282(14): 1344-1352.

[16] Rackoff P. Efficacy and safety of risedronate 150 mg once a month in the treatment of postmenopausal osteoporosis. Clin Interv Aging, 2009, 4: 207-214.

[17] Brown JP, Kendler DL, McClung MR, et al. The efficacy and tolerability of risedronate once a week for the treatment of postmenopausal osteoporosis. Calcif Tissue Int, 2002, 71(2): 103-111.

[18] Schnitzer T, Bone HG, Crepaldi G, et al. Therapeutic equivalence of alendronate 70 mg once-weekly and alendronate 10 mg daily in the treatment of osteoporosis. Alendronate Once- Weekly Study Group. Aging (Milano), 2000, 12(1): 1-12.

[19] Brown JP, Morin S, Leslie W, et al. Bisphosphonates for treatment of osteoporosis: expected benefits, potential harms, and drug holidays. Can Fam Physician, 2014, 60(4): 324-333.

[20] Khan AA, Rios LP, Sándor GK, et al. Bisphosphonate-associated osteonecrosis of the jaw in Ontario: a

survey of oral and maxillofacial surgeons. J Rheumatol, 2011, 38(7): 1396-1402.

[21] Dell RM, Adams AL, Greene DF, et al. Incidence of atypical nontraumatic diaphyseal fractures of the femur. J Bone Miner Res, 2012, 27(12): 2544-2550.

[22] Cauley JA, Robbins J, Chen Z, et al. Effects of estrogen plus progestin on risk of fracture and bone mineral density: the Women's Health Initiative randomized trial. JAMA, 2003, 290(13): 1729-1738.

[23] Ettinger B, Black DM, Mitlak BH, et al. Reduction of vertebral fracture risk in postmenopausal women with osteoporosis treated with raloxifene: results from a 3-year randomized clinical trial. Multiple Outcomes of Raloxifene Evaluation (MORE) Investigators. JAMA, 1999, 282(7): 637-645.

[24] Silverman SL, Chines AA, Kendler DL, et al. Sustained efficacy and safety of bazedoxifene in preventing fractures in postmenopausal women with osteoporosis: results of a 5-year, randomized, placebo-controlled study. Osteoporos Int, 2012, 23(1): 351-363.

[25] Palacios S, Silverman SL, de Villiers TJ, et al. A 7-year randomized, placebo-controlled trial assessing the long-term efficacy and safety of bazedoxifene in postmenopausal women with osteoporosis. Menopause, 2015, 22(8): 806-813.

[26] Cummings SR, Ensrud K, Delmas PD, et al. Lasofoxifene in postmenopausal women with osteoporosis. N Engl J Med, 2010, 362(8): 686-696.

[27] Reginster JY, Felsenberg D, Boonen S, et al. Effects of long-term strontium ranelate treatment on the risk of nonvertebral and vertebral fractures in postmenopausal osteoporosis: results of a five-year, randomized, placebo-controlled trial. Arthritis Rheum, 2008, 58(6): 1687-1695.

[28] Seeman E, Vellas B, Benhamou C, et al. Strontium ranelate reduces the risk of vertebral and nonvertebral fractures in women eighty years of age and older. J Bone Miner Res, 2006, 21(7): 1113-1120.

[29] Reginster JY, Seeman E, De Vernejoul MC, et al. Strontium ranelate reduces the risk of nonvertebral fractures in postmenopausal women with osteoporosis: Treatment of Peripheral Osteoporosis (TROPOS) study. J Clin Endocrinol Metab, 2005, 90(5): 2816-2822.

[30] European Medicines Agency. Protelos-H-C-560-PSU-31: EPAR-Assessment Report-Periodic safety update report. 2013.(2012-09-04)[2018-05-01]. http://www.ema.europa.eu/docs/en_GB/document_library/EPAR-Assessment_Report-Variation/human/000560/WC500147168.pdf.

[31] European Medicines Agency. Protelos-H-C-560-A20-34: EPAR-Assessment Report-Article 20. 2012. (2012-09-04)[2018-05-01]. http://www.ema.europa.eu/docs/en_GB/document_library/EPAR_-_Assessment_Report_-_Variation/human/000560/WC500131789.pdf.

[32] Cummings SR, San Martin J, McClung MR, et al. Denosumab for prevention of fractures in postmenopausal women with osteoporosis. N Engl J Med, 2009, 361(8): 756-765.

[33] Bone HG, Chapurlat R, Brandi ML, et al. The effect of three or six years of denosumab exposure in women with postmenopausal osteoporosis: results from the FREEDOM extension. J Clin Endocrinol Metab, 2013, 98(11): 4483-4492.

[34] Papapoulos S, Roux C, Bone HG, et al. Denosumab treatment in postmenopausal women with osteoporosis for up to 9 years: results through year 6 of the FREEDOM extension study. Osteoporos Int, 2015, 26(12): S37-S39.

[35] Brown JP, Prince RL, Deal C, et al. Comparison of the effect of denosumab and alendronate on BMD and biochemical markers of bone turnover in postmenopausal women with low bone mass: a randomized, blinded, phase 3 trial. J Bone Miner Res, 2009, 24(1): 153-161.

[36] Kendler DL, Roux C, Benhamou CL, et al. Effects of denosumab on bone mineral density and bone

turnover in postmenopausal women transitioning from alendronate therapy. J Bone Miner Res, 2010, 25(1): 72-81.

[37] Brown JP, Roux C, Ho PR, et al. Denosumab significantly increases bone mineral density and reduces bone turnover compared with monthly oral ibandronate and risedronate in postmenopausal women who remained at higher risk for fracture despite previous suboptimal treatment with an oral bisphosphonate. Osteoporos Int, 2014, 25(7): 1953-1961.

[38] Lexicomp. Lexicomp drug database. 2015.

[39] Neer RM, Arnaud CD, Zanchetta JR, et al. Effect of parathyroid hormone (1-34) on fractures and bone mineral density in postmenopausal women with osteoporosis. N Engl J Med, 2001, 344(19): 1434-1441.

[40] Boonen S, Marin F, Mellstrom D, et al. Safety and efficacy of teriparatide in elderly women with established osteoporosis: bone anabolic therapy from a geriatric perspective. J Am Geriatr Soc, 2006, 54(5): 782-789.

[41] Sikon A, Batur P. Profile of teriparatide in the management of postmenopausal osteoporosis. Int J Women Health, 2010, 2: 37-44.

[42] Harper KD, Krege JH, Marcus R, et al. Osteosarcoma and teriparatide? J Bone Miner Res, 2007, 22(2): 334.

[43] Nevitt MC, Chen P, Dore RK, et al. Reduced risk of back pain following teriparatide treatment: a meta-analysis. Osteoporos Int, 2006, 17(2): 273-280.

[44] Nevitt MC, Chen P, Kiel DP, et al. Reduction in the risk of developing back pain persists at least 30 months after discontinuation of teriparatide treatment: a meta-analysis. Osteoporos Int, 2006, 17(11): 1630-1637.

[45] Boonen S, Marin F, Obermayer-Pietsch B, et al. Effects of previous antiresorptive therapy on the bone mineral density response to two years of teriparatide treatment in postmenopausal women with osteoporosis. J Clin Endocrinol Metab, 2008, 93(3): 852-860.

[46] Black DM, Greenspan SL, Ensrud KE, et al. The effects of parathyroid hormone and alendronate alone or in combination in postmenopausal osteoporosis. N Engl J Med, 2003, 349(13): 1207-1215.

[47] Tsai JN, Uihlein AV, Lee H, et al. Teriparatide and denosumab, alone or combined, in women with postmenopausal osteoporosis: the DATA study randomized trial. Lancet, 2013, 382(9886): 50-56.

[48] Black DM, Bilezikian JP, Ensrud KE, et al. One year of alendronate after one year of parathyroid hormone (1-84) for osteoporosis. N Engl J Med, 2005, 353(6): 555-565.

[49] Greenspan SL, Bone HG, Ettinger MP, et al. Effect of recombinant human parathyroid hormone (1-84) on vertebral fracture and bone mineral density in postmenopausal women with osteoporosis. A randomized trial. Ann Intern Med, 2007, 146(5): 326-339.

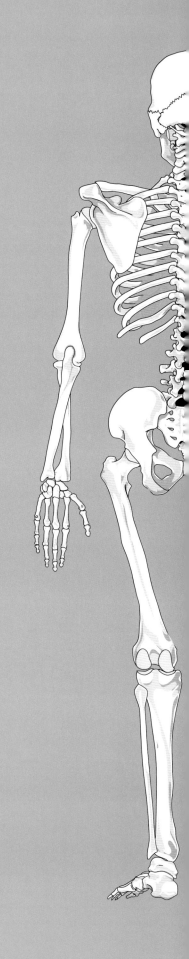

| 第 15 章 |

老年性骨质疏松症的
传统医学治疗

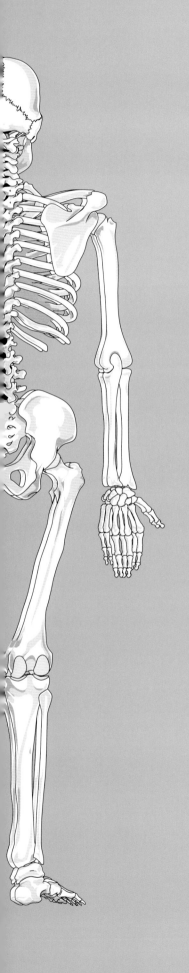

本章要点

- 中医治疗骨病（骨伤）的历史沿革
- 在中医基础理论指导下了解骨代谢
- 辨证论治老年性骨质疏松症
- 治疗方法

中医学是经数千年发展而形成的一门具有独特理论体系和丰富的预防保健方法、诊疗手段的传统医学。中医理论体系的核心是整体观和辨证论治，其内容包括阴阳五行学说、脏腑学说、经络学说、气血精津液学说等，是指导疾病预防、疾病治疗的理论基础。

第一节　历史沿革

中医对"骨"的认识由来已久，最早出现的是和骨伤有关的记载。距今3000 多年前的殷商甲骨文中记载疾病几十种，其中和骨伤相关的有疾手、疾肘、疾胫、疾止、疾骨等。

周代有"食医""疾医""疡医"和"兽医"。其中疡医就是外科医生，这是中医骨伤科的萌芽。

湖南长沙马王堆汉墓出土的《五十二病方》系春秋战国时期的著作，是我国已发现的最早的医方书。书中记载了包括骨伤在内的 52 种疾病的治疗方法。

秦汉时期骨伤科的发展融合了本草、外科、方剂的成果。《神农本草经》载药 365 种，其中应用于骨伤科的药物近 100 种。汉代名医华佗精通针药、养生，擅长外科手术。他发明了麻沸散，施行于剖腹术、刮骨术；编制了五禽戏，似今练功疗法，可用于骨伤疾病之康复。东汉张仲景著《伤寒杂病论》，记载的攻下逐瘀方药，如大承气汤、大黄牡丹汤、桃仁承气汤、大黄蛰虫丸和下瘀血汤等，至今仍被骨伤科医家所推崇。

晋代葛洪所著《肘后备急方》中，首次记载用竹片夹板固定骨折。

隋代巢元方等编著的《诸病源候论》，是我国第一部中医病理专著，有金疮病诸候二十三论，腕折（泛指骨折、扭伤等）证候九论，在治疗开放性骨折、清除异物、结扎血管止血、分层缝合等方面的论述，都达到了很高的水平。

唐代王焘著《外台秘要》，其中收录了折损、金疮、恶刺等骨伤科疾病治疗方药；把损伤分为外损和内损；列骨折、脱位、内伤、金疮和创伤危重症等五大类。蔺道人著《仙授理伤续断秘方》是我国现存最早的一部骨伤科专著，分述骨折、脱位、内伤三大类证型；总结了一套诊疗骨折、脱位的手法，如相度损处、拔伸、用力收入骨、捺正等；提出了正确复位、夹板固定、内外用药和功能锻炼的治疗大法；对筋骨并重、动静结合的理论也做了进一步的阐述。

宋元时代，骨伤科的发展呈现百家争鸣。宋代"太医局"设立"疮肿兼折疡科"；元代太医院设十三科，其中包括"正骨科"和"金镞兼疮肿科"。法医家宋慈著《洗冤集录》，对全身骨骼、关节结构描述较详细，记载了人体各部位损伤的致伤原因、症状及检查方法。解剖学的进步为中医骨伤科的发展奠定了基础。宋代王怀隐等编成《太平圣惠方》，对骨折提出了"补筋骨，益精髓，通血脉"的治疗思想，用柳木夹板固定骨折；推广淋、熨、贴、熁、膏摩等外治法治疗损伤。太医局编辑的《圣济总录》总结了宋代以前的骨伤医疗经验，记载了刀、针、钩、镊等手术器械。张杲所著《医说》记载了"凿出败骨"成功治疗开放性胫腓骨骨折的病案。朱震亨提倡养阴疗法，强调补肝肾治本的原则，对治疗筋骨痹症、骨疽及伤患都有其独特经验。元代李仲南所著的《永类钤方》中"风损伤折卷"是骨伤科专篇，首创过伸牵引加手法复位治疗脊柱屈曲型骨折。危亦林著《世医得效方》，在世界上最早施用"悬吊复位法"治疗脊柱骨折；对于开放性骨折，主张扩创复位加外固定治疗。元代《回回药方》中"金疮门""折伤门"大部分内容继承《仙授理伤续断秘方》《世医得效方》和《永类钤方》等经验，有些部分还结合了阿拉伯外来医学知识。

明清时期以后，国家医疗机构的建制中均设有骨伤专科。文献记载中保存了大量的骨伤科治疗手法、用药经验或专方，重视八纲、脏腑、气血辨证论治，用药以补气血、补肝肾、行气活血为主。影响较大的文献如《金疮秘传禁方》《正体类要》《证治准绳·疡医》《医宗金鉴·正骨心法要旨》《沈氏尊生书·杂病源流犀烛》《伤科补要》《医林改错》等[1]。

随着临证的发展，前人观察到有一些骨病不是外伤引起的，而是和脏腑功能失调相关。骨质疏松症在古代文献中无此病名，其证候和骨痿、骨痹等描述很相近。骨痿是肢体软弱无力而痿废不用，骨痹是关节疼痛或麻木不仁为主。《素问·痿论》曰："肾气热，则腰脊不举，骨枯而髓减，发为骨痿。"首次提出了骨痿这一病名。骨痹之名始见于《素问·痹论》："风寒湿三气杂至，合而为痹也。……以冬遇此者为骨痹。"《素问·长刺节论》："病在骨，骨重不可举，骨髓酸痛，寒气至，名曰骨痹。"后世医家在病因病机上有进一步的论述，并且有具体的方药。如宋代《圣济总录·骨痹》："迨夫天癸亏而凝涩，则肾脂不长；肾脂不长，则髓涸而气不行，……外证当挛节，则以髓少而筋燥，故挛缩而急也。"《证治准绳·杂病·痿》："肝肾俱损，骨痿不能起于床，筋弱不能收持，宜益精缓中，宜牛膝丸、加味四斤丸。肾肝脾俱损，谷不化，宜益精缓中消谷，宜煨肾丸。"这些文献均为后世留下了治疗骨质疏松症的宝贵经验[2]。

第二节　中医基础理论与骨代谢的联系

中医基础理论的特点是整体观和辨证论治。整体观强调人体是一个整体，人与环境是一个整体。辨证论治强调，治疗要依据基本理论对病患实施个体化治疗。骨质疏松症是骨代谢疾病，其预防、治疗同样遵循上述原则。

中医认为，人体的五脏六腑、组织结构是相互联系的，功能上既相互促进（相生），又有一定的制约作用（相制），保持一种动态平衡的稳态，阴平阳秘，气血调和，即是健康。如果先天禀赋不足、后天疾病影响、年老功能衰退等原因使这种稳态破坏，即罹患疾病。骨质疏松症也是如此，病位在骨，实际关乎五脏六腑的功能失衡。原发性骨质疏松症与女性绝经、增龄有关，继发性骨质疏松症与基础病或用药有关，特发性骨质疏松症则与遗传、先天禀赋缺陷有关[3]。目前研究关注较多的是肾、脾、肝三脏和气血精津液、经络。

一、脏腑

五脏为肾、脾、肝、心、肺。六腑为膀胱、胃、胆、小肠、大肠、三焦。脏腑（五脏六腑）除指具体的脏器（器官），还是某些生理系统的代名词。

（1）肾。肾为先天之本，内藏元阴元阳（统称肾精），主骨生髓，主水，主纳气，涵盖了生殖、内分泌、泌尿、呼吸、神经、运动等系统的功能。肾精是从父母获得的先天遗传物质，调控人体生长、发育、生殖、衰老。元阴是人体诸阴之本，元阳是人体诸阳之源，肾精在出生后要靠脾胃运化吸收水谷精微补充，以及肝、肺、心诸脏腑运行气血资助。《素问·宣明五气论》称"肾主骨"，《素问·五脏生成篇》言"肾之合骨也"。《中西汇通医经精义》指出："肾藏精，精生髓，髓生骨。故骨者肾之所合也。……盖髓者，肾精所生，精足则髓足；髓在骨内，髓足则骨强。"此外，更有著名的"七七、八八之说"见于《素问·上古天真论》，女子以 7 年、男子以 8 年为一个生理阶段，描述了自肾气实、渐至肾气平均，及由盛至衰的生理全过程，这种划分和现在观察到的随年龄增加骨量变化是一致的，印证了肾与骨代谢有密切的关系 [4-5]。

（2）脾。脾为后天之本，主运化，主升清，主统血。《素问·五脏生成篇》："脾之合肉也。"《素问·痹论》："脾主身之肌肉。"故脾又主肌肉四肢。脾涵盖了消化、造血、代谢、运动等系统的功能。脾与胃配合，受纳运化水谷精微，以化生气血。气血运行于五脏六腑，发挥各自的生理功能，并生成五脏之精，统归于肾，补充先天之精。肌肉和骨紧密相连，共同完成人体的支撑、保护内脏、运动等功能。当肌肉量过度减少，机体会出现支撑无力、肢体活动困难，容易跌倒而发生骨折。肌肉收缩产生的应力刺激有助于骨量的增加或保持，缺少这种刺激，也容易导致骨质疏松 [6]。《灵枢·经脉》中即有"骨肉不相亲"的论述，认为肾虚不能养髓健骨，导致肌肉痿软无力，此即"骨不濡则肉不能着也，骨肉不相亲则肉软却"。

（3）肝。肝为血海，藏血，主筋，主疏泄，为罢极之本（罢极：力量强大，耐受疲劳，抗疲劳能力）。《素问·五脏生成篇》："肝之合筋也。"在《素问·阴阳应象大论》"肝生筋"处王冰注曰："肝之精气，生养筋也。"肝血充足，筋脉得以濡养，则柔韧有力；肝血不足，筋脉失养，则屈伸不利甚至挛缩。肝藏血，肾藏精，精血互滋互化，肾精可以转化为肝血，肝血又可以补充肾精。肝主筋，肾主骨，筋柔骨坚，活动自如；筋疲骨痿，佝偻行迟。肝涵盖了循环、血液、消化、神经、精神、内分泌、运动等系统的功能。

肝和女性的关系尤为密切。女性一生中，经、孕、产、乳无不和血相关，肝在其中起到调理气机、滋养冲任的重要作用，故有"女子以肝为先天"之论，认为肝的主疏泄、藏血功能直接影响女子的生理。有研究者发现，初潮年龄、绝经年龄和孕产频次、哺乳时间等影响女性的骨密度。初潮年龄较晚的女性其骨密度低于初潮年龄较早的女性，其腰椎骨质疏松症的发生率高于初潮年龄较早的女性，二者间有明显的差异；绝经年龄早和骨量丢失成正比，绝经年龄早的女性，骨质疏松症的发生率高；生育频次增加和哺乳时间增加与骨密度下降成正比。这些提示雌激素水平较高对获得较高的峰值骨量有利，孕、乳期母体的钙需要量增加，易发生负钙平衡，催乳素分泌增加会抑制雌二醇的合成，影响骨代谢[7]。初潮、绝经的时间取决于下丘脑-垂体-性腺轴的发育和衰退，中医将这类激素的作用归于"天癸"，肝血肾精是否充沛，直接影响天癸盛衰。

肝和情志变化关系密切，在志为怒。肝郁不舒，人会抑郁或焦躁易怒。有研究发现，在抑郁症患者中，骨质疏松症的发病率较高。临床中也可以观察到，部分骨质疏松症患者有不同程度的抑郁倾向。抑郁症和骨质疏松症存在相关性，即抑郁症是骨质疏松症发病的潜在重要危险因素，其作用机制与神经内分泌免疫（NEI）网络系统功能紊乱有关[8]。

（4）心。心主血脉，主神明，和大脑的活动密切相关，涵盖了循环、神经、精神等系统的功能，在气血运行、精神意识活动中有重要作用。心阳、心阴和肾阳、肾阴互补互动，参与天癸的萌发、盛壮、衰退。对性早熟的研究发现，体内控制青春期发动的下丘脑-垂体-性腺轴提前发动、功能亢进，会出现中枢性性早熟，生殖能力提前。导致性早熟的外部因素除摄入含有激素样物质或有代谢激发作用的物质外，一些视觉、听觉的刺激也可能会"调拨"性发育的生物钟。可以认为，心在骨代谢中有重要的调控作用。

（5）肺。肺主气，司呼吸，主宣发肃降，朝百脉，主治节，通调水道，主皮毛。《医学实在易》云："气通于肺脏，凡脏腑经络之气，皆肺气之所宣。"肺涵盖了呼吸、循环、泌尿、代谢等系统的功能。肺与脾、肾协同，参与气血生成和水液代谢、津液运转；与心协同，推动血脉的运行；与肝协同，调节气机的升降。肺的作用体现在机体代谢的各个环节。

二、经络

经络是联系脏腑、输布气血津液的网络系统，包括十二正经和奇经八脉。这些经脉逐级分支出许多络脉，从而联络脏腑皮肉、四肢百骸。《灵枢·本藏》曰："经脉者，所以行血气而营阴阳，濡筋骨，利关节者也；……是故血和则经脉流行，营复阴阳，筋骨劲强，关节清利矣。"各部位的气血均须由经络传注。骨组织亦必须依靠经络系统来濡养。分布于骨组织周围，并向骨骼渗灌气、血、精、津、液以营养骨骼的络脉或可被称为骨络[9]。

三、气血精津液

气血精津液是物质与功能的统一体。气血津液携带营养物质循经络运行于全身，内及脏腑，外达皮毛，并转化为五脏之精，参与组织发育、代谢、修复等生理活动，是直接完成脏腑功能的介质。其生成主要是肾精的转化和水谷精微的补充。气具有温煦充养、防御卫外、信息传递、控制调节的功能。血具有载气运行、输送营养、代谢的功能。精承载了全部遗传基因，具有调控发育衰老的功能。津液具有润泽组织、滑利关节孔窍的作用。无机盐离子、维生素、激素、蛋白质、胶原、神经递质、细胞因子等都可视为气血精津液的范畴。肌肉、骨骼、关节的营养、润滑都离不开气血精津液，也是脏腑功能的体现。

脏腑中的肾、脾、肝和骨代谢关系密切，包含了现代医学的生殖、内分泌、神经、免疫等多个系统的功能。经络是维系生理功能的网络系统，气血精津液是各项生理活动的介质总成。老年性骨质疏松症是增龄性功能退化的表现，是脏腑功能衰退、协调紊乱的结果。中医药治疗的着眼点在于调和脏腑，燮理气血阴阳，从而达到相对的平衡。

第三节　中医治疗

一、骨质疏松症的病因病机

老年性骨质疏松症是和增龄有关的退行性疾病，其发生是先天与后天诸多因素共同参与的结果。

（1）先天禀赋不足。父母体质欠佳、母亲孕期营养不良、某些遗传性疾病均可导致先天禀赋不足。

（2）后天摄生失调。饮食习惯不良、饮食营养不均衡、蛋白质摄入过多或过少、钙摄入不足、日照不足、青少年时期缺乏体育锻炼和劳动、峰值骨量偏低均属于后天摄生失调。

（3）大病久病。由于外感六淫（包括药源性）、内伤七情等致病因素，脏腑功能失调，气血不足或气血瘀滞，肾精得不到补充，髓减骨枯，肌痿筋弛。有基础病的老年人和继发性骨质疏松症患者属于此类。

（4）年老虚衰。年老脏腑功能衰退，天癸竭，肾精亏虚，脾气虚弱，气血失和，则筋骨失养，日渐痿废。绝经后骨质疏松症和老年性骨质疏松症属于此类。

二、辨证论治

辨证论治运用四诊合参的方法，将机体在致病因素作用下发生的整体反应，以及脏腑经络之间、整体和环境之间失衡的表现整合为不同的证（证型），依据证制订治疗方案（方法），选择方药。

1997 年卫生部《中药新药临床研究指导原则（试行）》对骨质疏松症列出 2 个证型：肝肾不足证、脾肾气虚证。2008 年中华中医药学会《中医内科常见病诊疗指南（西医疾病部分）》对骨质疏松症列出阳虚湿阻型、气滞血瘀型、脾气虚弱型、肝肾阴虚型、肾阳虚衰型、肾精不足型、气血两虚型 7 个证型。这两部文献是目前较常用的参照标准。临床上更常用的辨证分型如下。

（1）肝肾阴虚型

症状：腰背隐痛酸软，足跟疼痛，下肢肌肉酸痛，遇劳加重，可伴有头晕目眩耳鸣、烦躁、潮热等，舌红少苔，脉细数。

治法：滋补肝肾
方剂：左归饮加减
方药：熟地黄 9g　　　山药 6g　　枸杞子 6g　　茯苓 5g
　　　炙甘草 3g　　　山茱萸 6g　　鹿角胶 5g　　龟甲胶 5g

（2）脾肾阳虚型

症状：腰背酸痛，下肢肌肉酸痛，遇寒及劳累后加重，畏寒喜暖，精神不振，尿频等，舌淡胖，脉沉细无力两尺为甚。

治法：温补脾肾
方剂：右归饮加减
方药：熟地黄 9g　　山药 6g　　枸杞子 6g　　肉桂 5g
　　　炙甘草 3g　　山茱萸 6g　　杜仲 9g　　　制附子 6g
　　　鹿角胶 6g

（3）脾虚湿困型

症状：腰背酸痛，下肢肌肉酸痛，伴纳呆、多痰、体胖、便溏，舌胖，边有齿痕，脉沉。

治法：健脾祛湿
方剂：参苓白术散加减
方药：莲子肉 9g　　薏苡仁 9g　　砂仁 6g　　扁豆 12g
　　　茯苓 15g　　人参 15g　　炙甘草 9g　白术 15g
　　　山药 15g　　陈皮 9g

（4）气滞血瘀型

症状：腰或下肢局部疼痛，部位固定，刺痛，局部红肿或瘀暗，活动受限，舌暗或瘀斑，脉涩。

治法：活血化瘀
方剂：复元活血汤加减
方药：柴胡 9g　　瓜蒌根 9g　　当归 9g　　红花 6g
　　　炙甘草 6g　穿山甲 6g　　酒大黄 12g　桃仁 9g

加减：上述各方可随症加减。如畏寒明显，可加肉桂、附子；酸痛明显，可重用白芍、甘草；腰以下疼痛，可加独活、牛膝；腰背疼痛，可加桑寄生、续断、狗脊；气血瘀阻，可加乳香、没药。

三、中成药治疗

（1）骨疏康胶囊。用于肾虚气血不足所致的老年性骨质疏松症，以腰脊酸痛、足膝酸软、神疲乏力为辨证要点。

（2）强骨胶囊。用于肾阳不足所致的老年性骨质疏松症，以畏寒肢冷或抽筋、下肢无力、夜尿频多为辨证要点。

（3）金天格胶囊。用于肾精不足所致的老年性骨质疏松症，以腰背酸痛、下肢痿弱、步履艰难为辨证要点。

（4）仙灵骨葆胶囊。用于骨质疏松症、骨折、骨关节炎。

四、治疗骨质疏松症的常用中药的现代研究

（1）骨碎补。为水龙科多年生蕨类植物槲蕨的干燥根茎，味苦性温，归肝肾经；补肾强骨，活血止痛，接骨续伤；主要成分为二氢黄酮，可提高血钙和血磷水平，推迟骨细胞退行性变。

（2）巴戟天。为茜草科植物巴戟天的根，味辛甘，性微温，归肝肾经；补肾助阳，益精血，强筋骨，止痹痛；主要成分为蒽醌类、环烯醚萜类、糖类、氨基酸、微量元素和挥发油类等，有雄激素样和雌激素样作用[10]，可纠正过高的骨转换率。

（3）淫羊藿（仙灵脾）。为小檗科多年生草本植物淫羊藿或箭叶淫羊藿的全草，味辛甘，性温，归肝肾经；补肾壮阳，健骨强筋，祛风除湿；可增强成骨细胞的增殖，抑制破骨细胞的骨吸收，缩短骨吸收周期，加快骨重建活动。淫羊藿治疗骨质疏松症的主要有效成分为淫羊藿总黄酮及黄酮各单体，其中淫羊藿苷可促使骨髓间充质干细胞向成骨细胞分化，抑制骨髓间充质干细胞向成脂方向分化[11]，促进动物成骨细胞合成分泌碱性磷酸酶和 I 型胶原蛋白[12]；抑制破骨细胞前体的增殖，诱导破骨细胞凋亡[13]。

（4）补骨脂。为豆科植物补骨脂的干燥果实，味辛苦，性温，归脾肾经；补肾助阳，纳气平喘，暖脾止泻；主要化学成分有香豆素类、黄酮类和萜酚类化合物。补骨脂提取物能促进小鼠成骨细胞 I 型胶原蛋白分泌，提高

碱性磷酸酶的活性，有刺激骨形成的作用。其作用机制可能与以下几方面有关：促进成骨细胞的增殖、分化；促进骨髓间充质干细胞向成骨细胞分化；调控、骨形成和骨吸收，增加骨形成的比例；雌激素样作用等[14]。

（5）续断。为川续断科植物川续断的根，味辛苦，性微温，归肝肾经；补肝肾，强筋骨，续折伤，和血脉；含皂苷、黄酮、甾醇、生物碱、挥发油等有效成分。水煎液及总皂苷粗提物有促进骨损伤愈合的作用[15]，刺激骨基质蛋白（碱性磷酸酶和骨钙素）生成和分泌，刺激成骨细胞增殖[16]，这种作用在雌性大鼠的血清中的表达强于雄性大鼠[17]。续断治疗骨质疏松症与其调控 OPG/RANK/RANKL 轴有关，促进成骨，抑制破骨，且炮制后的酒续断的调控能力强于生续断[18]。

（6）丹参。为唇形科植物丹参的根，味苦，性微寒，归心、心包、肝经；活血止痛，祛瘀生新，凉血消痈，清心安神。其主要成分为丹参醌、丹参酮、丹参素等，丹参酮有雌激素样活性作用及拮抗雄激素样作用。丹参注射液对废用性骨质疏松症有提高骨密度、增加骨量的作用，且对松质骨作用较明显[19]。丹参水提物可明显增加骨质疏松症大鼠的骨干重、骨钙和骨羟脯氨酸的含量，降低骨小梁表面破骨细胞的数目和周长，增加骨形成率。水提物中丹参素的含量与纯品丹参素的浓度相对应，提示水提物的作用物质可能就是丹参素[20]。

（7）黄芪。为豆科植物膜荚黄芪、蒙古黄芪等的根，味甘，性微温，归肺脾经；补中益气，升阳固表，健脾利水，托疮生肌。其成分复杂，主要为皂苷、异黄酮、多糖等。蒙古黄芪中的 4 种异黄酮类成分均能使成骨细胞培养液中碱性磷酸酶的活性增加，且与药物浓度存在一定的相关性，低浓度下促进成骨细胞的早期分化，高浓度对碱性磷酸酶的分泌有一定的抑制作用[21]。黄芪水提液能够通过抗氧化效应有效改善去卵巢大鼠的骨量丢失和骨代谢[22]。

五、其他疗法

传统医学中的推拿、针灸等疗法可运用于骨质疏松症的治疗。推拿、针灸从调节脏腑功能入手，选择肝、肾、脾经及相关经络、穴位，施以不同的手法、针法、灸法，改善患者的临床症状。

根据经络学说，督脉与足少阴肾经经气相通，膀胱经及夹脊穴伴脊柱而行；足阳明胃经、足太阴脾经分行于腹前；足厥阴肝经挟胃旁，布胁肋。骨质疏松症患者常有腰背疼痛，或伴有腹胀、胁痛等症状，或服用抗骨质疏松的西药后，有消化道不适。在腰腹部施以不同手法的推拿可以起到行气活血、理气止痛、改善胃肠功能的作用。推拿腰背夹脊穴可贯通多经气血，散结消肿，快速缓解腰背疼痛及胁肋痛。推拿腹部可通达经气，调理脾胃[23]。

针灸常选择肾俞、肝俞、肩井、足三里、尺泽、列缺、内关等穴位进行温针灸，诸穴位合用可起到益精填髓、补肾健脾的功效[24]。

第四节　总结

中医中药治疗老年性骨质疏松症，在于多靶点调整气血阴阳，和理脏腑功能。与目前常用的西药配合，可以减轻副作用，互补短长，相得益彰。

（梁志齐　高叶梅　马玉棋）

参考文献

[1] 陶惠宁，曾一林，赖镭成. 骨伤科文献研究. 北京：北京科学技术出版社，2015：44-97.

[2] 王和鸣. 中国骨伤科学：卷九. 骨关节痹瘘病学. 南宁：广西科学技术出版社，1988：1-3，179-183.

[3] 李海凤. 骨质疏松症的中西医病因病机研究进展. 现代临床医学生物工程学杂志，2003，9(5)：450-455.

[4] 程晓光. 中国女性的年龄相关骨密度、骨丢失率、骨质疏松发生率及参考数据库——多中心合作项目. 中国骨质疏松杂志，2008，14(4)：221-228.

[5] 曾鸿毅. 青春期全身骨量的影响因素. 医学综述，2008，14(2)：268-270.

[6] 董万涛. "骨肉不相亲" 理论发微——从脾肾论治原发性骨质疏松症的科学涵义. 中国骨质疏松杂志，2014，20(6)：714-717.

[7] 李慧林，朱汉民. 初潮及绝经年龄等因素与绝经后骨质疏松症发病的关系. 中华妇产科杂志，2005，40(12)：796-797.

[8] 赵刚，蔡定芳. 抑郁和骨质疏松症. 国外医学精神病学分册，2002，29(2)：104-107.

[9] 刘锐，伍娟娟. 从 "骨络" 探讨骨质疏松症的病因病机. 中医研究，2010，23(1)：11-12.

[10] 陈小英，成明建，叶志琼. 巴戟天择时服用对补阳作用的研究. 临床合理用药，2009，2(1)：31-32.

[11] 陈文婷. 淫羊藿对骨质疏松症的研究进展. 中国医药指南，2013，11(19)：76-77.

[12] 刘素彩，孔德娟，赵京山，等. 淫羊藿甙对大鼠成骨细胞增殖与分化的影响. 中国中医基础医学杂志，2001，7(8)：28-30.

[13] 吕明波，刘兴炎，葛宝丰，等. 淫羊藿苷对破骨细胞活性的影响. 中国骨伤，2007，20(8)：529-531.

[14] 李凯明，郝延科. 补骨脂抗骨质疏松症的研究进展. 中医药临床杂志，2016，28(6)：886-889.

［15］纪顺心．中药续断对大鼠实验性骨损伤愈合作用的观察．中草药，1997，28(2)：98-99.

［16］王威，何永志，史红，等．不同性别大鼠中药含药血清对成骨细胞增殖的影响．天津中医药，2009，26(1)：9-11.

［17］王威，史红，何永志，等．中药续断含药血清对成骨细胞增殖和骨基质蛋白产生的影响．中国骨质疏松杂志，2009，15(2)：103-106.

［18］陶益．酒续断对骨质疏松型大鼠 OPG/RANK/RANKL 轴系统的调控研究．现代医药卫生，2016，32(8)：1127-1129.

［19］亓新学．丹参对废用性骨质疏松大鼠骨密度影响的研究．湖北民族学院学报（医学版），2013，30(4)：8-10.

［20］崔燎，邹丽宜，刘钰瑜，等．丹参水提物和丹参素促进成骨细胞活性和防治泼尼松所致大鼠骨质疏松．中国药理学通报，2004，20(3)：286-291.

［21］刘元华，关景丽，孙静，等．蒙古黄芪中的异黄酮类成分对成骨细胞增殖、分化的影响．社区医学杂志，2014，12(24)：24-26.

［22］崔红，贾文斌，杨奇，等．黄芪治疗绝经后骨质疏松的抗氧化机制研究．国际妇产科学杂志，2015，42(5)：504-507.

［23］王刚．理筋推拿对原发性骨质疏松及其伴随症状的疗效观察．中外医学研究，2012，10(28)：18-19.

［24］牛国平，崔书欣，康斐．针灸推拿法治疗原发性骨质疏松症临床研究．中医学报，2015，30(10)：1527-1529.

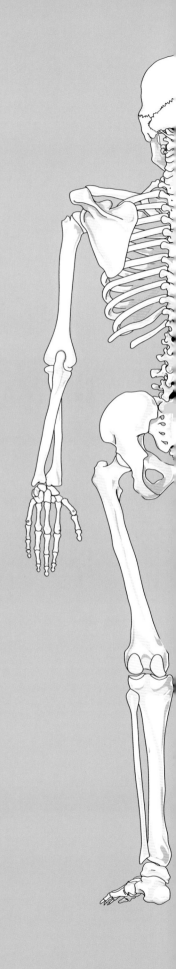

| 第 16 章 |

骨折联络服务

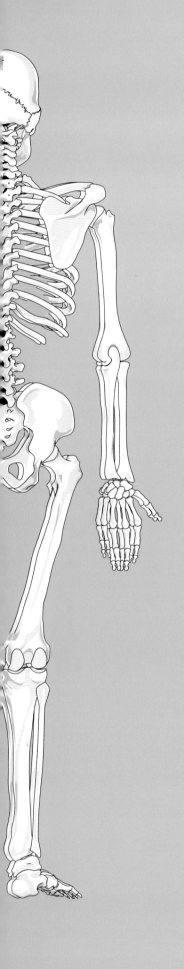

本章要点

- 骨折联络服务的意义在于填补骨折后骨质疏松症的治疗缺口
- 骨折联络服务能提高骨质疏松症患者的发现比例和后续治疗比例，最终降低二次骨折率
- 北京积水潭医院开始建立骨折联络服务体系

第一节　骨质疏松性骨折及二次骨折

一、骨质疏松性骨折及二次骨折的流行病学概况

1. 骨质疏松性骨折的发病率非常高，并将会随着人口老龄化而增高

骨质疏松性骨折（亦称脆性骨折）通常是指在骨质疏松的状态下，患者在日常生活中受到轻微暴力时即发生的骨折。骨质疏松性骨折已经成为全球性的严重的公共健康问题[1]。常见的骨折部位有脊椎、髋部、前臂远端。世界范围内，每年会发生 890 万例骨质疏松性骨折[2]。50 岁以上人群中有 50% 的女性和 20% 的男性会发生骨质疏松性骨折。到 2050 年，世界范围内老年人口预计会增长到 20 亿，男性髋部骨折发生率预计会增长 310%，女性则为 240%[3]。

2. 二次骨折的发病率

骨质疏松性骨折患者是遭受再次骨折的高危人群。与同龄的、未发生过骨折的老年人相比，有过骨质疏松性骨折的患者将来发生再次骨折的概率翻倍。调查表明，髋部骨折后，有 20% 的患者在 1 年内发生再次骨折，36%的患者 1 年内发生非髋部骨折，57% 的患者 5 年内发生非髋部骨折。椎体骨折后 12 个月内发生再次椎体骨折的风险概率是 20%[4]。

3. 为什么预防二次骨折是亟待解决的公共卫生问题

（1）骨折会造成巨大的经济负担。骨质疏松性骨折患者要经历手术，术后要面对漫长的康复、各种并发症，以及高致残率和死亡率，给患者、家庭、社会和国家带来了沉重的经济负担。随着全球人口老龄化，骨折的医疗支出亦会急剧增加。美国每年骨质疏松性骨折花费大约为 200 亿美元。在我国，2006 年用于髋部骨折的医疗费用是 16 亿美元，据估计，到 2020 年将升至 125 亿美元，2050 年可达 2650 亿美元。在欧洲，骨质疏松性骨折每年的花费超过 370 亿欧元[5]。

（2）骨折影响患者的生活质量。髋部骨折后，一年内 80% 的患者不能独立完成基本的生活，多达 64% 的患者被送往养老机构。在 45 岁以上的女性中，骨质疏松症住院天数比糖尿病、心脏病或乳腺癌要多[6]。

二、骨质疏松性骨折的治疗现状

虽然骨质疏松性骨折的发病率不断上升，但是骨质疏松性骨折后的患者并没有得到恰当的抗骨质疏松治疗和二次骨折预防措施。据统计，骨质疏松性骨折后仅有 20% 的患者得到了骨质疏松筛查和风险评估，仅有不到 20% 的女性和不到 10% 的男性接受了恰当的治疗来预防未来的二次骨折。虽然骨科医生和全科医生都认为骨质疏松性骨折患者应该进行骨质疏松评估，但是评估应该由谁来完成，目前还缺乏明确的临床责任来为骨质疏松性骨折患者提供预防再次骨折的二级预防措施。骨科医生重点关注骨折后的手术和术后康复情况，而无暇顾及骨折后的骨质疏松评估和治疗。而骨质疏松科医生、内分泌科医生等又没有机会接触到发生骨质疏松性骨折后的骨质疏松症患者，从而造成对这部分患者在骨折后骨质疏松的管理缺失。目前世界范围内的骨质疏松性骨折患者的现状是没有得到骨质疏松的评估或检测，没有接受过抗骨质疏松治疗，缺乏骨质疏松个体化治疗处方，没有被确诊或记录，患者不了解他们自身骨折的危险因素，经常遭受再次骨折。因此，二次骨折预防有一个亟待解决的治疗管理缺口，填补骨质疏松后骨折的管理缺口是当务之急。

第二节　骨折联络服务介绍

一、骨折联络服务的产生背景

全球范围内骨折的发病率正在增加，以髋部骨折为例，其发病率取决于两方面：一方面是因为人口老龄化，老年人口基数变大，即年龄特异性发病率；另一方面，由于人均寿命延长，年龄结构发生变化，即与年龄结构改变相关的发病率。另外，骨质疏松性骨折患者常常发生二次骨折。骨折发病率的上升和迅速增加的医疗开支使得我们不得不开始思考节约医疗成本的方法。强有力的证据表明，骨质疏松症可以治疗，跌倒可以预防，骨折联络服务（Fracture Liaison Service，FLS）可以减少二次骨折的风险，具有很高的成本效益。为减少骨折后再次骨折的风险，国际骨质疏松基金会在 2012 年启动了"攻克骨折"行动，发布了骨折后预防二次骨折指南及最佳实践框架，得到了广泛响应，在多个国家出现了 FLS 机构，落实了 FLS 在全球的推行 [7]。在国际骨质疏松基金会的倡导和推动下，目前全球有很多国家已经实施了 FLS，旨在填补骨折后骨质疏松治疗缺口。研究表明，此项举措卓有成效地增加了骨质疏松的检出率和治疗率，最终降低了二次骨折率。但是目前在国内尚未见 FLS 的实践和报道。FLS 是一项性价比高的骨折后服务体系，值得在我国建立和推广。在我国创立适合中国医疗现状的 FLS 系统，在医疗机构广泛推行，对节约医疗资源、减少国家医疗支出、提高医疗效益，将会产生深远意义。

二、骨折联络服务的定义及团队组成

1. 骨折联络服务的定义

FLS 是一种理想的骨折后骨质疏松管理模式，是指对老年骨质疏松性骨折患者进行识别、评估和治疗的综合体系，是一种对已经发生骨折的骨质疏松症患者进行规范化管理的干预方法，能够有效降低二次骨折风险[8]。FLS 最早于 1999 年在英国格拉斯哥大学教学医院开始实施，随后英国、加拿大、澳大利亚等国家都先后广泛开展了 FLS。有多个表达方式来描述这种服务模式，在欧洲和澳大利亚称之为"骨折联络服务""低能量损伤骨折联络服务"，在加拿大称之为"骨质疏松协调员项目""骨质疏松标准护理项目"，在美国称之为"个案管理项目""骨骼健康项目"。虽然术语不同，但本质上都是通过系统干预方法来实施二次骨折的预防措施[9]。

FLS 的目的是确保在特定年龄以上、遭受骨质疏松性骨折的女性和男性患者得到以下服务。①对骨质疏松进行评估，并在必要时进行治疗。②对跌倒风险进行评估并干预。

2. 骨折联络模式的团队组成

FLS 由多学科协作团队组成，包括卫生系统骨质疏松相关专业的临床医生（通常是一名内分泌学、风湿病学或老年病学医生）、骨科医生、老年病学或老年创伤学医生、资深放射科医生、相关专科护士、物理治疗师和其他专职医疗保健专业人员、跌倒预防机构、负责开发和（或）安装骨折联络服务数据库的信息技术人员、初级保健医生、家庭医生等（图 16-1）。其核心是通过团队的互相协作，针对骨质疏松性骨折患者，从教育、监测、干预和随访等不同方面进行骨折后骨质疏松的综合干预管理。

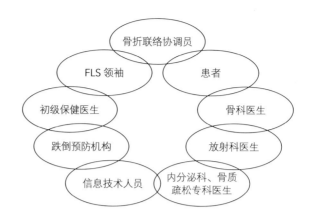

图 16-1 骨折联络服务
团队组成

3. 骨折联络协调员

FLS 成功的核心是骨折联络协调员，负责识别骨质疏松性骨折患者，启动抗骨质疏松治疗，同时开展健康教育，评估跌倒风险，进行必要的实验室和骨密度检查，启动治疗及随访监测。在实施 FLS 的机构中，有三分之二的机构聘用有资质的协调员来作为患者、创伤学医生、骨质疏松相关专业医生和跌倒预防机构之间联系的纽带。骨折联络协调员通常由经验丰富的高级实践护士、临床护理专家或注册护士、专科护士来担任[10]。在一些 FLS 项目中，除了护士协调员外，还设立了一名医生协调员；有的 FLS 项目中则由高级实践护士和护理管理者共同来承担协调员的工作[11]。

三、骨折联络服务的基本要素

FLS 的实施过程包含 4 个关键要素：识别骨质疏松性骨折患者，评估骨质疏松的危险因素和跌倒风险，启动治疗和随访监测。在 4 个要素中，因医疗卫生保健环境和医疗资源的差异，各个医疗机构实施的具体策略方法有所不同[12]。

1. 识别骨质疏松性骨折患者

识别患者是实施 FLS 的第一步。国际骨质疏松指南指出，50 岁以上人群的骨质疏松风险大大增加，因此在多数 FLS 项目中，骨折病例识别年龄限定在 50 岁以上患者，包括髋关节、脊柱、腕关节、肱骨的骨质疏松性骨折患者，特别强调椎体压缩性骨折这一在老年人群中经常发生但易被忽视的骨折类型。在很多 FLS 项目中，病例识别是由骨折联络护士负责的。而新加坡的模式中，病例识别是由整个团队负责的，团队中任何部门的医生在确定 50 岁以上低能量损伤骨折的案例后通知骨折联络护士。在不同的医疗环境下，识别患者的具体方法、策略、标准和途径有所不同。但是在所有环境下，可以基于电子计算机系统，通过卫生信息系统方法，基于 ICD-9、ICD-10 编码来识别骨折患者。

（1）住院患者的识别[13]。骨折联络护士每日参与骨科病房查房和例会，查阅患者病例信息，通过账单数据识别病例。在个别 FLS 项目中没有专门的联络协调员，由病房秘书按照住院患者协议来识别病例。

（2）门诊患者的识别[14]。骨折联络护士通过参加医生骨折门诊或通过骨折门诊记录单来识别低能量损伤骨折患者，还有的项目中通过一站式骨折联络护士门诊来识别患者。

（3）急诊患者的识别[13]。急诊部门通常根据患者的骨折部位和年龄来确定骨质疏松性骨折，应用电子计算机系统，如急诊部门计算机系统每周报告的骨折记录来识别。

（4）椎体骨折患者的识别[15]。椎体骨折是最常见的骨质疏松性骨折。椎体前部或平均高度缩短大于 20% 即被定义为椎体骨折。因为椎体骨折症状隐匿，表现不明显，很难被确诊，所以大多数椎体骨折患者是偶然被发现的。从一些实施 FLS 的研究机构来看，相对很少的患者在椎体骨折后能够引起 FLS 的关注。由于椎体骨折患者很少到急诊或门诊就诊，因此椎体骨折患者的识别需要访问医疗机构的放射报告系统来确诊。国际骨质疏松基金会和欧洲肌肉骨骼放射学会联合发起了椎体骨折计划，旨在解决椎体骨折患者的识别诊断问题。有研究建议，所有骨折患者应常规进行椎体 X 线检查以确定之前未被发现或确诊的椎体骨折，降低未来骨折的风险。由于 X 线的放射性，目前很多机构应用低辐射暴露的椎体骨折评估设备来替代 X 线评估患者。

2. 评估和检查

（1）骨质疏松和跌倒的危险因素评估。骨质疏松的危险因素评估内容包括骨质疏松症家族史或父母髋部骨折史、既往骨折史、更年期、应用激素、吸烟史、酗酒、缺乏运动等，同时还应评估和排查继发性骨质疏松症的病因。

（2）骨密度检查。目前对于骨密度检查适应证的意见仍不统一。有研究认为年龄小于 75 岁的低能量损伤骨折患者应行骨密度检查。而英国国家临床技术评价指南指出，年龄大于 75 岁的低能量损伤骨折患者没有必要检查骨密度，而应直接进行抗骨质疏松治疗。

3. 启动治疗

干预治疗包括抗骨质疏松药物治疗和非药物干预。骨质疏松性骨折患者应按照国家、区域、地方管理指南进行抗骨质疏松药物治疗。除此之外，还应考虑非药物干预，如生活方式危险因素和跌倒预防的健康教育。跌倒高风险患者应转诊到跌倒预防机构。

（1）药物治疗。研究证实，经过药物治疗，二次骨折的风险能够降低 25%~70%[16]。骨质疏松的药物治疗方案很多，包括每日、每月、每周的口服片剂和每日、每季度、每半年和每年的注射针剂。多数 FLS 项目首选口服双膦酸盐治疗。研究证明，双膦酸盐类药物能增加骨密度，使骨折风险降低 30%~60%。虽然众多研究证实维生素 D 和钙作为初级预防措施能够降低骨流失速度和骨折发生率，但单纯服用维生素 D 和钙预防二次骨折的效果仍不确定。骨质疏松的治疗策略在国家之间、同一国家不同地区之间因国家政策和治疗阈值的不同而有所差异。在澳大利亚，预防骨质疏松性二次骨折的用药费用由政府补贴。在英国格拉斯哥南部地区，髋部骨折患者无须经过骨密度扫描即开始抗骨质疏松治疗；然而在格拉斯哥西部地区，需要常规实施骨密度检测，如果 T 值小于 -2.0，则开始双膦酸盐类药物治疗。在英国一个 FLS 项目中，基于成本的考虑，仅给予口服双膦酸盐类药物。如果不能耐受口服双膦酸盐类药物，则仅给予钙和维生素 D 治疗。这种治疗策略因国家政策不同而有所区别。

（2）非药物干预。跌倒风险评估和早期干预是启动治疗的一部分。通过详细地采集病史和用药史、筛查视力、测试移动能力来评估跌倒风险。通过评估确定是否需要进行早期干预，如使用助行器、进行家庭访视、理疗等，鼓励不坐轮椅的、特别是以前久坐不动的患者参与运动，包括力量和平衡训练（旨在防止社区老年人跌倒）、个人理疗运动（针对身体活动受限的患者）和以社区为基础的锻炼（如太极拳）。

4. 随访监测

在 FLS 中，药物治疗的依从性是研究者最关注的。药物治疗的依从性差是很多老年患者面临的共同问题。双膦酸盐是治疗骨质疏松症的一线用药。应用双膦酸盐有助于提高治疗依从性，因为这种药物每年应用一次，而且通常是在医院内治疗。然而，这种药物通常受到国家医保政策的限制。自我治疗的患者（口服双膦酸盐、降钙素、雷洛昔芬或特立帕肽）需要定期随访以保证依从性和监测药物副作用。

四、FLS 模式介绍

目前全球有 20 多种不同模式的 FLS 项目，一些项目模式仅侧重于骨质疏松评估或教育，而有一些项目则包含了完整的骨质疏松筛查、评估、检查、治疗和随访监测。因各个国家卫生保健环境和医疗资源的不同，FLS 的模式也有所不同[17]。根据 FLS 干预的强度，Ganda 将 FLS 模式分为 4 类。①A（3i）类型，包括完整的识别、评估、治疗和随访监测过程。②B（2i）类型，包括识别和评估，以及转诊到社区医院或初级保健医生处进行治疗。③C（i）类型，侧重于识别骨质疏松症患者，并告知患者和初级保健医生，但不进行评估和治疗。④D（0i）类型，只对患者进行健康教育。随着干预强度的增大，骨密度检测率和骨质疏松治疗率增高，3i 类型和 2i 类型具有较高的成本效益。

1. A（3i）类型

这种类型的 FLS 是最有效、最具成本效益的服务模式，提供包括患者识别、评估和治疗在内的服务内容。在这个类型中，专门的联络协调员是这个模式的核心。评估包括临床危险因素的评估、骨扫描、影像学检查和病理学检查以排除继发性骨质疏松症的原因。随后开始恰当的非药物治疗和药物治疗及随访监测。到目前为止，文献中报道了 13 种 3i 类型模式。美国凯撒（Kaiser）医疗机构骨骼健康项目是 A（3i）类型 FLS 模式的典型代表。

2. B（2i）类型

与 3i 类型不同的是，2i 模式中启动治疗是由初级保健医生负责的。在这种模式中，识别骨折患者是在门诊进行的，门诊医生对患者进行评估，并给初级保健医生提供治疗建议，但其不参与治疗。到目前为止，文献中报道了 16 种 2i 类型模式，其中大部分的 2i 模式应用了骨折联络协调员。

3. C（i）类型

与 3i 类型和 2i 类型相比，i 类型的特点是干预强度较小。在这种模式中，被确认骨质疏松性骨折的患者接受骨质疏松的相关疾病宣教和包括预防跌倒在内的生活方式教育，并建议患者进一步评估和治疗潜在的骨骼问题。这种模式的第二个组成部分是提醒初级保健医生患者已发生低能量损伤骨折并需要进一步评估和治疗。通过面对面或书信、电子邮件、传真、视频、电话等方式与初级保健医生进行交流。这种模式的特点是没有进一步评估骨密度或骨质疏松的具体治疗。由于干预强度较小，大部分此种模式的干预都未涉及骨折联络协调员。

4. D（0i）类型

这种模式强调通过健康教育增加骨折患者的骨骼健康相关知识，教育形式包括个体化的书信形式、健康教育小册子、光盘，或者通过电话或面对面教育。在这种模式中，全程没有医生参与。这种模式对患者的再骨折率没有改善作用。表 16-1 总结了 4 种 FLS 模式。

表 16-1　4 种常见的 FLS 模式

FLS 模式	干预内容
A（3i）	识别，评估（危险因素、血清学检查、骨密度），启动治疗，随访监测
B（2i）	识别，评估，向初级保健医生提出治疗建议
C（i）	对患者进行健康教育，提醒初级保健医生对患者进行评估和治疗
D（0i）	仅对患者进行健康教育

第三节　国外骨折联络服务的实施经验

一、FLS 实施指南

国际骨质疏松基金会（IOF）在 2012 年世界骨质疏松日发起了全球范

围内的"攻克骨折"行动。其目标是通过最佳实践框架，提供国际认可的二次骨折预防标准；提高认识，预防继发性骨折。这一举措旨在帮助临床医生和医院或卫生系统管理者建立一个高效的 FLS。

2013 年，国际骨质疏松基金会发展和公布了最佳实践框架（Best Practice Framework，BPF），提供全球认可的 FLS 标准。考虑到世界各地医疗系统结构的差异，IOF 征询了许多国家当地已建立 FLS 的专家意见，并进行 β 测试，以确保这些标准在国际上完全适用。最佳实践框架基于 13 个全球认可的 FLS 临床标准，定义了 FLS 的基本要素[18]。图 16-2 总结了实施 FLS 的步骤。

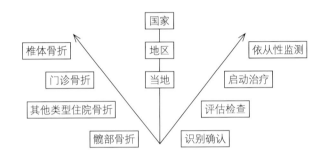

图 16-2　FLS 的实施步骤

FLS 的主要目标是建立关键程序，以确保骨质疏松症的诊断、骨折患者的随访、启动抗骨质疏松治疗及对 FLS 系统的评估。最佳实践框架描述了 13 个标准以指导医疗系统，帮助它们关注 FLS 重点。这些标准（表 16-2）被归纳为 5 大类：确诊患者，评估检查，启动治疗，随访监测，数据库。IOF 同时也根据最佳实践框架提供了 FLS 的评价方法[19]。

表 16-2　FLS 的最佳实践框架标准和评价方法

最佳实践框架标准	1 级	2 级	3 级
1. 患者识别	识别，但未追踪	识别，追踪	识别，追踪，回顾
2. 患者评估	50%~69% 的患者得到评估	70%~89% 的患者得到评估	≥90% 的患者得到评估
3. 骨折后评估时间	13~16 周	9~12 周	8 周内
4. 椎体骨折识别	已知椎体骨折的评估	常规评估椎体骨折	放射学专家确定椎体骨折
5. 评估指南	当地	所在区域	国家
6. 骨质疏松症的次要原因	50%~69% 的患者得到筛查	70%~89% 的患者得到筛查	≥90% 的患者得到筛查

最佳实践框架标准	1 级	2 级	3 级
7. 跌倒预防服务	50%~69% 的患者得到评估	70%~89% 的患者得到评估	≥90% 的患者得到评估
8. 多因素风险评估	50%~69% 的患者得到评估	70%~89% 的患者得到评估	≥90% 的患者得到评估
9. 药物治疗	50%~69% 的患者接受治疗	70%~89% 的患者接受治疗	≥90% 的患者接受治疗
10. 用药复查	50%~69% 的患者得到评估	70%~89% 的患者得到评估	≥90% 的患者得到评估
11. 沟通策略	同医生沟通	同医生沟通（沟通内容达标准的 50%）	同医生沟通（沟通内容达标准的 90%）
12. 长期管理	1 年时随访	—	6 个月和 1 年时随访
13. 数据库	当地	所在区域	国家

1. 确诊患者

包括识别骨质疏松性骨折患者和椎体骨折患者。

识别骨质疏松性骨折患者（标准 1）：在医院或卫生系统内建立可靠的机制来识别所有年龄≥50 岁的骨质疏松性骨折患者。

椎体骨折识别（标准 4）：绝大多数椎体骨折是偶然被发现的。开发一个系统，通过这个系统，先前未被发现的椎体骨折患者得到确诊并接受骨折二级预防评价。由于椎体骨折是最常见的骨质疏松性骨折，所以在这个框架中椎体骨折的识别很容易被忽视。

2. 评估检查

按照相关临床指南，评估骨质疏松的危险因素、跌倒和再次骨折风险。

患者评估（标准 2）：确定医疗机构或 FLS 系统中发生骨折患者的比例，评估未来骨折风险。

骨折后评估时间（标准 3）：确保在骨折后的适当时间进行正式的骨折风险评估。

评估指南（标准 5）：确保对骨折风险的评估符合当地、所在区域、国家的准则，并酌情包括骨密度测试。

骨质疏松症的次要原因（标准 6）：确保对低骨密度和（或）高骨折风险的患者筛查骨质疏松的次要原因。

多因素风险评估（标准 8）：确保生活方式危险因素得到评估，如果发现存在危险因素，立即处理。

用药复查（标准 10）：确保骨折患者在接受抗骨质疏松治疗的同时，接受治疗依从性的评估，并考虑可替代的抗骨质疏松药物和（或）非药物干预措施的优化。

3. 启动治疗

包括药物治疗、跌倒预防服务和沟通策略。

药物治疗（标准 9）：确保有资格接受治疗的患者开始使用抗骨质疏松药物。

跌倒预防服务（标准 7）：评估所有患者，以确定是否需要预防跌倒服务。

沟通策略（标准 11）：在初级和二级预防中，确保 FLS 管理计划中临床相关同事的有效沟通。

4. 随访监测

长期管理（标准 12）：在 6 个月和 12 个月时，检查骨质疏松症治疗的依从性和耐受性，以决定是否需要加强治疗或在相关临床指南范围内改变治疗策略。

5. 数据库

数据库（标准 13）：在当地、所在区域、国家数据库中记录所有确诊的骨质疏松性骨折患者。

二、国外 FLS 的实施经验

1. FLS 案例

为减少骨质疏松性骨折后再次骨折的发生，2012 年国际骨质疏松基金会倡导的"攻克骨折"行动，为骨质疏松性骨折的患者提供标准化医疗服务，目的是在全世界范围内减少再次或多次骨折的发生，由此，一个较为理想的骨折后骨质疏松管理模式——骨折联络服务诞生。英国、澳大利亚等国家都广泛开展了骨折联络服务模式来管理骨质疏松性骨折患者，这些模式的核心是有专门的联络协调员。

（1）澳大利亚悉尼康科德遣返总医院 [20]。①服务体系。2005 年，在悉尼康科德遣返总医院成立了低能量损伤骨折联络机构（Minimal Trauma Fracture Liaison，MTFL），负责对骨质疏松性骨折患者进行管理。MTFL 机构提供了一个很好的医生领导的 FLS 与医院的老年创伤机构之间有效协作的例子。MTFL 为骨质疏松性骨折患者提供服务，而老年创伤机构则关注的是虚弱的骨质疏松性骨折患者。MTFL 由研究生毕业 4~6 年的高级住院医负责实施。②服务结局。4 年后，对 MTFL 实施的效果进行评价。MTFL 组的再骨折率比对照组低 80%。成本分析报告结果显示，患者的质量调整生命年（quality-adjusted life-year，QALY）平均提高了 0.089 QALYs；再骨折率的降低部分抵消了较高的 MTFL 成本，导致在 10 年的模拟期内，每个患者的总费用增加了 1486 澳元。每质量调整生命年获得的增值成本为 17 291 澳元，这远远低于澳大利亚人能够接受的 50 000 澳元的最大支付意愿。

（2）加拿大多伦多迈克尔医院骨质疏松标准护理项目 [21]。①服务体系。2002 年，骨质疏松标准护理项目（Osteoporosis Exemplary Care Program，OECP）在多伦多迈克尔医院成立。医院雇用骨质疏松联络协调员来识别骨质疏松性骨折患者，并对患者的教育、评估、转诊和处理进行协调管理，这个项目同时对住院患者和门诊患者提供服务。②服务结局。在实施 FLS 的第一年，共对 430 例骨折患者进行了评价。96% 的患者接受了恰当的治疗。36% 的门诊患者在 OECP 评估之前得到了抗骨质疏松治疗；56% 的门诊患者被转诊到骨代谢病诊所或者全科医生处进行抗骨质疏松治疗；31% 的住院患者在 OECP 评估之前得到抗骨质疏松治疗；24% 的住院患者得到治疗；另外 34% 的患者转诊到骨代谢病门诊或全科医生处对出院后的治疗进行咨询。OECP 的成本效益分析得出结论，医院雇用骨折联络协调员每年管理 500 例骨质疏松性骨折患者，第一年再次骨折人数从 34 例减少到 31 例，净住院费用节省了 48 950 加元。

（3）英国格拉斯哥骨折联络服务 [22]。①服务体系。1999 年，在格拉斯哥大学教学医院成立了 FLS。格拉斯哥 FLS 成功的关键在于从 FLS 项目开始就成立了多学科利益相关小组，包括相关医院专业科室、地方初级保健机构和地区卫生局和管理部门。②服务结局。在 FLS 实施 18 个月后，骨折联络护士一共管理了 4600 多例髋部、腕部、上肢、足踝和其他部位的骨折患者。

（4）美国 [23]。20 世纪 90 年代末，凯撒医疗机构研制了骨骼健康项目，骨骼健康项目主要由护理管理者和高级实践护士来实施。凯撒医疗机构的所有骨质疏松性骨折患者都接受了二级预防护理。年龄 65 岁及以上女性和 70 岁及以上的男性也得到了系统的初级预防骨折方法。运用精算分析评估骨骼健康项目对髋部骨折发生率的影响。2006 年，凯撒医疗机构的统计数据显示，南加利福尼亚的髋部骨折发生率为 37%，低于预估发生率。

2. 国家联盟的建立

在一些国家，国家骨质疏松协会、医疗卫生组织和其他利益相关者组成的国家联盟倡导广泛推行 FLS，并作为骨质疏松性骨折护理和预防的关键组成部分。下列在英国和美国形成的联盟是这种方法的有益例证。在形成联盟之后，这些国家随后建立了国家联盟指南。

（1）英国的跌倒和骨折联盟 [24]。

2007 年，英国一流的医疗保健专业机构共同撰写了《骨质疏松性骨折护理蓝皮书》，这本书得到了英国国家骨质疏松协会的认可。蓝皮书描述了急性髋部骨折患者护理的职业标准，并呼吁在国民健康机构（NHS）广泛实施 FLS 以消除二级预防保健的差距。在出版蓝皮书的同时，英国全国髋关节骨折数据库作为衡量全国各地护理标准的一种手段被推出。

英国的卫生部门对蓝皮书中提出的倡议做出了回应。2009年，英国卫生部门发布了政策，肯定了髋部骨折护理的专业标准，并计划在英国所有医疗机构实现FLS。2012年，由于二级预防保健缺口在英国卫生机构中持续存在，并占据了很大比重，英国国家骨质疏松协会和老龄化英国组织机构建立了新的跌倒和骨折联盟（Falls and Fracture Alliance，FFA）。很多患者和专业组织加入了FFA。

（2）美国的全国骨健康联盟[25]。

2010年，全国骨健康联盟（National Bone Health Alliance，NBHA）在美国正式成立，与美国骨与矿物质研究学会（ASBMR）和国家骨质疏松基金会（NOF）兼具公、私伙伴关系，成为目前最大的国家联盟（2014年有55个组织参与），拥有最广泛的成员，并在国家的层面上对可以实现什么样的目标提供了很好的解释。2011年，NBHA以"20/20愿景"的形式宣布了一个大胆的目标，旨在到2020年将美国的骨质疏松性骨折发病率降低20%。根据这一目标的实现，NBHA已经推出了两个关键举措。① "2million2many（2M2M）" 意识运动[26]。这项在2012年4月发起的运动强调骨折和骨质疏松的关系。美国每年约有200万患者发生骨折，"2M2M" 鼓励50岁以上的骨折患者到卫生机构做骨密度检测，并引起人们对骨健康的思考。该运动的核心是 "铸山"，高3.3米、宽3.6米的 "山"代表美国每天发生的5500例骨折，发人深省。②骨折预防中心（Fracture Prevention Central，FPC）[27]。FPC成立于2013年3月，FPC在线资源中心的建立是为了帮助感兴趣的网站在美国实施FLS项目。截止到2014年，超过2200名个人用户注册了FPC。国际骨质疏松基金会也利用FPC作为平台，推送FLS系列研讨会，免费提供 "现场"直播的形式和视频点播服务。2013年，600人在线参加，另外有1500人下载了网络研讨会。

第四节　北京积水潭医院探索实施骨折联络服务（扬帆模式）

一、实施骨折联络服务之前老年髋部骨折治疗流程存在的问题

以北京积水潭医院为例，北京积水潭医院是以治疗骨科疾病为重点的综合性三甲医院。随着人口老龄化加剧，每年收治的老年性骨质疏松性髋部骨

折患者呈增多趋势。老年患者是一个特殊群体，合并的慢性病多，且大多数老年患者存在严重的骨质疏松症，手术治疗骨折的同时，其存在的骨质疏松症也不容忽视。老年髋部骨折患者的传统治疗模式是收入普通综合创伤病房，患者合并的高血压、糖尿病等内科疾病由内科专家会诊。但是由于会诊存在延时的问题，大部分患者不能在入院 48 小时内手术。且骨科医生重点关注的是患者的骨折问题，一定程度上忽视了患者的骨质疏松问题，而骨折患者通常不会到内分泌门诊、骨质疏松门诊就诊，因而内分泌科、骨质疏松专科医生没有机会接触到这部分骨质疏松性骨折患者，骨质疏松性骨折后的骨质疏松管理问题存在缺口。并且患者手术后的复查也直接在骨科门诊进行，骨科复查医生关注患者的功能恢复情况，却极少关注骨质疏松的治疗情况。因此，骨质疏松性骨折的患者往往在住院期间仅接受骨折相关的治疗，骨质疏松的筛查、治疗及对二次骨折的预防都是非常缺乏的。同样，也没有专门的人员去筛查、登记、干预、追踪这些患者的骨质疏松治疗情况。据北京积水潭医院李宁医生的统计，在实施 FLS 之前，普通创伤病房老年髋部骨折患者的骨质疏松诊断率为 10.4%，治疗率为 5.3%。

二、北京积水潭医院的骨折联络服务——扬帆模式

北京积水潭医院在 2015 年 5 月成立了老年髋部骨折单元（也称扬帆病房），收治对象为年龄≥65 岁的老年髋部骨折患者，由老年内科医生和骨科医生共同管理，同时有急诊科、麻醉科、康复科、血管外科、B 超、放射科等多科室的医务人员参与和协作，护理工作由老年科护理团队承担。2017年 1 月，老年髋部骨折单元开始实施 FLS，创伤骨科医生负责骨折的治疗，老年科医生为院内联络协调员，负责识别骨质疏松性骨折患者，鉴别原发性与继发性骨质疏松症，评估骨代谢与骨密度情况；根据评估结果实施抗骨质疏松治疗；1 名骨科专科护士为院外联络协调员，负责随访阶段协助患者康复锻炼、预约随访时间等。而患者的骨质疏松宣教及跌倒的预防教育工作，在患者住院期间，由老年科护士负责，门诊随诊时的宣教由作为院外联络协调员的骨科专科护士负责。

北京积水潭医院李宁医生的研究表明，2015 年 5 月至 2016 年 12 月期间，老年髋部骨折单元未实施 FLS，共收治老年髋部骨折患者 976 例，骨质疏松的诊断率为 74.1%，治疗率为 53.2%。2017 年 1 月至 2017 年 6 月期间，老年髋部骨折单元实施 FLS 后，收治的老年髋部骨折患者 403 例，骨质疏松的诊断率为 94.3%，治疗率为 74.2%。与实施 FLS 前比较，骨质疏松

的诊断率和治疗率有显著差异。与普通创伤病房的比较更是有显著差异。可见扬帆病房的共管模式，与普通创伤病房比较，可以显著提高患者的骨质疏松诊断率和治疗率。同样，实施 FLS 可以进一步显著提高诊断率和治疗率。

FLS 成功的核心是骨折联络协调员，国外的 FLS 项目多数是由护士作为联络协调员，而且国外 FLS 模式中的评估、治疗和随访都是在门诊进行的。与国外 FLS 模式不同的是，在北京积水潭医院实施 FLS 模式的探索实践中，尝试在患者住院期间以老年科医生作为院内联络协调员，负责骨质疏松性骨折的识别、评估、检查，在住院期间完成骨质疏松的初步治疗。而老年科护士作为院内骨质疏松健康教育的主要成员，承担住院期间患者和家属的相关宣教。在门诊随访阶段，实施骨科医生、老年科医生和骨科护士联合门诊模式，由老年科医生和骨科护士共同来承担联络协调员的工作，老年科医生负责骨质疏松的评估、检查、治疗效果监测，骨科护士则负责老年髋部骨折患者的骨质疏松及预防跌倒健康教育、康复指导及随访监测等。

三、北京积水潭医院 FLS 模式存在的问题和将来发展的方向

目前，扬帆模式为髋部低能量骨质疏松性骨折的老年患者提供了一个健康教育和长期骨质疏松管理的平台，但这与国际骨质疏松组织的标准化 FLS 模式仍有一定差距。FLS 评价方法中共 13 条最佳实践框架标准，其中第 4 条为"椎体骨折识别"，但在北京积水潭医院目前实施的 FLS 中并没有纳入椎体骨折识别，主要纳入对象还是老年髋部骨折患者。第 5 条"评估指南"方面，目前北京积水潭医院也没有建立区域、地方或国家的评估指南。而最突出的问题在于第 13 条数据库的建立，目前北京积水潭医院建立的数据库仅仅适用于在该院就诊的患者，而区域性乃至全国性的数据库尚未建立。

这些问题解决的过程也是完善 FLS 体系的过程，期待在不久的将来，通过大家的共同努力，建立中国的 FLS 体系，让更多的骨质疏松性骨折患者受益。

（邵小珍　彭贵凌　梁小芹）

参考文献

［1］Kanis JA, Odén A, Mccloskey EV, et al. A systematic review of hip fracture incidence and probability of fracture worldwide. Osteoporos Int, 2012, 23(9): 2239-2256.

［ 2 ］ Kanis JA, Johnell O, Laet CD, et al. A meta-analysis of previous fracture and subsequent fracture risk. Bone, 2004, 35(2): 375-382.

［ 3 ］ United Nations Department of Economic and Social Affairs Population Division. World Population Prospects: The 2012 Revision, Highlights and Advance Tables. New York: United Nations, 2013.

［ 4 ］ Edwards B, Bunta AC, Bolander M, et al. Prior fractures are common in patients with subsequent hip fractures. Clin Orthop Relat Res, 2007, 461(461): 226-230.

［ 5 ］ Ström O, Borgström F, Kanis JA, et al. Osteoporosis: burden, health care provision and opportunities in the EU. Arch Osteoporos, 2011, 6(1-2): 59-155.

［ 6 ］ Åkesson K, Marsh D, Mitchell PJ, et al. Capture the Fracture: a Best Practice Framework and global campaign to break the fragility fracture cycle. Osteoporos Int, 2013, 24(8): 2135-2152.

［ 7 ］ Curtis JR, Silverman SL. Commentary: the five Ws of a Fracture Liaison Service: why, who, what, where, and how? In osteoporosis, we reap what we sow. Curr Osteoporos Rep, 2013, 11(4): 365-368.

［ 8 ］ Mclellan AR, Gallacher SJ, Fraser M, et al. The fracture liaison service: success of a program for the evaluation and management of patients with osteoporotic fracture. Osteoporos Int, 2003, 14(12): 1028-1034.

［ 9 ］ Chan T, De LS, Cooper A, et al. Improving osteoporosis management in primary care: an audit of the impact of a community based fracture liaison nurse. Plos One, 2015, 10(8): e0132146.

［ 10 ］ Sale JE, Beaton D, Bogoch E. Secondary prevention after an osteoporosis-related fracture: an overview. Clin Geriatr Med, 2014, 30(2): 317-332.

［ 11 ］ Nakayama A, Major G, Holliday E, et al. Evidence of effectiveness of a fracture liaison service to reduce the re-fracture rate. Osteoporos Int, 2016, 27(3): 873-879.

［ 12 ］ Giles M, Kallen JV, Parker V, et al. A team approach: implementing a model of care for preventing osteoporosis related fractures. Osteoporos Int, 2011, 22(8): 2321-2328.

［ 13 ］ Wright SA, Mcnally C, Beringer T, et al. Osteoporosis fracture liaison experience: the Belfast experience. Rheumatol Int, 2005, 25(6): 489-490.

［ 14 ］ Lih A, Nandapalan H, Kim M, et al. Targeted intervention reduces refracture rates in patients with incident non-vertebral osteoporotic fractures: a 4-year prospective controlled study. Osteoporos Int, 2011, 22(3): 849.

［ 15 ］ Sunyecz JA. The use of calcium and vitamin D in the management of osteoporosis. Ther Clini Risk Manag, 2008, 4(4): 827-836.

［ 16 ］ Walters S, Khan T, Ong T, et al. Fracture liaison services: improving outcomes for patients with osteoporosis. Clin Interv Aging, 2017, 12: 117-127.

［ 17 ］ Mitchell PJ, Akesson K, Mclellan AR, et al. Carture the fracture: an update. IOF Regionals-Asia-Pacific Osteoporosis Meeting, 2013: S517-S517.

［ 18 ］ Cooper MS, Palmer AJ, Seibel MJ. Cost-effectiveness of the Concord Minimal Trauma Fracture Liaison service, a prospective, controlled fracture prevention study. Osteoporos Int, 2012, 23(1): 97.

［ 19 ］ Sander B, Elliotgibson V, Beaton DE, et al. A coordinator program in post-fracture osteoporosis management improves outcomes and saves costs. J Bone Joint Surg Am, 2008, 90(6): 1197-1205.

［ 20 ］ Mclellan AR, Wolowacz SE, Zimovetz EA, et al. Fracture liaison services for the evaluation and management of patients with osteoporotic fracture: a cost-effectiveness evaluation based on data collected over 8 years of service provision. Osteoporos Int, 2011, 22(7): 2083.

［ 21 ］ Dell RM, Greene D, Anderson D, et al. Osteoporosis disease management: what every orthopedic surgeon should know. J Bone Joint Surg Am, 2009, 91 (Suppl 6): 79.

［22］British Orthopaedic Association & British Geriatrics Society. The care of patients with fragility fracture. London: British Orthopaedic Association and British Geriatrics Society, 2007.

［23］Lee DB, Lowden MR, Patmintra V, et al. National Bone Health Alliance: an innovative public-private partnership improving America's bone health. Curr Osteoporos Rep, 2013, 11(4): 348-353.

［24］National Bone Health Alliance. 2Million2Many.(2018-05-20)[2018-05-20]. http://www.2million2many.org.

［25］National Bone Health Alliance. Fracture Prevention CENTRAL.(2018-05-20)[2018-05-20]. http://www.nbha.org/fpc.

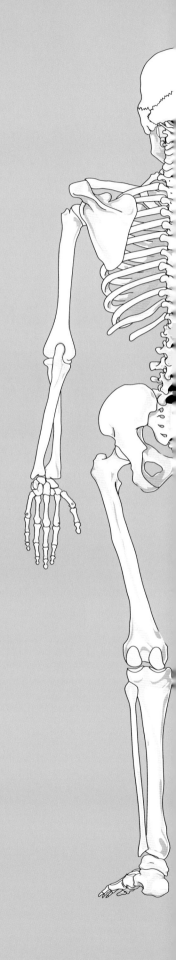

| 第 17 章 |

跌倒和骨质疏松
症的长期防治

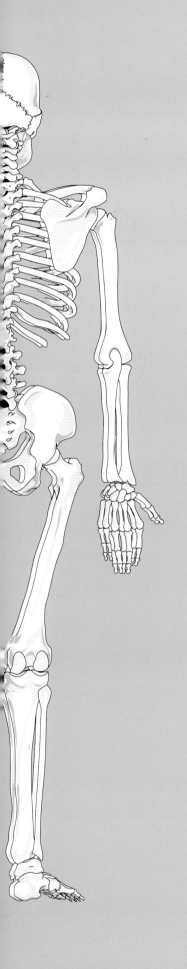

本章要点

- 跌倒和骨质疏松症的长期防治策略
- 跌倒和骨质疏松症长期防治的个体干预
- 跌倒和骨质疏松症长期防治的团体运动
- 跌倒和骨质疏松症的长期管理

随着我国人民生活水平的不断提高、生活环境的安定、生存年限不断刷新记录，人们的平均寿命大幅度增加，从中华人民共和国成立初期时平均寿命 35 岁到目前平均寿命 74.8 岁（其中男性为 72.3 岁，女性为 77.3 岁），疾病谱也随之发生了很大变化。目前我国已进入老龄化社会，人口老龄化后，老年人骨质疏松的问题逐渐凸显，最大的危害就是骨折，骨折对老年人的生活质量造成很大影响。骨折发生后患者可能会残疾、卧床，导致生活不能自理，甚至发生并发症及死亡；同时，骨折后老年人的社会负担及其家庭的经济负担都随之加重。因此，预防老年骨质疏松性骨折就显得尤为重要。老年人骨折大部分是由跌倒引起的，有文献报道[1] 中国老年人的跌倒发生率是 18.3%，所以预防骨折需从预防跌倒开始。同时随着年龄增长，跌倒的发生率不断升高，几乎所有老年人都有可能跌倒，年龄越大，跌倒的次数可能就越多，因此骨折风险就越高。国外资料报道[2]，约 30% 的 65 岁以上老年人平均每年跌倒一次，而 80 岁以上老年人每年发生跌倒的概率则上升至 40% ~ 50%。前一年曾有跌倒史的人，其每年跌倒的发生率接近 60%。所以，如果从预防跌倒这个角度来预防骨折，特别是预防骨质疏松性骨折的发生，肯定会有成效。

第一节　跌倒和骨质疏松症的长期防治策略

我们已经知道什么是跌倒，以及如何评估，然后便可以根据评估的结果有的放矢地制订长期防治方案。

一、教育预防

在社区积极开展普及和教育活动，结合国家三级诊疗制度的开展及慢性病管理制度的推进，将长期预防的健康宣传教育落实到社区，让广大老年人充分认识到跌倒对骨质疏松症的影响及如何自我评估跌倒风险，在有条件的养老院可以配备专业人员进行指导。

二、环境改善

通过减少环境危险因素，降低个体受伤害的可能性。比如居家环境中灯光要足够明亮，室内地板少用反光材料，浴室等处加用防滑垫，安装必要的安全把手，将居室的地毯固定等。

社区的公共环境尽可能顾及老年人的出行，在雨雪等恶劣天气时，及时清理路面的障碍物等。

三、工程策略

包括制造对人们更安全的产品，老年人自身要购买合格的产品，如眼镜、鞋、拐杖等。

四、强化执法策略

包括制定和强制实施相关法律、规范，以创造安全环境和确保生产安全的产品。

五、评估策略

涉及判断哪些干预措施、项目和政策对预防伤害最有效。通过评估，研究者和政策制定者明确什么是预防和控制伤害的最佳方法。

第二节　跌倒和骨质疏松症长期防治的个体干预

对于每一位老年人个体，要根据评估结果，找出一套适合自身的预防跌倒行之有效的方法，可以从以下几个方面进行。

一、运动

有研究 [3-4] 已经证明运动是预防跌倒最有效的措施，通过运动可以练习机体的平衡性，增加肌肉的力量及关节的灵活性。老年人运动的基本原则如下。①要使运动锻炼成为每日生活的一部分。②参加运动前应进行健康和体质评估，以后定期做医学检查和随访。③运动锻炼可以体现在每日生活的各种体力活动中。④运动量应以体能和健康状态为基础，量力而行，循序渐进。

1. 可以在家进行的个人运动项目

家庭运动项目的奥塔哥（Otago）运动计划是由专业人士设计的，包括力量和平衡练习，辅以步行计划的综合性锻炼计划。研究显示[5-7]，经过一定的运动训练，跌倒相关伤害至少减少了 30%，特别是增加股四头肌的训练后[7]。

（1）金鸡独立。睁眼或闭眼，双手叉腰，一条腿弯曲，另一条腿尽可能长时间地站立。也可以双腿轮流做单腿跳跃，以增强腿部力量。每天早晚各跳 10 分钟（每次跳 20 个，两次之间休息 30s）。

（2）"不倒翁"练习。挺直站立，前后晃动身体，脚尖与脚跟循环着地以锻炼下肢肌肉，达到控制重心的目的。

（3）坐立练习。站在椅子前反复缓慢地起立、坐下，坐立练习时可以将一个纸盘放在头顶上，尽量保持不掉下，以增强平衡性。

（4）沿直线行走。画一条直线，向前迈步时，把前脚的脚后跟紧贴后脚的脚趾前进，步行的轨迹尽量和直线重合。在向前行走到 10～20 步后，把身体转过来按照同样的方式走回去。行走时，可以将一个纸盘放在头顶上，尽量保持不掉下，以增强平衡性。

（5）侧身走，俗称"蟹步"。顾名思义，就是像螃蟹一样横着走。

（6）倒着走。找一块平坦的空地作为练习场所，倒着走并尽量保持直线。

2. 团体运动项目

除了老年人个体居家运动项目外，团体锻炼计划可以达到更理想的效果。几项研究表明[8-14]，集体运动的方式使人们享受社会互动并感到更加有乐趣。通过长期团体练习，老年人的平衡能力及肌肉力量均得到了改善，通过综合锻炼，跌倒的风险下降了 18%。

太极拳是一项适合老年人的很好的运动项目。研究显示[14-15]，老年人

48 周的太极拳计划可以有效地防止跌倒，增加老年人的肌力与平衡能力。

另外，在场地条件许可情况下的健步走及慢跑也是适合老年人保持肌肉力量及维持平衡能力的比较好的运动项目。

3. 高风险人群的锻炼

对于伴有脑卒中后遗症或身体虚弱的老年人，因其跌倒有更加复杂的因素，关于是否需要积极的运动干预及采取何种运动方式，目前的研究尚无一致性结论 [16-18]。

二、纠正视力缺陷

老年人的视力损失常常是可纠正或可改变的 [19-21]。老年人应进行常规的眼科检查，在眼科医生指导下使用正确的处方眼镜。

老年人如果患有白内障，在时机成熟时应尽早选择手术治疗。研究表明 [13,22-27]，尽早手术者，其视力障碍、体力活动水平、焦虑、抑郁状态均有明显改善，跌倒的风险因此而下降，继而可以有效减少骨折的发生。

老年人虽然存在视力减退，但通过配戴合适的眼镜及选择恰当的手术，依然可以看清眼前的世界，从而预防视力减退导致的次生伤害。

三、药物管理

药物可以增加老年人跌倒的风险。老年人的基础疾病（特别是心脑血管疾病）较多。有研究发现 [28-30] 使用多种药物，特别是作用于中枢神经系统的药物（镇静催眠药和抗精神病药）可以使跌倒风险明显增加。鉴于作用于中枢神经系统的药物与跌倒风险之间的联系，所以应尽量减少这类药物的使用。多种药物联合使用时，应由药师及相关专科医生依据病情、权衡利弊，制订出相应的药物治疗方案。

关于抗高血压药对跌倒的影响，多项研究的结论不一致 [31-33]，所以尽量不要将抗高血压药组合在一起使用。目前关于抗高血压药对跌倒的影响有待于进一步的研究。

越来越多的研究表明[34-37]，维生素 D 缺乏增加老年人跌倒的发生。许多证据支持维生素 D 的使用可以降低老年人的跌倒风险。维生素 D 除了可以帮助钙吸收、使骨质矿化、增加骨密度外，还可以使肌肉的Ⅱ型纤维增粗、容积增大、肌力增加。还有研究表明，维生素 D 可以增加机体的协调性，进而使身体的平衡能力得到改善。所以目前可以将维生素 D 作为单一干预措施日常补充。

心理治疗可以有效缓解老年人的焦虑、抑郁和睡眠障碍，并成为这些疾病的替代或补充治疗方法[38]。所以适当的运动及心理疏导可以减少镇静药、抗焦虑药、抗抑郁药的应用，从而减少跌倒的发生。

四、起搏器的日常管理

现有研究发现[39-42]，有一些老年人不明原因的跌倒是由于心脏起搏器植入，产生了心脏抑制形式的颈动脉窦过敏（CSH），导致老年人出现晕厥，继而发生跌倒。植入双心室起搏器可以有效减少跌倒和晕厥，降低跌倒频率。所以对于因为心脏疾病确实需要安装心脏起搏器的老年人，建议尽量选择安装双心室起搏器。

五、减少家中的危险

大多数家庭中均存在导致跌倒的潜在危险，虽然许多老年人将他们的跌倒归因于家中或家庭周围活动时的意外滑倒。然而，仅仅存在家庭危害是无法引起跌倒的，老年人身体功能的下降与暴露于不良环境之间的相互作用似乎更为重要[43]。因此，日常生活中要注意自身生活方式与自我行为的防护，如转身及头部转动要慢，行动不稳者需要使用助行器，卫生间采用坐式便器而不用蹲式便器，并且在卫生间加装扶手及防滑垫，起居室、卧室及卫生间要有充足的照明，必要时可以安装夜灯。

六、关节保护器的应用

髋关节保护器设计用于吸收能量并将负荷从骨转移到周围的软组织，可以有效地防止跌倒后髋部骨折的发生，但是其舒适差、穿脱费力，且使如厕不能及时、方便，这些限制了其使用。

七、多因素协同干预

多因素干预措施包括根据识别的风险特征，确定与跌倒相关的一系列风险因素后进行的多方面干预。研究已经证明[44-46]，多因素、全方位的干预在许多时候非常有效，在医院和住宅式养老中心中，最有效的跌倒干预措施已经呈现多因素的特点，这也同时反映了老年人预防跌倒的复杂性和存在的多重危险因素。根据风险因素及临床试验研究等级，现将长期项目简要总结如下（表 17-1）。

表 17-1　根据风险因素评估建议采用的长期管理项目

评估领域	风险因素或疾病	等级证据	筛选与评估	管理
神经－肌肉	帕金森综合征	Ⅰa	（1）步态速度测试	（1）管理项目（结构性步态训练、平衡训练和移动训练，循序渐进的肢体力量加强训练和柔韧性训练）
	平衡和步态问题	Ⅰa	（2）起立–行走评估	
	下肢虚弱	Ⅰa	（3）平衡与步态量表	
				（2）必要时提供必要的辅助
				（3）补充维生素 D 和钙剂
医疗	头晕或眩晕	Ⅱ	（1）病史和检查。包括检查药物、视力评估、超声心动图检查、老年抑郁量表评估CAGE 问卷	（1）对于之前未治疗的疾病进行恰当的诊断和管理
	视力损害	Ⅰb（白内障）		（2）评估和调整精神药物、其他存在不良反应的药物和复方药物，必要情况下进行饮酒咨询
		Ⅲ（视力）		
	周围神经病	n/a		
	精神药物 / 酒精	Ⅰa		（3）由配镜师进行光学矫正或转诊给眼科医生
	髋关节问题或畸形	n/a	（2）饮酒问题调查问卷（CAGE 问卷）	（4）正规的心理健康评估
	认知障碍或抑郁	Ⅲ		
环境	周围环境导致跌倒的危险	Ⅰa	（1）职业疗法：使用标准量表评估周围环境中可导致跌倒的风险	（1）参照标准协议进行家庭设施整改，预防跌倒
	鞋类	Ⅲ		（2）建议穿低跟、合脚、平稳的鞋子
	多焦点眼镜	Ⅱ	（2）检查鞋子	（3）走路时避免戴多焦点眼镜

续表

评估领域	风险因素或疾病	等级证据	筛选与评估	管理
心血管	直立性低血压	Ⅰa	心脏评估，包括心率、清晨直立位血压、仰卧位血压、侧卧位血压、颈动脉窦按摩，如有指征，进行长时间抬头倾斜测试	（1）避免使用沉淀剂及更改服用药物
	餐后低血压	Ⅰb		（2）对于直立性低血压，使用弹力袜、氟氢可的松或米多君
	血管迷走神经综合征	Ⅰa		（3）对于心脏抑制性颈动脉窦超敏反应，应用永久起搏器
	颈动脉窦超敏反应	Ⅰb		（4）对于症状性的血管舒张、颈动脉窦超敏反应或血管迷走性晕厥，应用氟氢可的松或米多君

注：n/a—无数据。

（黄彦弘）

参考文献

［1］高茂龙，宋岳涛．中国老年人跌倒发生率 meta 分析．北京医学，2014，36(10)：796-798.

［2］Tinetti ME, Baker DI, McAvay G, et al. A multifactorial intervention to reduce the risk of falling among elderly people living in the community. N Engl J Med, 1994, 331(13): 821-827.

［3］Isaacs B. The giants of geriatrics. The challenge of geriatric medicine. Oxford/New York: Oxford University Press, 1992: 1-7.

［4］Rubenstein LZ, Robbins AS, Josephson KR, et al. The value of assessing falls in an elderly population. A randomized clinical trial. Ann Intern Med, 1990, 113(4): 308-316.

［5］Campbell AJ, Spears GF, Borrie MJ, et al. Falls, elderly women and the cold. Gerontology, 1988, 34(4): 205-208.

［6］Campbell AJ, Borrie MJ, Spears GF. Risk factors for falls in a community-based prospective study of people 70 years and older. J Gerontol, 1989, 44(4): M112-117.

［7］Campbell AJ, Borrie MJ, Spears GF, et al. Circumstances and consequences of falls experienced by a community population 70 years and over during a prospective study. Age Ageing, 1990, 19(2): 136-141.

［8］Li F, Harmer P, Fisher KJ, et al. Tai Chi and fall reductions in older adults: a randomized controlled trial. J Gerontol, 2005, 60(2): M187-194.

［9］Skelton D, Dinan S, Campbell M, et al. Tailored Group Exercise (FaME) reduces falls in community dwelling older frequent fallers (an RCT). Age Ageing, 2005, 34(6): 636-639.

［10］Barnett A, Smith B, Lord SR, et al. Community-based group exercise improves balance and reduces falls in at-risk older people: a randomised controlled trial. Age Ageing, 2003, 32(4): 407-414.

［11］Lord SR, Castell S, Corcoran J, et al. The effect of group exercise on physical functioning and falls in frail older people living in retirement villages: a randomized, controlled trial. J Am Geriatr Soc, 2003,

51(12): 1685-1692.

［12］Day L, Fildes B, Gordon I, et al. Randomised factorial trial of falls prevention among older people living in their own homes. BMJ, 2002, 325(7365): 128.

［13］Buchner DM, Cress ME, de Lateur BJ, et al. The effect of strength and endurance training on gait, balance, fall risk, and health services use in community-living older adults. J Gerontol, 1997, 52(4): M218-M224.

［14］Wolf SL, Barnhart HX, Kutner NG, et al. Reducing frailty and falls in older persons: an investigation of Tai Chi and computerized balance training. Atlanta FICSIT Group. Frailty and Injuries: Cooperative Studies of Intervention Techniques. J Am Geriatr Soc, 1996, 44(5): 489-497.

［15］Wolf SL, Sattin RW, Kutner M, et al. Intense tai chi exercise training and fall occurrences in older, transitionally frail adults: a randomized, controlled trial. J Am Geriatr Soc, 2003, 51(12): 1693-1701.

［16］Dean C, Rissel C, Sherrington C, et al. Exercise to enhance mobility and prevent falls after stroke: the community stroke club randomised trial. Neurorehabil Neural Repair, 2012, 26(9): 1046-1057.

［17］Sherrington C, Lord SR, Vogler CM, et al. A post-hospital home exercise program improved mobility but increased falls in older people: a randomised controlled trial. PLoS One, 2014, 9(9): e104412.

［18］Fairhall N, Sherrington C, Lord SR, et al. Effect of a multifactorial, interdisciplinary intervention on risk factors for falls and fall rate in frail older people: a randomised controlled trial. Age Ageing, 2014, 43(5): 616-622.

［19］Teilsch JM, Sommer A, Witt K, et al. Blindness and visual impairment in an American urban population: the Baltimore Eye Survey. Arch Ophthalmol, 1990, 108(2): 286-290.

［20］Attebo K, Ivers RQ, Mitchell P. Refractive errors in an older population: the Blue Mountains Eye Study. Ophthalmology, 1999, 106(6): 1066-1072.

［21］Jack CI, Smith T, Neoh C, et al. Prevalence of low vision in elderly patients admitted to an acute geriatric unit in Liverpool: elderly people who fall are more likely to have low vision. Gerontology, 1995, 41(5): 280-285.

［22］Harwood RH, Foss AJ, Osborn F, et al. Falls and health status in elderly women following first eye cataract surgery: a randomised controlled trial. Br J Ophthalmol, 2005, 89(1): 53-59.

［23］Foss AJ, Harwood RH, Osborn F, et al. Falls and health status in elderly women following second eye cataract surgery: a randomised controlled trial. Age Ageing, 2006, 35(1): 66-71.

［24］Meuleners LB, Fraser ML, Ng J, et al. The impact of first-and second-eye cataract surgery on injurious falls that require hospitalisation: a whole-population study. Age Ageing, 2014, 43(3): 341-346.

［25］Tseng VL, Yu F, Lum F, et al. Risk of fractures following cataract surgery in medicare beneficiaries. JAMA, 2012, 308(5): 493-501.

［26］Cumming RG, Ivers R, Clemson L, et al. Improving vision to prevent falls in frail older people: a randomized trial. J Am Geriatr Soc, 2007, 55(2): 175-181.

［27］Haran MJ, Cameron ID, Ivers RQ, et al. The effect on falls of providing single lens distance vision glasses to multifocal glasses wearers: the VISIBLE randomised controlled trial. BMJ, 2010, 340: c2265.

［28］Bolland MJ, Avenell A, Baron JA, et al. Effect of calcium supplements on risk of myocardial infarction and cardiovascular events: meta-analysis. BMJ, 2010, 341: c3691.

［29］Black DM, Delmas PD, Eastell R, et al. Once-yearly zoledronic acid for treatment of postmenopausal osteoporosis. N Engl J Med, 2007, 356(18): 1809-1822.

［30］Black DM, Cummings SR, Karpf DB, et al. Randomised trial of effect of alendronate on risk of fracture in women with existing vertebral fractures. Fracture Intervention Trial Research Group. Lancet, 1996,

348(9041): 1535-1541.

[31] McClung MR, Geusens P, Miller PD, et al. Effect of risedronate on the risk of hip fracture in elderly women. Hip Intervention Program Study Group. N Engl J Med, 2001, 344(5): 333-340.

[32] Sato Y, Kanoko T, Satoh K, et al. The prevention of hip fracture with risedronate and ergocalciferol plus calcium supplementation in elderly women with Alzheimer disease: a randomized controlled trial. Arch Intern Med, 2005, 165(15): 1737-1742.

[33] Adachi JD, Saag KG, Delmas PD, et al. Two-year effects of alendronate on bone mineral density and vertebral fracture in patients receiving glucocorticoids: a randomized, double-blind, placebo-controlled extension trial. Arthritis Rheum, 2001, 44(1): 202-211.

[34] Halfon M, Phan O, Teta D. Vitamin D: a review on its effects on muscle strength, the risk of fall, and frailty. BioMed Res Int, 2015, 2015: 953241.

[35] Harvey NC, Cooper C. High-dose vitamin D supplementation does not alter bone mass or muscle function over 1 year in postmenopausal women. Evid Based Med, 2016, 21(1): 30.

[36] Bischoff-Ferrari HA, Dawson-Hughes B, Orav EJ, et al. Monthly high-dose vitamin D treatment for the prevention of functional decline: a randomized clinical trial. JAMA Intern Med, 2016, 176(2): 175-183.

[37] Namasivayam AM, Steele CM. Malnutrition and dysphagia in long-term care: a systematic review. J Nutr Gerontol Geriatr, 2015, 34(1): 1-21.

[38] Montero-Odasso M, Wells J, Borrie M. Can cognitive enhancers reduce the risk of falls in people with dementia? An open-label study with controls. J Am Geriatr Soc, 2009, 57(2): 359-360.

[39] Cummings SR, Black DM, Thompson DE, et al. Effect of alendronate on risk of fracture in women with low bone density but without vertebral fractures: results from the Fracture Intervention Trial. JAMA, 1998, 280(24): 2077-2082.

[40] Masud T, McClung M, Geusens P. Reducing hip fracture risk with risedronate in elderly women with established osteoporosis. Clin Interv Aging, 2009, 4: 445-449.

[41] Serrano AJ, Begona L, Anitua E, et al. Systematic review and meta-analysis of the efficacy and safety of alendronate and zoledronate for the treatment of postmenopausal osteoporosis. Gynecol Endocrinol, 2013, 29: 1005-1014.

[42] Chesnut CH 3rd, Skag A, Christiansen C, et al. Effects of oral ibandronate administered daily or intermittently on fracture risk in postmenopausal osteoporosis. J Bone Miner Res, 2004, 19(12): 1241-1249.

[43] Cameron ID, Kurrle SE, Quine S, et al. Improving adherence with the use of hip protectors among older people living in nursing care facilities: a cluster randomized trial. J Am Med Dir Assoc, 2011, 12(1): 50-57.

[44] Reinsch S, MacRae P, Lachenbruch PA, et al. Attempts to prevent falls and injury: a prospective community study. Gerontologist, 1992, 32(4): 450-456.

[45] Durvasula S, Sambrook PN, Cameron ID. Factors influencing adherence with therapeutic sunlight exposure in older people in intermediate care facilities. Arch Gerontol Geriatr, 2012, 54(2): e234-e241.

[46] Bischoff-Ferrari HA, Orav EJ, Dawson-Hughes B. Effect of cholecalciferol plus calcium on falling in ambulatory older men and women: a 3-year randomized controlled trial. Arch Intern Med, 2006, 166(4): 424-430.

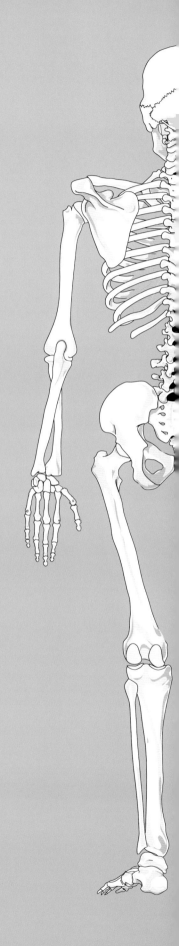

| 第 18 章 |

老年骨折的综合
治疗

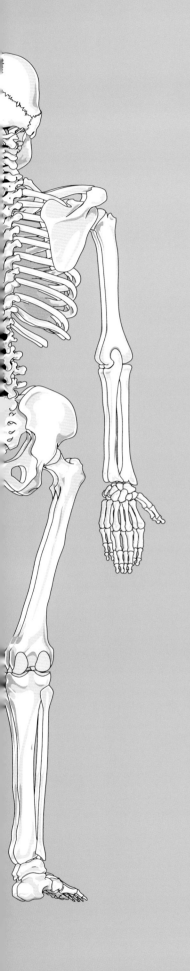

本章要点

- 老年骨质疏松性骨折的发生机制
- 老年骨质疏松性骨折的治疗挑战
- 老年骨质疏松性骨折的治疗时机和方法

第一节　概述

随着全球人口年龄结构的改变，老龄化日益加重，老年人口的总量在增加。我国是目前世界上老年人口规模最大的国家，且正在进入一个持续 40 年的高速老龄化时期，这将使我国人口转向重度老龄化和高龄化[1]。随着人均寿命的延长，骨质疏松性骨折越来越常见。2000 年全球范围内 50 岁以上的骨质疏松性骨折患者人数约为 900 万[2]，到 2030 年这个数值可能会增长至 2 倍或 3 倍。老年人骨折的花费巨大，北京地区近两年 65 岁以上老年髋部骨折的人均手术治疗费用高达 55 000～65 000 元[3]。

减少老年骨折花费最经济的办法是预防，主要包括跌倒的预防和骨质疏松症的治疗。跌倒是可以预防的，关键在于识别跌倒的相关危险因素。跌倒评估需要多学科联合、针对多个因素进行，包括分析跌倒的过程、评估肌肉力量和平衡能力、评估视力状况、评估认知能力和神经系统状况、评估小便失禁的情况、进行合并疾病的回顾和心血管系统的检查、评估居住环境等。骨质疏松症的评估和治疗是老年骨质疏松性骨折治疗中另一个重要且有效的预防措施。骨质疏松症经常比较隐匿，它使得人体骨骼逐渐变得疏松、脆弱，最终受到轻微暴力就会发生骨折。此外，人们逐渐意识到，在治疗老年骨质疏松性骨折时需要考虑更多的因素，许多力学的、生物学的和技术上的改进使得现今骨质疏松性骨折的治疗变得越来越安全而有效。本章将主要回顾临床常见骨折的处理方式，包括固定和愈合过程中需要特殊考虑的一些细节。

第二节　骨损伤机制

骨折的发生是由于骨骼受到的暴力超过了它所能承受的能力。对骨折的描述涉及很多重要的方面，包括骨折块的数目、移位、成角和关节面累及情况。骨质疏松症患者的骨折类型与骨密度正常的患者不同。骨质疏松性骨折通常由低能量损伤造成，如站立时摔倒或者日常活动时摔倒。骨质疏松性骨折的影像学表现相对于年轻患者更粉碎、移位更小。比如：年轻人椎体骨折时需要很大的暴力，因为骨小梁间的连接比较致密。年轻人的椎体类似装满了的易拉罐，能够提供坚强的支撑，但是骨质疏松症患者的椎体类似于空易拉罐，轻微的暴力就可以导致其塌陷。骨质疏松性椎体骨折形态表现为终板中央塌陷和楔形变（图18-1）。

骨质疏松症患者长时间使用双膦酸盐会造成骨代谢缓慢。起初有个别文献报道低能量损伤可能造成股骨粗隆下骨折，随着认识的逐步加深，研究人员最终发现长时间使用双膦酸盐可能出现非典型骨折。通常在股骨非典型骨折发生之前，患者会先有一段时间的疼痛，影像学表现为骨折线起自外侧皮质，向内侧延伸，骨折部位皮质增厚或呈"鸟嘴样"（图18-2）。

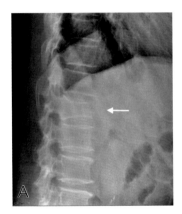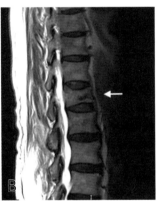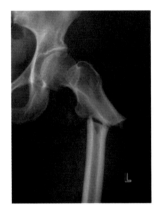

图18-1　骨质疏松性椎体骨折的X线（A）和MRI表现（B）　　　　图18-2　股骨非典型骨折

第三节　骨质疏松性骨折固定的挑战

骨折治疗的总体目标是恢复和维持骨折复位。一旦达到满意复位，可以采取非手术外固定或手术内固定的方法维持复位，内固定通常使用螺钉、钢板或其他内固定物。螺钉固定于骨质疏松的骨骼，可能导致把持力不足、拔出和失效。为了克服这些问题，需要有相应的办法改进。例如，增加螺钉内外径间的差值（即螺纹的深度），从而增加接触面积和把持力；使用锁定钢板，增加整体的固定强度；另外一个方法是在螺钉尖增加一个螺帽，使得螺钉的把持力依赖于皮质骨而非疏松的松质骨骨小梁；最后还可以通过注入聚甲基丙烯酸甲酯（PMMA）骨水泥来增加螺钉的把持力，因为骨水泥在处于液体状态时可以打入螺钉周围并和骨小梁整合，随后聚合为坚硬的固态，螺钉可以将应力分散至整个骨与骨水泥的界面，从而增大把持力。

改变固定装置的位置也可以增加固定的稳定性。髓内钉就是一个例子，虽然最初髓内钉并不是为骨质疏松性骨折设计的，但由于髓内钉与钢板相比更接近骨骼负重的轴线，缩短了力臂，所以能承受比钢板更多的应力。

还有一些方法可以不依赖骨折复位和内固定物的固定强度。例如采用关节置换术来治疗移位的老年股骨颈骨折和特定类型的肱骨近端骨折。这些方法绕开了骨折复位和固定的难题。考虑到骨质疏松的存在，采用骨水泥假体会优于生物型压配假体。

第四节　老年患者的骨折治疗时机

老年患者手术治疗的最佳时机一直存在争议。影响因素包括损伤的部位和严重程度、患者的全身情况，以及骨折制动带来的危害。总体来说，骨折治疗的目标是让患者最大程度地恢复活动能力，摆脱卧床，尽快参与到日常生活活动中。

髋部骨折是老年骨质疏松性骨折中最严重的一种。非手术治疗经常导致患者卧床，出现压疮、肺部感染、血栓栓塞事件等卧床并发症。因此，非手术治疗的患者，其病死率很高。尽早手术治疗能够缩短卧床时间，但是必须考虑患者的整体情况。越来越多的证据支持老年髋部骨折手术应尽早进行，在患者入院 48 小时内手术效果更好，可减轻疼痛、减少并发症、缩短住院时间，而延迟手术会使患者的病死率增高。目前推荐的做法是只要条件允许，尽可能在 48 小时内完成髋部骨折手术[4]。因内科疾病而推迟手术的患者病死率最高，而这些患者可能会由于尽早手术得到最大的获益。

椎体骨折是另一类可能导致患者生活质量明显下降的老年骨折类型。椎体骨折的表现可能较髋部骨折更隐匿，但是 1 年之内会造成病死率上升 60%～90%，这方面与髋部骨折相近。治疗椎体压缩性骨折的传统方法包括口服镇痛药，避免可导致疼痛的活动，告知患者骨折会自行愈合且之后疼痛会随之减轻。大约 2/3 的患者在 6 周之内疼痛会明显缓解并恢复到受伤之前的生活状态，但是少数患者会出现持续的疼痛，可能会导致躯体功能障碍、心理和情感压抑及镇痛药依赖。经皮椎体成形术和后凸成形术现已成为患者的一个治疗选择。绝大多数研究报道其可以快速缓解疼痛，更重要的是恢复功能，有报道认为较非手术治疗可以降低病死率 [5]。治疗过程中棘手的问题在于评估手术指征，即哪些患者能从手术治疗中获益。目前关于椎体成形术的最佳时机没有达成共识。如果患者因为剧烈疼痛而不得不卧床，那么早期手术就很必要。如果患者只是感觉疼痛但是尚能活动，可以观察 4~6 周后再根据疼痛是否充分缓解来决定。

第五节　骨质疏松性骨折的愈合挑战

骨质疏松会对骨折愈合造成影响。动物实验发现骨质疏松对骨折愈合的早期存在影响 [6]。临床研究发现，老年性骨质疏松患者椎体融合的愈合率更低 [7]，其生物学基础主要是骨髓间充质干细胞的增殖能力减弱。这些发现提示，在外科手术过程中精细操作、保护骨折愈合的最佳环境具有非常重要的意义，同时还可以考虑采用生物学、药学或电生理的方法来促进骨折愈合。

一、手术方法

骨质疏松性骨折的愈合可能会因为不恰当的手术技术而变得更加困难。骨折时骨结构的破坏会造成骨内血供减少，而现代手术技术强调精细操作以保留骨膜血供和周围肌肉的覆盖，这可以最大限度保留残存的血供以利于骨折愈合。应用该理论的技术例如髓内钉手术和经皮钢板固定手术，这两种技术都在骨折以外的区域进行手术操作，在远离骨折端的部位插入固定装置以避免直接剥离骨折部位的软组织，尽可能减少对骨折部位血供的破坏，以提高骨折愈合率。

二、生物学方法

骨折的愈合和生长需要三要素：产生骨细胞（骨生成），刺激成骨细胞形成（骨诱导），合适的框架结构引导骨的生成（骨传导）。生物学方法可以针对三个要素之一或全部要素来促进骨折的愈合。如前所述，骨质疏松和年龄的增长使得间充质干细胞数量和功能下降。目前有很多产品可以在手术时增加干细胞的数量，例如可以通过抽取髂嵴骨髓来获取患者自体的间充质干细胞。

对于骨诱导材料，研究最多的是骨形成蛋白（BMPs），它可以诱导成骨细胞的分化和形成。尽管体外实验的结果呈阳性，但目前没有充足的临床证据证明在骨质疏松性骨折中 BMPs 有促进骨折愈合的作用。尽管 BMPs 似乎是一种可以解决很多难题的方法，但由于早期的研究存在实验设计缺陷，以及低估了应用 BMPs 可能带来的副作用和风险，我们在使用 BMPs 时必须个体化，综合地权衡利弊。

三、药物方法

最近动物实验显示，一些治疗骨质疏松症的药物同时具有促进骨折愈合的作用，比如甲状旁腺激素（PTH）。在生理条件下，甲状旁腺激素的功能是通过诱导骨吸收增加循环中的钙离子。如果每天给予脉冲式超生理剂量的甲状旁腺激素，则会看到相反的结果，也就是骨密度增加。系统综述 [8] 和两个随机对照研究 [9-10] 已经证实脉冲式 PTH 可以加速骨质疏松症患者的骨折愈合过程，特别是腕部和骨盆骨折。但是应用于脊柱融合时要谨慎，因为阳性结果仅在动物实验中观察到，在人体中并没有得到阳性结果。

双膦酸盐是一种抗骨吸收药物，早期的研究报道其用于脊柱融合有明确的不良结果。近期报道分歧较大，有的发现使用双膦酸盐后脊柱融合的强度有所减弱，有的报道认为无影响，而有的研究则报道能够促进融合部位愈合。所以对于脊柱融合患者是否使用双膦酸盐目前争议很大，还需要收集更多的数据。双膦酸盐对骨折愈合目前没有显示出不良效果，应用于骨质疏松性骨折的患者也未显示不良结果，但是也没有使用该类药物来促进骨折愈合的必要性 [11]。

四、电生理方法

对骨骼施加压力或张力时可观察到电位差的产生。结合沃尔夫定律，骨在压力下能够更倾向形成新生骨，人们设计出了电磁装置用来刺激骨愈合。但是电刺激装置应用于骨折和脊柱融合的效果存在争议。最近的系统综述发现，没有证据支持或反对使用电刺激装置可以促进脊柱融合 [12]。对于肢体骨折，尤其胫骨骨折可能更适合 [13]，这可能是由于胫骨位置较脊柱表浅。尽管如此，尚没有证据显示电刺激治疗老年性骨质疏松患者有效。

第六节　常见的老年骨质疏松性骨折

一、脊柱骨折

骨质疏松性椎体压缩性骨折（osteoporotic vertebral compression fractures，OVCFs）是骨质疏松性骨折最常见的类型，其发生率约是髋部骨折和桡骨远端骨折发生率的总和。OVCFs 的出现可造成患者身高的丢失、脊柱后凸、慢性疼痛、活动性降低、心理负担增加和独立生活能力下降等一系列问题，最终导致患者生活质量的下降[14]。除此之外，OVCFs 还会明显增加医疗支出。在美国，每年约有近 150 万的患者出现 OVCFs，其中 15 万患者住院治疗及 16 万患者门诊治疗，花费超过 10.7 亿美元的直接医疗支出，并产生约 60 亿美元的间接经济损失[15]。

然而，OVCFs 的患者由于多数没有临床症状，所以约有四分之三的患者并没有立即引起临床注意；而传统的诊断方法，通过患者的症状、体征及常规的 X 线检查，仍然存在很大的漏诊率。有研究指出，X 线用于 OVCFs 诊断的漏诊率平均为 34%[16]。对确诊的 OVCFs，传统的治疗方法主要包括对症镇痛、减少负重。椎体成形术从 20 世纪 80 年代开始出现，通过经皮注射聚甲基丙烯酸甲酯（PMMA）至骨折椎体，稳定骨折端，缓解疼痛，但是 PMMA 渗漏可能造成脊髓和神经根压迫。后凸成形术是在椎体成形术的基础上进行改良，先置入球囊撑开压缩椎体形成空腔，然后注射 PMMA，可以降低渗漏的风险，同时恢复椎体高度。对 OVCFs，国际上各种指南对于保守还是手术治疗分歧比较大，手术治疗的指征还缺乏高等级的证据。目前多数建议骨折后首先卧床休息，佩戴支具，使用降钙素、阿片类镇痛药、NSAIDs 进行消炎、镇痛药物治疗，保守治疗效果不佳时再考虑手术治疗[17]。

二、髋部骨折

髋部骨折约占所有成人骨折的 12%，由于老年人髋部骨折后病死率和残疾率非常高，因此髋部骨折是最严重的骨质疏松性骨折类型。老年人发生髋部骨折后，治疗的目标是尽快恢复患者的活动能力，避免卧床及由此所带来的并发症，例如坠积性肺炎、压疮、泌尿系统感染等。虽然非手术治疗和手术治疗对老年人来说都有相应的问题，但是非手术治疗的卧床并发症发生率更高，远期功能也更差，因此对于绝大多数人手术治疗是首选，手术治疗的方案取决于骨折的类型。

对无移位或外展嵌插的稳定型股骨颈骨折，首选内固定治疗[18]。内固定术的创伤和风险小，术后患者可以早期活动，骨折愈合率高，发生移位、骨折不愈合和股骨头坏死的概率低。为了维持骨折的稳定位置，常采用空心螺钉固定（图 18-3）。对移位的不稳定型股骨颈骨折，复位内固定的再手术率远远高于关节置换术，有很强的证据[19]支持关节置换术（图 18-4）。对部分患者，全髋关节置换术的远期获益要大于半髋关节置换术[20]，这需要考虑患者年龄、伤前活动能力、伤前髋关节情况和精神认知状态等。

对股骨粗隆间骨折及股骨粗隆下骨折，首选的治疗方法是复位内固定，根据骨折线形态、粉碎情况和骨折稳定性可选择髓内或髓外固定。稳定的股骨粗隆间骨折选择动力髋螺钉（图 18-5）或髓内钉均可[21]；不稳定的股骨粗隆间骨折，有证据[22]支持优先选择髓内钉固定（图 18-6）；对于反粗隆间骨折或股骨粗隆下骨折，首选髓内钉内固定[23]。在少数情况下，如初次内固定后失败或严重粉碎、患者既往存在严重的关节炎性疾病且符合关节置换术的指征，或者肿瘤导致的病理性骨折，人工关节置换术可以作为一种治疗手段。

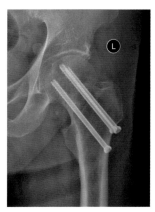 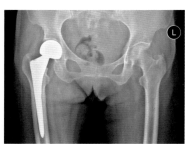 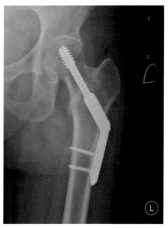 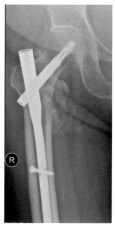

图 18-3　空心螺钉固定治疗稳定型股骨颈骨折　　图 18-4　人工髋关节置换术治疗移位的股骨颈骨折　　图 18-5　动力髋螺钉治疗股骨粗隆间骨折　　图 18-6　髓内钉固定治疗股骨粗隆间骨折

三、桡骨远端骨折

桡骨远端骨折是 65 岁以上老年人最常见的上肢骨折，女性的发病率约是男性的 6 倍。桡骨远端骨折后可能带来的问题包括腕部畸形、疼痛、活动范围受限，其中疼痛和活动范围受限是困扰老年患者的主要问题。

在选择治疗方案时，首先要判断骨折的类型和严重程度，包括骨折的粉碎程度、移位方向、是否合并尺骨远端骨折、是否存在开放伤口等。可以简单地将桡骨远端骨折分为 Colles 骨折、Smith 骨折和 Barton 骨折。桡骨远端骨折有很多的分型系统，例如 Frykman 分型、Melone 分型、AO 分型、通用分型等。

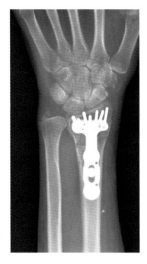

图 18-7　锁定钢板固定桡骨远端骨折

闭合复位石膏固定仍是老年桡骨远端骨折首选的治疗方案，如果闭合复位后骨折的复位不满意，或者在随诊过程中骨折发生再移位，可以考虑手术治疗。手术治疗方案包括闭合复位经皮固定术或切开复位内固定术。克氏针加石膏是经济、微创的治疗方法，外固定架结合克氏针也可取得满意的治疗结果，但针道感染是其主要的并发症。切开复位内固定可以提供稳定的骨折固定，允许关节早期活动，患者也可尽早恢复日常生活，尤其适用于保守治疗过程中骨折再移位的患者，其中固定角度的掌侧钢板优于其他内固定方式（图 18-7）。

需要注意的是，很多研究发现老年桡骨远端骨折患者的主观满意度与影像学指标无关，虽然很多老年患者保守治疗后出现再移位，但患者功能评分与影像学结果并不相关[24]。所以畸形愈合对老年患者影响较小[25]，但严重的畸形也会导致功能障碍。超过 10° 的背侧成角、2mm 的桡骨短缩就有可能导致腕关节无力、僵硬和疼痛；背侧成角不超过 30°、桡骨短缩不超过 5mm 是对老年桡骨远端骨折的最低要求。

四、肱骨近端骨折

肱骨近端骨折占所有骨折的 2.5%～5%。大多数老年人的肱骨近端骨折是低能量的骨质疏松性骨折，主要由平地摔倒所致，女性患者人数为男性的 2～3 倍。随着人口结构的老龄化，其发病人数呈快速上升趋势。

在判断肱骨近端骨折的严重程度时，目前最常用的为 Neer 分型，其将肱骨近端根据解剖学标志分为"肱骨头""大结节""小结节""肱骨干"4个部分。大于 45° 的成角或 >1cm 的移位被认为是移位的骨折。Neer Ⅰ型：一处或多处骨折，无明显移位。Neer Ⅱ型：一处或多处骨折，有一处骨折有移位或旋转。Neer Ⅲ型：2处骨折有移位或旋转。Neer Ⅳ型：4个解剖结构相互关系均有明显移位。

大多数老年肱骨近端骨折可以选择保守治疗，尤其适用于成角小于45°、骨折移位小于 1cm 的 Neer Ⅰ型骨折。保守治疗方案为肩关节支具或吊带悬吊制动。广为接受的手术适应证如下。①成角大于45°、骨折移位大于 1cm 的骨折。②骨折内翻或外翻畸形超过30°。③合并肩关节脱位。④骨折累及关节面塌陷或劈裂。对老年肱骨近端骨折，应该基于骨折形态、骨质量、患者生理和心理状态等因素综合考虑以制订治疗方案。

手术治疗大体可分为两大类：内固定术和关节置换术。选择内固定治疗时，需要充分评估骨折断端的骨密度和患者年龄，实现骨折的解剖复位，尤其是颈干角及大小结节的复位，重建内侧皮质的完整性，同时要获得较为坚强的内固定以利于早期功能锻炼。锁定钢板（图 18-8）和髓内针是两种最常用的固定方式[26]。肩关节置换术适用于难以复位或固定的严重骨质疏松症患者，包括 4 部分骨折（及骨折脱位）、存在严重骨质疏松的 3 部分骨折、头劈裂型骨折、解剖颈骨折。对存在严重肩袖损伤的患者，需要选择反式肩关节置换。

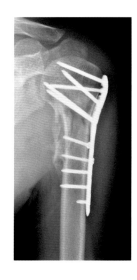

图 18-8　锁定钢板固定肱骨近端骨折

（杨明辉）

参考文献

［1］陈卫. 国际视野下的中国人口老龄化. 北京大学学报（哲学社会科学版），2016, 53(6): 82-92.

［2］Johnell O, Kanis JA. An estimate of the worldwide prevalence and disability associated with osteoporotic fractures. Osteoporos Int, 2006, 17(12): 1726.

［3］李宁，杨明辉，李新萍，等. 老年髋部骨折中"骨折联络服务"的初步临床效果. 骨科临床与研究杂志，2017, 2(5): 287-292.

［4］Moja L, Piatti A, Pecoraro V, et al. Timing matters in hip fracture surgery: patients operated within 48 hours have better outcomes. A meta-analysis and meta-regression of over 190, 000 patients. PLoS One, 2012, 7(10): e46175.

［5］Zampini JM, White AP, Mcguire KJ. Comparison of 5766 vertebral compression fractures treated with or without kyphoplasty. Clin Orthop Relat Res, 2010, 468: 1773-1780.

［6］Namkung-Matthai H, Appleyard R, Jansen J, et al. Osteoporosis influences the early period of fracture healing in a rat osteoporotic model. Bone, 2001, 28(1): 80-86.

［7］Simmons E, Kuhele JR, Lee J, et al. Evaluation of metabolic bone disease as a risk factor for lumbar fusion. Spine J, 2002, 2(5): 99.

［8］Zhang D, Potty A, Vyas P, et al. The role of recombinant PTH in human fracture healing: a systematic review. J Orthop Trauma, 2014, 28(1): 57.

［9］Aspenberg P, Genant HK, Johansson T, et al. Teriparatide for acceleration of fracture repair in humans: a prospective, randomized, double-blind study of 102 postmenopausal women with distal radial fractures. J Bone Miner Res, 2010, 25(2): 404.

［10］Peichl P, Holzer LA, Maier R, et al. Parathyroid hormone 1-84 accelerates fracture-healing in pubic bones of elderly osteoporotic women. J Bone Joint Surg Am, 2011, 93(17): 1583-1587.

［11］Xue D, Li F, Chen G, et al. Do bisphosphonates affect bone healing? A meta-analysis of randomized controlled trials. J Orthop Surg Res, 2014, 9: 45.

［12］Park P, Lau D, Brodt ED, et al. Electrical stimulation to enhance spinal fusion: a systematic review. Evid Based Spine Care J, 2014, 5(2): 87.

［13］Abeed R, Naseer M, Abel E. Capacitively coupled electrical stimulation treatment: results from patients with failed long bone fracture unions. J Orthop Trauma, 1998, 12(7): 510.

［14］Varacallo MA, Fox EJ. Osteoporosis and its complications. Med Clin North Am, 2014, 98(4): 817-831.

［15］Kim DH, Vaccaro AR. Osteoporotic compression fractures of the spine; current options and considerations for treatment. Spine J, 2006, 6(5): 479.

［16］Delmas PD, van de Langerijt L, Watts NB, et al. Underdiagnosis of vertebral fractures is a worldwide problem: the IMPACT study. J Bone Miner Res, 2005, 20(4): 557-563.

［17］Parreira PC, Maher CG, Megale RZ, et al. An overview of clinical guidelines for the management of vertebral compression fracture: a systematic review. Spine J, 2017, 17(12): 1932-1938.

［18］Cserhati P, Kazar G, Manninger J, et al. Non-operative or operative treatment for undisplaced femoral neck fractures: a comparative study of 122 non-operative and 125 operatively treated cases. Injury, 1996, 27(8): 583-588.

［19］Frihagen F, Nordsletten L, Madsen JE. Hemiarthroplasty or internal fixation for intracapsular displaced femoral neck fractures: randomised controlled trial. BMJ, 2007, 335(7631): 1251.

［20］Keating JF, Grant A, Masson M, et al. Randomized comparison of reduction and fixation, bipolar hemiarthroplasty, and total hip arthroplasty. Treatment of displaced intracapsular hip fractures in healthy older patients. J Bone Joint Surg Am, 2006, 88(2): 249.

［21］Utrilla AL, Reig JS, Muñoz FM, et al. Trochanteric gamma nail and compression hip screw for trochanteric fractures: a randomized, prospective, comparative study in 210 elderly patients with a new design of the gamma nail. J Orthop Trauma, 2005, 19(4): 229.

［22］Verettas DA, Ifantidis PC. Systematic effects of surgical treatment of hip fractures: gliding screw-plating vs intramedullary nailing. Injury, 2010, 41(3): 279-284.

［23］Zhang S, Zhang K, Jia Y, et al. InterTan nail versus Proximal Femoral Nail Antirotation-Asia in the treatment of unstable trochanteric fractures. Orthopedics, 2013, 36(3): 288-294.

［24］Grewal R, Macdermid JC. The risk of adverse outcomes in extra-articular distal radius fractures is increased with malalignment in patients of all ages but mitigated in older patients. J Hand Surg Am, 2007, 32(7): 962.

［25］Clement ND, Aitken SA, Duckworth AD, et al. The outcome of fractures in very elderly patients. Bone J Joint Surgery Br, 2011, 93(6): 806-810.

［26］Olerud P, Ahrengart L, Ponzer S, et al. Internal fixation versus nonoperative treatment of displaced 3-part proximal humeral fractures in elderly patients: a randomized controlled trial. J Shoulder Elbow Surg, 2011, 20(5): 747-755.

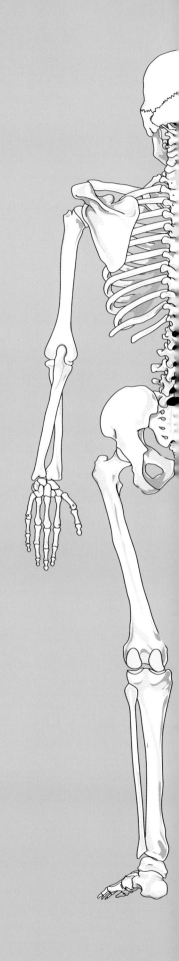

| 第 19 章 |

老年骨折的多学科
治疗模式

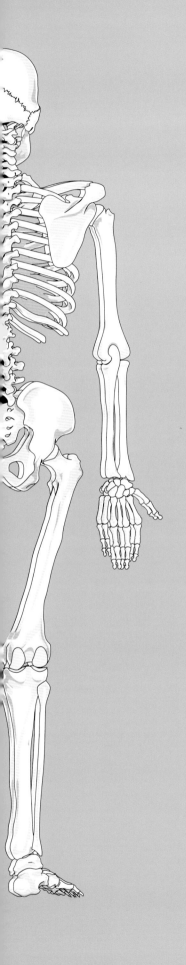

本章要点

- 老年骨折多学科治疗模式可最大程度地使患者受益
- 这一模式的 5 个构成要素
- 这一模式的 9 个成功要素

第一节　概述

骨质疏松及骨质疏松性骨折是一种老年综合征，换言之，绝大多数因骨质疏松出现骨质疏松性骨折的患者是老年人。90% 以上髋部骨折发生在 65 岁及以上的老年人群中 [1]。50 岁以后每 10 年髋部骨折的风险增加 1 倍，到 90 岁时女性发生髋部骨折的风险可高达三分之一 [2]。

骨质疏松性骨折与年龄和衰弱状态密切相关，也就意味着这类骨折患者通常合并多种或严重的内科疾病，使围手术期风险和术后并发症发生率明显增加，表现为高死亡率及生活质量显著下降。老年科医生具有更加专业的知识处理这些内科合并症，能够更敏锐地识别、预防和处理这类高风险患者发生的不良事件，改善治疗结局。老年科医生也更善于评估患者的预后，并帮助患者及家属制订符合治疗目标的方案。上述老年科医生的专业优势结合骨科医生对骨折的专科治疗，能够最大程度地使患者受益。

老年骨折多学科治疗模式已经显示出重要的临床意义和价值 [3-4]。虽然不同医疗机构的治疗模式之间存在差异，但至少有某些方面可达成共识。①缩短术前等待时间 [5]。②降低并发症风险 [6-8]。③缩短住院时间 [5,8]。④降低再次入院比例 [8-9]。⑤降低住院期间死亡率 [8-9]。⑥改善患者的功能及活动能力 [4,10]。⑦降低治疗费用 [11]。⑧改善患者的生活质量 [4,10]。

第二节　老年骨折多学科治疗模式的构成要素

构建老年骨折多学科治疗模式有以下 5 个要素。

一、尽可能手术治疗

以髋部骨折为代表的老年骨折，手术治疗应该达到以下目标：缓解疼痛、减少失血、恢复活动及功能、减少卧床并发症、促进骨折愈合 [12-13]。手术治疗可使患者尽快负重行走，并进行康复锻炼。即使对于丧失活动能力的患者，在骨折固定后疼痛也能得到缓解，以便于护理。非手术治疗仅适用于以下患者：预期寿命较短且手术风险大于获益；陈旧性骨折且已有愈合征象；稳定性骨折且疼痛较轻微；充分知情后仍拒绝手术（患者或家属若不完全理解利弊，医生有义务进行告知和建议，不应消极回避及放弃）。

二、尽快手术

延迟手术的原因可归纳为患者因素和医疗模式因素。如患者无明显手术禁忌证，延迟手术可增加死亡率[14]、增加疼痛程度和时间[15]、延长住院时间[15]，最终导致患者的自理能力及生活质量下降[15]。此外，功能恢复也会因此受到影响[16]。患者出现急性内科合并症会导致死亡率升高，但这与手术时机无关[14]。因此，患者就诊后须尽快接受评估以识别影响手术的急性内科合并症，并与慢性内科疾病相鉴别，这样可以避免因纠结于慢性内科疾病或不可逆状态而延迟手术，导致卧床时间延长、疼痛程度增加，以及后续继发的功能恢复欠佳、营养不良及认知障碍等[17]。

三、多学科合作共管

真正的共管就是指共同对患者负责，不分主次。各学科应在自己专业范畴内尽可能提出对患者有益的治疗方案和建议，学科间交流应频繁且高效。有证据表明，老年科医生直接管理患者比单纯提供会诊意见更能令患者获益[18]。

四、标准化流程

不同国家、地区和医院之间在髋部骨折的处理上存在诸多差异[12]。老年骨折多学科治疗模式要求遵循老年医学的治疗原则和循证医学证据，以保证最佳治疗效果。整个治疗模式应包含自急诊至出院的标准诊疗流程、临床治疗方案及护理计划等，同时要兼顾患者个体差异进行精准医疗。标准化流程中的各环节要根据最新的循证医学证据进行更新，改善医疗质量，降低治疗费用（表 19-1）。

表 19-1　老年骨折多学科治疗模式标准化流程要素

流程	文件	临床治疗	其他
就诊"绿色通道"	老年科评估表格	手术耐受性评估	数据采集
转运流程	骨科评估表格	伤前功能状态评估	不良事件分析
急诊室流程	麻醉科评估表格	骨质疏松的评估与治疗	死亡病例讨论

续表

流程	文件	临床治疗	其他
入院 / 术前流程	手术知情同意书	血栓 / 栓塞预防	
术后流程	护理计划	疼痛管理	
	出院指导	谵妄预防	
	复查时间表	尿路管理	
		预防性应用抗生素	
		手术方案选择	
		术后负重能力评估	

五、出院计划

随着老年骨折早期手术理念的普及，患者住院时间明显缩短（通常少于5 天）。因此在入院时就应与家属进行充分沟通，对出院后的康复及护理进行交代。沟通应及时且频繁，这样更易于得到家属的理解与配合，并给家属充裕的准备时间，避免不必要地延长住院时间，尽早转至专业康复机构开始功能锻炼。

第三节　老年骨折多学科治疗模式的成功要素

以往经验和现有证据告诉我们，一个成功的老年骨折多学科治疗模式需要如下一些要素[19]。

一、高水平的老年科和骨科

高水平的老年科和骨科是至关重要的。而缺少高水平的老年科是构建老年骨折多学科治疗模式的最大障碍[19]。各科室的医生应进行良好的学科间交流，营造互敬合作的氛围，保证直接、有效的沟通，并妥善处理可能出现的争议。交流范畴主要集中在外科与内科之间，以及与其他所涉及学科（如麻醉科、心内科、护理等）、所涉及部门（如急诊室、手术室、住院处等）的交流。同时，项目主管应平易近人、守信可靠且以身作则[20]，能够妥善地解决问题，并被同事认可。

二、就诊"绿色通道"

老年骨折患者的就诊流程应尽可能方便、快捷，建立"绿色通道"对于构建老年骨折多学科治疗模式非常重要，它能够保证老年骨折患者尽快接受评估并接受手术治疗。但这需要对旧的就诊流程进行大幅度改进，同时会涉及部门、人员、费用等方面的协调。因此，这一工作不仅需要行政部门的支持，而且科室之间要做好协调工作。

三、数据采集真实、有效

真实、有效的数据采集对于成功的老年骨折多学科治疗模式是非常重要的。通过对基线数据与运行数据的比较，包括住院时间、住院费用、术前等待时间、住院死亡率、并发症发生率、二次入院率等，总结医疗质量与治疗费用方面的不足，并进一步改进。因此，对结果进行真实、有效的数据采集，并定期进行总结和改进，是整个模式高效且可持续发展的灵魂。

四、麻醉科的支持

麻醉科是整个模式中重要的一环。麻醉医生应了解老年骨折的治疗目标及老年科的治疗原则。要积极调动麻醉医生的主观能动性，使其真正参与到治疗流程中，与老年科医生及骨科医生进行充分、有效的沟通，这样可以减少最后时刻取消手术的尴尬局面，也利于患者疗效的提高。

五、手术室的配合

手术室应积极配合，为预定手术而进行人员、时间和地点上的保障将非常考验项目参与人员的协调能力。由于不同医院存在个体化差异，工作的原则是以患者的最大利益为中心，尽可能减少各方面协调的阻力，安排合适的人员和手术室，制定标准化工作流程。不应因等待协调而增加患者的术前等待时间及医护人员的工作时间。

六、遵循老年科的治疗原则

总体上讲，老年患者比年轻患者出现围手术期并发症的风险更高。维持老年人在应激情况下生理状态的稳定，对于保证治疗的成功至关重要[17]。

同时，了解老年患者心血管系统、呼吸系统和泌尿系统等与手术之间的相互影响非常重要，这就需要明晰老年骨折的治疗目标，分清主次和先后。有明确的证据表明，由老年科医生与骨科医生共同负责并处理老年骨折将明显改善患者的预后[21]。

七、围手术期的精准评估

老年骨折患者通常合并多种内科疾病，鉴别哪些是慢性、稳定、不影响手术的，哪些是围手术期需要调整的，而哪些又是急性发作、需要术前进一步评估的，这是体现决策和治疗水平的一个重要方面。对于虚弱的老年患者，很多时候存在"过犹不及"的情况，多余的检查和治疗只是意味着浪费了宝贵的术前时间，患者并没有获益[22]。老年骨折患者的评估并不只局限于传统的心血管系统，而应同时包括认知能力、功能情况、营养状态及急性和（或）慢性疾病的鉴别[17]。

八、充足的患者数量

充足的患者数量可保证各学科均能积累必要的治疗经验和数据，以持续提高临床医疗质量。虽然没有证据来准确界定多少数量合适，但是根据经验，大约 100 例 / 年是构建一个完整模式的最低数量要求[20]。

九、其他部门或单位的合作

想要建立老年骨折多学科治疗模式，不能忽视将这一模式宣传和介绍给其他部门或医疗机构，以争取最大的理解和支持，保证治疗目标的顺利实现。目前社会上存在很多老年护理和康复机构，如果能让它们充分了解这一模式的治疗目标与优势，这些机构就可以在患者出院后护理和康复方面提供有效的帮助，这也使患者出院后能得到顺利接管，治疗效果与获益得到保证。

第四节　总结

老年骨质疏松性骨折患者通常合并多种内科疾病，全身情况虚弱，病情复杂。因此，了解老年人的生理状态，以及骨折和手术的应激，对于治疗老年骨折患者十分重要。老年骨折多学科治疗模式应让相关学科有经验的医师都参与进来，尤其是老年科医生，以改善老年骨折的治疗结果，帮助老年人更好地回归生活。

（吴新宝　李　宁）

参考文献

[1] Morris AH, Zuckerman JD. National Consensus Conference on improving the continuum of care for patients with hip fracture. J Bone Joint Surg Am, 2002, 84-A(4): 670-674.

[2] Cummings SR, Black DM, Rubin SM. Lifetime risks of hip, Colles', or vertebral fracture and coronary heart disease among white postmenopausal women. Arch Intern Med, 1989, 149(11): 2445-2448.

[3] 吴新宝, 杨明辉. 谈谈老年髋部骨折患者手术治疗的几个问题. 中国骨与关节杂志, 2017, 6(3): 161-162.

[4] Prestmo A, Hagen G, Sletvold O, et al. Comprehensive geriatric care for patients with hip fractures: a prospective, randomised, controlled trial. Lancet, 2015, 385(9978): 1623-1633.

[5] González-Montalvo JI, Alarcón T, Mauleón JL, et al. The orthogeriatric unit for acute patients: a new model of care that improves efficiency in the management of patients with hip fracture. Hip Int, 2010, 20(2): 229-235.

[6] Leslie WD, O'Donnell S, Jean S, et al. Trends in hip fracture rates in Canada. JAMA, 2009, 302(8): 883-889.

[7] Melton LJ 3rd, Beard CM, Kokmen E, et al. Fracture risk in patients with Alzheimer's disease. J Am Geriatr Soc, 1994, 42(6): 614-619.

[8] Friedman SM, Mendelson DA, Bingham KW, et al. Impact of a comanaged Geriatric Fracture Center on short-term hip fracture outcomes. Arch Intern Med, 2009, 169(18): 1712-1717.

[9] Fisher AA, Davis MW, Rubenach SE, et al. Outcomes for older patients with hip fractures: the impact of orthopedic and geriatric medicine cocare. J Orthop Trauma, 2006, 20(3): 172-178.

[10] Shyu YI, Liang J, Wu CC, et al. An interdisciplinary intervention for older Taiwanese patients after surgery for hip fracture improves health-related quality of life. BMC Musculoskelet Disord, 2010, 11: 225.

[11] Kates SL, Mendelson DA, Friedman SM. The value of an organized fracture program for the elderly: early results. J Orthop Trauma, 2011, 25(4): 233-237.

[12] Mendelson DA, Friedman SM. Principles of comanagement and the geriatric fracture center. Clin Geriatr Med, 2014, 30(2): 183-189.

[13] Friedman SM, Mendelson DA, Kates SL. Hip fractures // Hirth V, Wieland D, Dever-Bumba M. Case-based geriatrics. New York: The McGraw-Hill Companies, Inc., 2011: 529-543.

[14] Moran CG, Wenn RT, Sikand M, et al. Early mortality after hip fracture: is delay before surgery important? J Bone Joint Surg Am, 2005, 87(3): 483-489.

[15] Orosz GM, Magaziner J, Hannan EL, et al. Association of timing of surgery for hip fracture and patient outcomes. JAMA, 2004, 291(14): 1738-1743.

[16] Pioli G, Lauretani F, Davoli ML, et al. Older people with hip fracture and IADL disability require earlier surgery. J Gerontol A Biol Sci Med Sci, 2012, 67(11): 1272-1277.

［17］Nicholas JA. Preoperative optimization and risk assessment. Clin Geriatr Med, 2014, 30(2): 207-218.

［18］Stuck AE, Siu AL, Wieland GD, et al. Comprehensive geriatric assessment: a meta-analysis of controlled trials. Lancet, 1993, 342(8878): 1032-1036.

［19］Kates SL, O'Malley N, Friedman SM, et al. Barriers to implementation of an organized geriatric fracture program. Geriatr Orthop Surg Rehabil, 2012, 3(1): 8-16.

［20］Kates SL, Mendelson DA, Friedman SM. Co-managed care for fragility hip fractures (Rochester model). Osteoporos Int, 2010, 21(Suppl 4): S621-625.

［21］Batsis JA, Phy MP, Melton LJ 3rd, et al. Effects of a hospitalist care model on mortality of elderly patients with hip fractures. J Hosp Med, 2007, 2(4): 219-225.

［22］Ricci WM, Della Rocca GJ, Combs C, et al. The medical and economic impact of preoperative cardiac testing in elderly patients with hip fractures. Injury, 2007, 38 (Suppl) 3: S49-52.

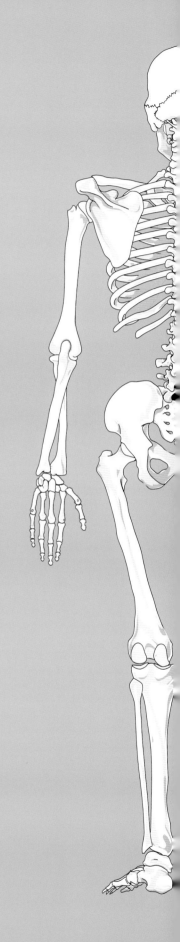

| 第 20 章 |

骨质疏松症与
营养

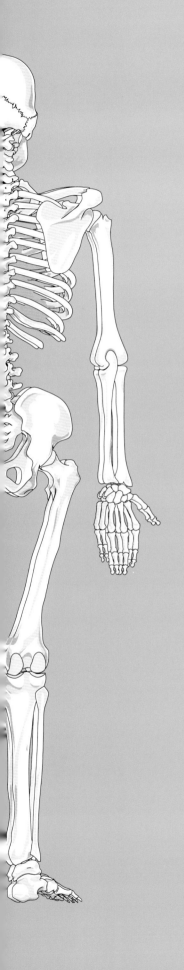

本章要点

- 骨质疏松症与营养因素的关系
- 骨质疏松症的营养防治
- 骨质疏松症的饮食防治措施

随着人口寿命的增长和老龄人口的不断增加，骨质疏松症的发病率也有所升高。一般认为，骨质疏松症与遗传、环境、生活方式及膳食习惯等有关。营养作为骨质疏松症的影响因素之一，在骨骼结构的维持和发展中起到了关键作用，而且它也是最方便的人为可控因素之一。合理膳食有助于骨质疏松症的防治。

第一节　骨质疏松症与营养因素的关系

骨质疏松症是一种骨强度下降引发骨折风险性增加的骨骼疾病，是以骨量降低和骨骼结构性退化从而导致骨骼变脆而易发生骨折的一种全身性的骨骼疾病。骨质疏松性骨折的危险因素有很多方面，部分是不可控制的，而部分是可以控制的，营养因素则是人为可控的。营养学方面包括钙、维生素D、蛋白质和维生素 K、钠盐、钾盐、氟盐和碳水化合物等因素。

一、蛋白质与骨质疏松症

膳食蛋白质对骨骼健康的作用具有双重性。一方面，蛋白质是构成骨骼有机基质的基础原料，部分氨基酸和肽化合物有利于钙质的吸收。长期缺乏蛋白质可导致血浆蛋白水平降低，造成骨基质蛋白质合成不足，这一点对老年人尤为重要。有研究表明，长期营养不良及低蛋白膳食可导致老年人骨量丢失增加，出现骨质疏松及髋骨骨折。老年个体随年龄增长而出现的瘦体组织丢失增加与骨量减少密切相关。满足每日膳食蛋白质摄入量是维护瘦体组织代谢和骨健康的基础。因此，对老年群体而言，每日膳食蛋白质摄入量应满足甚至高于推荐量标准。

另一方面，过多的蛋白质摄入可能导致高尿钙反应并降低肠道对钙的吸收。目前认为，膳食蛋白质的摄入总量、膳食蛋白质的来源、膳食蛋白质的氨基酸组成、膳食钙与磷的摄入量及比例、膳食的酸碱度及各种营养素之间的相互作用等因素均可影响机体对钙的吸收和排出。

根据《中国居民膳食营养素参考摄入量（2013 版）》的推荐，18 岁以上轻体力劳动者的蛋白质推荐摄入量（recommended nutrient intake，RNI），男性为 65g/d，女性为 55g/d。老年群体的膳食蛋白质摄入量应适当增加，即在正常成人的基础上，每日增加 10% 的蛋白质摄入。动物蛋白应占每日总蛋白量的 50% 左右。

二、矿物质与骨质疏松症

1. 钙

钙是人体中含量最多的矿物质，成人总共有 1000～1200g 钙（约占体重的 1.5%～2.0%），其中 99% 存在于骨骼和牙齿中，构成人体的支架，并作为一个巨大的钙储存库。人体骨组织代谢活跃，处于不断更新之中，在 20～30 岁单位体积内的骨矿含量达到顶峰，为峰值骨密度，此后骨量逐渐丢失。补充钙可增加骨矿物质的沉积。钙摄入量充足的儿童、成人，骨质疏松症发生率相对较低。随着年龄的增加，老年人的消化和吸收功能逐渐下降，体内各种代谢功能紊乱，容易造成机体缺钙，进而导致骨质疏松症。

多数研究表明，补充钙和维生素 D 可以改善绝经后女性的骨密度，降低跌倒及骨折风险。对于一般人群，提倡通过平衡膳食、摄入含钙丰富的食物、增加户外运动来保持骨骼健康，延缓骨质疏松的发生。对于老年人或必须考虑补钙的人，首先应该对个体进行膳食和机体情况评估，在医生或临床营养师的建议下合理补钙，同时补钙也要考虑维生素 D、钙磷比例等。

膳食补钙是最好的选择。膳食补充应注意钙含量和钙吸收率。奶类制品含钙丰富且吸收率高，是膳食钙的最佳来源。同时，奶类中的乳糖和氨基酸等还有促进钙质吸收的作用。豆制品也含有一定量的钙，是奶类的良好补充。豆制品、坚果类、绿色蔬菜、海带、鱼、肉等也是钙的良好来源，水产品中的虾皮、海带等虽也含较多钙质，但其吸收率远不及奶类制品。

膳食钙摄入不足部分可通过钙剂补充。关于《中国居民膳食营养素参考摄入量（2013 版）》中钙的每日推荐量，18～50 岁人群为 800mg，50 岁以上人群为 1000mg。

2. 锌

锌是人体必需的重要微量元素，骨骼中的含锌量为 150～250μg/g，占机体锌总量的 30%。锌在骨形成和代谢过程中必不可少，它可通过参与骨盐的形成、影响骨代谢的调节及骨代谢过程中碱性磷酸酶、胶原酶和碳酸酐酶 3 种代谢酶类而发挥作用。年龄、性别、妊娠和哺乳等生理因素在某种程度上影响锌的需要量。Alhera 等发现，40 岁以后骨锌含量有下降趋势。缺锌时，含锌酶的活性迅速下降，这会直接影响其刺激软骨生长的生物学效应。此外，机体还会出现成骨细胞活性降低，骨骼发育受抑制，从而影响骨细胞的生长、成熟与骨的钙化。在成骨细胞居多的部位表现最为明显，X 线检查显示骨龄推迟。

锌与骨质疏松症的关系密切。茹选良等发现，与非骨质疏松症组相比，患有骨质疏松症组尿锌排出量增多，血清锌水平降低。余增丽等以小鼠肢芽器官为研究对象，发现缺锌组和过量补锌组与对照组相比，骨质较薄，长骨长度较短，骨密度较低。补锌组与对照组相比，骨密度明显升高，长骨长度较长，骨质较厚，提示适量补锌有促进骨形成、提高骨密度的潜在作用。

锌缺乏在人群中普遍存在，尤以经济状况较差的人群较为严重，婴儿、儿童、孕妇和育龄女性是锌缺乏的高发人群。因此，作为预防骨质疏松症的重要手段，应高度重视日常膳食中锌元素的摄入。

3. 铁

铁是人体内含量最多的微量元素，也是微量元素中最容易缺乏的一种。铁大量贮存于骨髓中，对骨的形成与硬化有协同效应。有研究显示，OVX 骨质疏松症模型大鼠的骨骼含铁量明显下降。另一方面，有研究发现，铁过载会导致成骨细胞外 Fe^{3+} 增多、成骨细胞内 Ca^{2+} 减少，腰椎、股骨颈和股骨 Ward 区骨密度减低，导致骨质疏松症。

机体缺铁或铁过载均会对健康造成危害。因此，服用铁强化食品时需注意铁元素的摄入量，在增加骨密度的保健食品中对铁元素的强化量也应格外慎重。

4. 氟

氟是维持骨骼、牙齿生长和代谢的必需微量元素之一。氟进入人体后可取代羟基磷灰石中的羟基形成氟磷灰石，有利于矿物质沉积，并能刺激成骨细胞，促进新骨形成和充分矿化，增加骨密度。如果体内含氟过少，就会出现骨骼变脆、变软，甚至发生病理性骨折。适量的氟具有抗骨吸收的作用，有助于防治骨质疏松症，特别是与钙剂和维生素 D 合用的效果更好。而过多的氟进入体内会使骨中氟、钙、磷的比例失调，干扰钙磷代谢，使骨骼脱钙。此外，过量的氟可干扰胶原蛋白的合成，并抑制能量代谢相关酶的活性。

5. 铝

铝摄入过多会影响磷的吸收，铝摄入后沉积于骨，并与柠檬酸形成复合物，妨碍新的骨盐结晶形成及在骨中的沉积，同时抑制成骨细胞活性，影响某些酶对甲状旁腺的反应，抑制 PTH 释放，导致骨代谢异常。尤其对于因肾功能不全而行血液透析的患者，其体内铝含量明显升高（约为正常人的 30 倍），患者常出现骨骼脱钙、骨软化及骨萎缩，甚至发生自发性骨折。

三、维生素与骨质疏松症

已确认对维持骨骼健康有重要作用的维生素有维生素 A、维生素 D、维生素 E、维生素 K 及维生素 C 等。均衡、合理的膳食摄入及补充维生素有利于维持骨骼的正常代谢，并预防和治疗骨质疏松症。

1. 维生素 D

维生素 D 的结构与类固醇有关，它可以预防佝偻病及骨质疏松症。维生素 D 对肌肉、骨骼的健康至关重要，因为它能促进肠道钙、磷的吸收，并在肌肉功能中起重要作用。骨质疏松症的病理生理机制是一种骨转换的失衡，其中涉及成骨细胞和破骨细胞两大细胞群，而 $1,25\text{-}(OH)_2D_3$ 在骨的吸收和形成代谢过程中起双向调节作用。维生素 D 与甲状旁腺激素共同作用，维持血钙水平的稳定并调节钙磷代谢。当血钙水平降低时，维生素 D 能促进小肠、肾小管对钙的吸收与重吸收，并将钙从骨骼中动员出来；当血钙水平过高时，维生素 D 能促进甲状旁腺产生降钙素，抑制钙从骨骼中的动员，并增加钙、磷从尿中的排泄量，以维持血钙在正常水平。维生素 D 实质上发挥着类似激素的作用，并能维持骨骼和牙齿的正常生长及无机化过程。

维生素 D 的来源包括日光照射皮肤合成、食物和补充添加，年龄增长可导致维生素 D 代谢障碍。皮肤中的 7- 脱氢胆固醇经紫外线照射后转化为维

生素 D_3。老年人由于进食量和接受的光照减少、肾功能发生生理性衰退、肾 1α-羟化酶活性降低及内源性维生素 D 合成减少等，血液中 $1,25\text{-}(OH)_2D_3$ 的浓度较年轻人低，从而使小肠钙吸收及血钙水平下降，骨吸收增强。超过 50% 的 65 岁以上人群缺乏维生素 D，血液维生素 D 缺乏将导致骨质疏松症。中老年人群应该增加户外活动及日光照射，同时增加摄入富含维生素 D 的食物，如鱼肝油、动物肝、蛋黄及奶酪等，还应适量补充维生素 D 强化食品。中国营养学会发布的最新《中国居民膳食营养素参考摄入量（2013版）》中提出，成年人维生素 D 的 RNI 为 10μg/d，而 65 岁以上老年人维生素 D 的 RNI 为 15μg/d。

2. 维生素 K

近年来，多项研究显示维生素 K 与骨钙素及骨质疏松症的关系密切。维生素 K 不仅可以增加骨质疏松症患者的骨密度，还可以降低其骨折发生率，促进骨健康。维生素 K 是钙和骨代谢过程中的必需物质，对维持骨钙素的生理活性有重要意义。骨小梁和骨皮质是维生素 K 的主要储存器官。维生素 K 缺乏会导致未羧化的骨钙素生成，未羧化的骨钙素不具有生物活性，与羟基磷灰石的结合力也较低，对骨骼的矿化有不利影响。维生素 K 摄入不足将导致血清维生素 K 浓度下降，容易导致骨质疏松症。维生素 K 摄入量低是髋部骨折发生率升高的独立危险因素，增加维生素 K 的摄入量能有效增加骨密度，降低骨折风险，预防骨质疏松症。

人体维生素 K_1 的主要来源是绿色蔬菜，维生素 K_2 的主要来源为奶酪。膳食维生素 K_1 的有效生物利用度较低，维生素 K_2 具有比维生素 K_1 更强的促进骨钙化的能力。中国营养学会推荐维生素 K 的适宜摄入量（AI）为 80μg/d。

3. 维生素 A

维生素 A 在骨骼生长和发育中发挥着重要作用，摄入适量的维生素 A 可为骨骼生长、发育和代谢过程提供必需的物质。维生素 A 参与骨细胞基质中黏多糖的合成，对成骨细胞和破骨细胞的功能有协调平衡的作用，可保障骨骼的生成与重建正常进行。在维生素 A 缺乏时，这种平衡被破坏，骨的生成、吸收与重建功能失调，导致骨骼生长畸形。维生素 A 还能维护上皮组织的健康。缺乏维生素 A 使肾小管上皮组织受损，影响钙的重吸收，从而使破骨细胞活性增强，减慢骨骼生长。但是维生素 A 摄入过量会抑制成骨细胞活性，导致骨的再吸收增加、骨形成减少、骨重建受损，骨量出现丢失，可能也是引起骨质疏松症的因素之一。维生素 A 水平过高、过低均有害于骨骼健康。由于维生素 A 为脂溶性维生素，体内清除速率较慢、半衰期较长，易在体内蓄积，短期大剂量摄入或长期低剂量摄入均可产生毒性，导致骨组织变性，引起骨质吸收、变形。《中国居民膳食营养素参考摄入量（2013 版）》中指出，维生素 A 的推荐摄入量为男性每日 800μg 视黄醇活性当量（retinol activity equivalents，RAE），女性为 700μg RAE/d；维生素 A 的可耐受最高摄入量（UL）为 3000μg RAE/d。

在补充维生素 A 时，应密切关注、合理计算维生素 A 的实际摄入量，避免超过安全范围。维生素 A 过量摄入更多发生在服用补充剂的人群中，从补充剂和强化食品中得到的维生素 A 很容易超过最高可耐受的安全范围，老年人应谨慎服用维生素 A 补充剂。牛奶、动物肝、鱼肝油等含有较丰富的维生素 A，食物中的 β 胡萝卜素及其他类胡萝卜素在人体内可转化为维生素 A。

4. 维生素 E

维生素 E 是人体内重要的抗氧化营养素，可遏制过多的自由基产生，显著降低破骨细胞标志物血清丙二醛的浓度。补充维生素 E 可显著改变碱性磷酸酶及酸性磷酸酶的浓度与活性，总体表现为促进骨的形成。维生素 E 可增强成骨细胞的活性，提高蛋白质的合成速率，对与增加骨流失有关的细胞因子有抑制作用。最佳的维生素 E 水平对于维持骨的钙化及骨密度是必需的，维生素 E 具有防止与老化相关的骨质流失的功效，可作为老年人防治骨质疏松症的辅助药物。

维生素 E 只能在植物中合成，人体不能自行合成，必须由体外摄入。富含维生素 E 的食物有麦胚、向日葵、植物油、豆类、种子类及某些坚果等。维生素 E 具有良好的安全性，《中国居民膳食营养素参考摄入量（2013 版）》推荐维生素 E 的适宜摄入量为每日 14mg α - 生育酚当量。

5. 维生素 C

维生素 C 为水溶性抗氧化剂，可清除自由基，在骨盐代谢及骨质生成中具有重要作用。骨质疏松症与年龄增长造成的抗氧化水平显著降低及自由基增加密切相关，老年性骨质疏松症患者的内源性和外源性抗氧化水平更低，低抗氧化剂摄入水平将增加女性髋关节骨折风险。维生素 C 作为抗氧化剂可抑制骨吸收，防止氧化应激的产生，保护成骨细胞免受自由基的损伤，从而实现对骨的保护，防治骨质疏松症。另一方面，维生素 C 缺乏会引起胶原合成障碍，可导致骨有机质形成不良而发生骨质疏松症。

维生素 C 补充剂可提高骨密度水平，特别是对于同时使用雌激素和钙补充剂治疗的绝经后女性。对基质骨骼标志物总量的研究表明，每日 60mg 的维生素 C 足以满足健康骨骼的需求。中国营养学会推荐维生素 C 的摄入量为 100mg/d。

第二节　骨质疏松症的营养防治

一、热量的需要

首先应注重补充热量。老年人随着体力活动的减少和代谢活动的降低，热量的消耗也相应减少，一般活动量不大的老年人每日应摄入 1500～2000kcal（6278.78~8371.70kJ）的热量。老年人总热量摄入不足会影响蛋白质和其他营养素的摄入，进而影响骨质疏松症的防治效果。

二、蛋白质的需要

在骨质疏松症的防治中，蛋白质摄入过多或不足对骨健康都不利。老年人的实际蛋白质摄入量随年龄增加而降低。我国 2002 年全国营养调查资料表明，60 岁和 70 岁组老年人的蛋白质供能比为 10.3%~11.8%。老年人蛋白质摄入量与营养目标还有较大差距，不存在蛋白质摄入过量的风险。而足量的蛋白质是维持肌肉骨骼系统正常功能的前提。在保证蛋白质摄入量的同时，还应注意其在一日三餐中的均衡分布。蛋白质在一日三餐中的均衡分布对骨骼肌肌肉蛋白质的合成及骨量的维持均具有十分重要的作用。《中国居民膳食指南（2016）》建议老年人要保证每日摄入肉类 80~150g、蛋类 40~50g 及奶类 300g。

三、无机盐的需要

老年人容易发生钙代谢的负平衡，特别是女性在绝经后，由于内分泌功能的衰减，骨质疏松症的发生机会将进一步增加，骨质疏松性骨折的发生率也将增加，因此老年人要适当增加摄入富含钙质的食物。由于老年人体内胃酸较少，而且消化功能减退，因此应该选择容易吸收的钙质食物。钙的最佳食物来源有奶类及奶制品、豆类及豆制品，以及干果（如核桃、花生）等。注意钙磷比例，合适的钙磷比例有利于钙的利用和减缓骨钙丢失。

四、维生素的需要

维生素 D 可促进钙的吸收和利用，成年人维生素 D 的推荐摄入量为 10μg/d，因此应适量多晒太阳，以促进体内维生素的合成。维生素 A 促进骨骼发育。维生素 K 在骨代谢过程中具有独特的功效及重要作用。维生素 C 促进骨基质中胶原蛋白的合成。为保证摄入足量的维生素，老年人日常应保证平衡膳食，摄入适量的肉类、蔬菜和水果等。老年人牙齿松动甚至脱落，咀嚼能力降低，消化腺分泌减少，从而限制了老年人摄入蔬菜和水果，也减少了相应的维生素摄入，因此老年人应摄入一些鲜嫩的蔬菜和瓜果，在烹调上可加工成菜汁、果泥、菜泥、肉末、肝膏、羹等，而对油炸、过黏或者过于油腻的食品应加以限制。对老年人来讲，把水果蒸熟了再吃是最好不过的了。

五、膳食调配、烹饪加工及健康生活方式

应平衡膳食，不挑食、偏食，每日摄入适量的主食和适量的蛋白质，进食富含钙的低盐膳食。低盐饮食有利于身体保留钙，减少尿钙的丢失，每日钠盐总摄入量限制在 6g 以内。避免摄入过多的膳食纤维，粗粮应占主食的20%。烹调方法也相当重要，一些蔬菜如菠菜、苋菜等含有较多的草酸，影响钙的吸收。如果将这些菜在沸水中焯一下，滤去水再烹调，可减少部分草酸。再则谷类中含植酸酶，可分解植酸盐并释放出游离钙和磷，提高利用率。植酸酶在 55℃环境下活性最高，为了增加植酸酶的活性，可以先将大米加适量的水浸泡后再洗，在面粉、玉米粉、豆粉中加发酵剂发酵并延长发酵时间，这些方法均可使植酸水解，使游离钙增加。饮用牛奶即出现腹胀和腹泻者可采用"少量多餐"的原则，或食用酸奶。保证充足的光照，每天接受 15~20 分钟的日照，绝经后女性及老年人每天至少接受 30 分钟的日照，

可以选择室外散步、体育锻炼、日光浴等方式。在日常生活中加强骨质疏松症的自我保健意识，建立健康的生活方式，戒除不良的嗜好和饮食习惯，戒烟、限酒，少饮咖啡、碳酸饮料、浓茶，避免口味过咸（表 20-1）。

表 20-1 骨质疏松症膳食可选用或慎用的食物

食物类别	可选用的食物	少用（或忌用）的食物
谷类	各种主食（特别是发面食物），选择部分粗粮（可以细做）	含粗纤维过多的粗粮
豆类	大豆及其制品	
奶类	各种奶类及其制品	黄油、奶油限量
肉类	鸡、鸭、鱼、虾、瘦肉、蛋类	肥肉、肥鹅
蔬菜类	各类家常蔬菜和可食野菜，尤其是绿叶、红黄色蔬菜	含草酸多的蔬菜（如菠菜、苋菜、空心菜等，应先焯过再进一步加工）
水果类	干鲜果品和可食野果	
蕈藻类	海带、紫菜、木耳、银耳、香菇、蘑菇、金针菇等	
油脂类	植物油	猪油、牛脂、羊油
其他	茶、矿泉水（低钠）	酒、咖啡、含咖啡因和（或）含磷量高的饮料

综上所述，多种营养素与骨健康密切相关，在骨质疏松症预防及治疗中起到举足轻重的作用。在日常膳食中应合理搭配饮食，注意烹调方法，减少或避免破坏钙吸收的因素，建立良好的生活方式，提高生活质量（表 20-2）。

表 20-2 骨质疏松症患者一日食谱举例 *

餐次	食物
早餐	麻酱花卷（富强粉 50g，麻酱 5g）
	牛奶 200ml
	煮鸡蛋 1 个
	大米粥（大米 25g）
午餐	杂粮饭（大米 65g，高粱米 35g）
	小白菜豆腐汤（小白菜 100g，豆腐 50g）
	肉丝炒三丝（瘦猪肉 25g，柿子椒 50g，豆芽 50g，胡萝卜 50g）
晚餐	荞麦面馒头（富强粉 40g，荞麦面 35g）
	冬笋油菜（油菜 200g，冬笋 50g）
	清蒸鱼（草鱼 50g）

续表

餐次	食物
加餐	橙汁（橙子 200g）
	酸奶 125g
全日	烹调用油 20g

注：*全日热量为 1807kcal（约 7563.83kJ），蛋白质 70g，钙 996mg。

（赵 霞 周 新 林 形）

参考文献

［1］Prentice A, Schoenmakers I, Laskey MA. Nutrition and bone growth and development. Proc Nutr Soc, 2006, 65(4): 348-360.

［2］于康，鲍瑞雪．骨质疏松的医学营养干预．中华骨质疏松和骨矿盐疾病杂志，2010, 3(2): 87-91.

［3］Harman MT, Tucker KL, Dawson-Hughes B, et al. Effect of dietary protein bone loss in elderly men and women: the Framingham Osteoporosis Study. J Bone Miner Res, 2000,15(12): 2504-2512.

［4］Heaney RP, Layman DK. Amount and type of protein influences bone health. Am J Clin Nutr, 2008, 87(5): 1567S-1570S.

［5］Kerstetter JE, O'Brien KO, Insogna KL. Dietary protein affects intestinal calcium absorption. Am J Clin Nutr, 1998, 684(4): 859-865.

［6］顾景范，杜寿玢，郭长江．现代临床营养学．北京：科学出版社，2009.

［7］茹选良，黄宗坚，赵大正，等．锌与老年男性原发性骨质疏松症的关系．临床骨科杂志，1998, 1(1): 32-34.

［8］余增丽，李云，段广才．小鼠胚胎肢芽器官培养中锌对骨形成的影响．实用预防医学，2001, 8(1): 4-5.

［9］郑高利，张信岳．骨质疏松大鼠胚骨元素含量变化及相关性研究．浙江大学学报医学版，2002, 31(3): 185-188.

［10］张鹏，徐又佳，赵东阳，等．铁调素及铁离子对人成骨细胞（hFOB1.19）内钙离子转运的影响．中国骨质疏松杂志，2008, 14(7): 504-507.

［11］庄媛媛，于英慧，张莹，等．铁负荷过度对骨密度和微量营养素变化的影响．肠外与肠内营养，2008, 15(5): 292-294.

［12］冯玉爽，徐又佳，钱忠明．铁过载与骨质疏松症．江苏医药，2011, 37(11): 1320-1321.

［13］Lowe NM, Fraser WD, Jackson MJ. Is there a potential therapeutic value of copper and zinc for osteoporosis? Proc Nutr Soc, 2002, 61(2): 181-185.

［14］Holick MF. Vitamin D deficiency. N Engl J Med, 2007, 357(3): 266-281.

［15］Francis RM, Anderson FH, Patel S, et al. Calcium and vitamin D in the prevention of osteoporotic fractures. QJM, 2006, 99(6): 355-363.

［16］Holick MF, Binkley NC, Bischoff-Ferrari HA, et al. Evaluation, treatment, and prevention of vitamin D deficiency: an Endocrine Society Clinical Practice Guideline. J Clin Endocrinol Metab, 2011, 96(7): 1911-1930.

［17］朱汉民．1,25 羟化维生素 D_3 和骨质疏松．国外医学内分泌学分册，2003, 23(2): 119-122.

［18］中国营养学会．中国居民膳食营养素参考摄入量速查手册（2013 版）．北京：中国标准出版社，2014.

［19］罗林枝，徐苓．维生素 K 与骨质疏松．中国医学科学院学报，2003, 25(3): 346-349.

［20］江莎，侯加法 . 骨钙素临床应用研究进展 . 中国骨质疏松杂志 , 2010, 16(5): 360-364.

［21］汪会玲，赖建强，荫士安 . 过量维生素 A 摄入与骨质疏松 . 国外医学卫生学分册 , 2006, 33(2): 81-84.

［22］Ima-Nirwana S, Kiftiah A, Sariza T, et al. Palm vitamin E improves bone metabolism and survival rate in thyrotoxic rats. Gen Pharmacol, 1999, 32(5): 621-626.

［23］Jialal I, Devaraj S, Kaul N. The effect of α-tocopherol on monocyte proatherogenic activity. J Nutr, 2001, 131(2): 389S-394S.

［24］Azman A, Khalid BAK, Ima-Nirwana S. The effects of vitamin E on bodyweight and fat mass in intact and ovariectomized female rats. Med J Islam Acad Sci, 2001, 12(4): 125-138.

［25］Sahni S, Hannan MT, Blumberg J, et al. Protective effect of total carotenoid and lycopene intake on the risk of hip fracture: a 17-year follow-up from the Framingham osteoporosis study. J Bone Miner Res, 2009, 24(6): 1086-1094.